乳房疾病

知识大全

主编 张保宁

编者（以姓氏笔画为序）：

马祥君　北京海淀区妇幼保健院
王　水　南京医科大学第一附属医院
卢勇田　陕西省渭南市中心医院
刘　健　福建省肿瘤医院
张保宁　中国医学科学院肿瘤医院
杜玉堂　北京北海医院
杨红健　浙江省肿瘤医院

中国协和医科大学出版社

图书在版编目（CIP）数据

乳房疾病知识大全／张保宁主编. —北京：中国协和医科大学出版社，2014.9
ISBN 978-7-5679-0122-3

Ⅰ. ①乳… Ⅱ. ①张… Ⅲ. ①乳房疾病-诊疗 Ⅳ. ①R655.8

中国版本图书馆 CIP 数据核字（2014）第 152888 号

乳房疾病知识大全

主　　编：张保宁
责任编辑：吴桂梅

出版发行：中国协和医科大学出版社
　　　　　（北京东单三条九号　邮编 100730　电话 65260378）
网　　址：www.pumcp.com
经　　销：新华书店总店北京发行所
印　　刷：北京佳艺恒彩印刷有限公司

开　　本：787×1092　1/16 开
印　　张：14
字　　数：280 千字
版　　次：2014 年 9 月第 1 版　2014 年 9 月第 1 次印刷
印　　数：1—5000
定　　价：29.80 元

ISBN 978-7-5679-0122-3

内 容 摘 要

　　为提高人们的保健意识，宣传和普及防治乳腺病的科普知识，我们特邀长期从事临床工作的 7 位知名教授倾心编撰《乳房疾病知识大全》，以献给我们的姐妹和家人，献给致力于乳腺病防治的临床医务工作者。

　　本书首先介绍了乳房的结构与生理，医院就诊时采用的检查方法，以及乳房疾病的常见症状与体征。接着向读者全面介绍了乳房的各种疾病，包括乳房发育异常、非肿瘤性疾病、良性肿瘤、恶性肿瘤，着重介绍了乳腺癌的相关知识。每种疾病尽量从病因、临床表现、检查、诊断、治疗、预防等方面进行阐述，有助于读者遇到实际问题时阅读查找。本书最后还介绍了乳房的保健知识。

　　全书共 28 万字，内容丰富，深入浅出，通俗易懂；具有科学性、实用性和趣味性；既可作为女性朋友乳房保健的指导手册，又可作为医护人员从事临床工作的参考书。

主 编 简 介

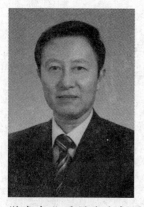

张保宁，中国医学科学院肿瘤医院知名专家、教授、博士生导师，享受政府特殊津贴。曾作为访问学者赴美国加州大学洛杉矶分校乳腺中心学习、交流。任国家"十五"科技攻关——早期乳腺癌规范化保乳综合治疗研究课题负责人，国家"十一五"科技支撑项目——乳腺癌个体化综合治疗多中心前瞻性研究课题负责人，中国癌症基金会——中国乳腺癌临床流行病学多中心研究项目临床负责人，与美国协作研究的三项课题中方负责人，北京市重大科技项目分题负责人，卫生部继续教育乳腺项目负责人（成功举办了十二届全国乳腺癌规范治疗及新进展学习班）。现任北京乳腺病防治学会学术专业委员会主任委员，北京医师协会乳腺疾病专家委员会主任委员，中国妇幼保健协会乳腺保健专业专家委员会顾问委员，中国女性健康公益联盟医学专家。国家"十五"课题论文《中国乳腺癌保乳治疗的前瞻性多中心研究》获中国科学技术协会颁发的中国科协期刊特别优秀学术论文奖，是8篇特别优秀学术论文中唯一一篇医学论文。曾获北京市科学技术奖，医科院、协和医大医疗成就奖，《中华肿瘤杂志》优秀论文奖，医科院肿瘤医院肿瘤研究所杰出贡献奖、医疗成就奖及临床科研成果奖等。论文《中国乳腺癌手术治疗10年的发展与变迁》入选中国精品科技期刊顶尖科技论文（领跑者5000）。

研究方向：乳腺癌的早期诊断与个体化综合治疗。1999年与核医学科、病理科医生协作，开展了乳腺癌前哨淋巴结活检的研究，2000年赴美国进行了乳腺癌前哨淋巴结活检技术的学习与交流。1985年开始有计划地进行早期乳腺癌保乳手术加放疗的研究。2001年承担了国家"十五"科技攻关课题——早期乳腺癌规范化保乳综合治疗的研究。课题实施三年，中国10家三甲医院共同完成乳腺癌手术9 726例；在适合保乳的患者中遵照患者意愿行保乳手术872例，改良根治手术3 589例；行前哨淋巴结活检1 151例；课题结果显示保乳手术与切除乳房手术疗效无统计学差异，为我国开展保乳手术及前哨淋巴结活检提供了重要的科学依据。与院内、外同道协作开展了临床触诊阴性乳腺病灶"立体定位"切除活检（提高乳腺癌早诊率）及I期乳房重建手术。2008年1月~2010年12月与我国其他6家三甲医院承担了国家"十一五"科技支撑课题——乳腺癌个体化综合治疗的多中心前瞻性研究，超计划完成乳腺癌个体化综合治疗14 064例，早期乳腺癌12 325例（占87.6%），有望完成任务书确定目标——将5年生存率提高5个百分点。已发表学术论文100余篇，科普文章100余篇，译文7篇，主编人民卫生出版社《乳腺肿瘤学》、《恶性肿瘤规范化标准化丛书——乳腺癌分册》及参编专著共13部。是卫生部组织制定的《乳腺癌诊治规范》编审专家组组长。现任16种医学杂志的副主编、常务编委、编委及特约审稿人。

编 者 的 话

　　乳房是人体重要的器官之一。女性乳房结构功能复杂，可以发生多种疾病，有人称之为"多灾之地"并不为过。乳房的生长发育受内分泌激素的调控，会随月经周期而出现生理性变化，诸多因素都可以影响乳房的健康。随着人们生活节奏的加快，不良的生活嗜好，不合理的饮食结构，精神心理长期处于紧张状态等，均可诱发乳房疾病。乳腺癌是乳房疾病中常见的恶性肿瘤，是危害妇女身心健康的头号杀手，全球乳腺癌发病率一直呈上升趋势，位居女性恶性肿瘤的首位。中国不是乳腺癌的高发国家，但近年乳腺癌发病的增长速度却高出高发国家 1~2 个百分点，成为乳腺癌发病率增长最快的国家之一。全球乳腺癌死亡率自 20 世纪 90 年代已呈现下降趋势，但中国并没有显现这一变化。乳腺癌若能早期发现，不仅可以治愈，而且还能保乳。医院收治的乳腺癌患者大部分是中、晚期病人，早期病例少。可见，我国乳房疾病的预防，乳腺癌的早诊，任重而道远。

　　去年我主编了《乳腺肿瘤学》，这是一部医学专著，是为从事乳腺专业工作的医务工作者提供参考的专业书，由人民卫生出版社出版发行。后来得知我的一些患者买了此书，我深感触动，故此萌发了我要为没有医学背景的普通读者写一本科普书的念头。用浅明易懂的语言，阐述医学专业理论，让普通人能读懂、了解，并能在她们的日常生活中运用。看病难，看专家号更难，是我国大医院面临的现实问题。由于病人多，看病时间短，专家没有足够时间解释患者的所有疑问，致使许多患者和家属对专家的解释感到不满足。人们希望能学习和了解更多的乳房疾病的诊疗知识，解决心中的疑惑和顾虑。宣传和普及医学科普知识，提高人们对乳房疾病的正确认识和防癌意识，动员全社会关爱乳房健康，共同参与乳房疾病的防治工作，这也是我们乳腺专业医务工作者义不容辞的社会责任。

　　故此，我邀请了 6 位经常发表科普文章的专家学者与我共同倾心撰写了《乳房疾病知识大全》，献给我们的姐妹及其家人，同时也献给致力于乳腺病防治工作的基层医务工作者。

　　全书共分为七部分。第一部分介绍了乳房的组织结构与生理功能。第二部分介绍了医院经常采用的乳腺检查方法及其临床意义。第三部分总体介绍了乳房疾病的各种临床表现。第四部分介绍了乳房发育异常与非肿瘤性疾病。第五部分介绍了乳腺良性肿瘤和叶状肿瘤，乳腺叶状肿瘤是由纤维结缔组织和上皮成分组成的肿瘤，多数为良性或交界性，少数为恶性。第六部分介绍了乳腺的恶性肿瘤，乳腺癌是来源于上皮组织的恶性肿瘤，乳腺肉瘤是来源于间叶组织的恶性肿瘤，乳腺淋巴瘤是淋巴系统的恶性肿瘤。尽量从疾病的病因、临床表现、检查、诊断、治疗、预防等诸多方面进行阐述，有助于读者遇到实际问题时阅读查找。第七部分介绍了日常生活中如何注意乳房保健，乳房的自查方法以及乳房疾病就诊须知等。

本书内容丰富，翔实，通俗易懂，具有科学性和实用性；是医学爱好者的良师益友，也是基层医院医务人员的参考读物。系统阅读将获益匪浅。

编写时间较为匆忙，知识更新日新月异，书中如有不足之处，欢迎同道及广大读者批评指正。

张保宁

2014 年 5 月于北京

目　录

乳房的结构与生理

乳房形态与位置

乳房位于胸前，附着于两侧胸壁肌肉和胸大肌筋膜上。成年人乳房上下位于第二和第六肋骨之间，水平位于胸骨边缘和腋中线之间，内起胸骨旁，外达腋前线甚至腋中线。乳房内侧 2/3 位于胸大肌表面，外侧 1/3 超过胸大肌腋缘，位于前锯肌表面。乳房的中心为乳头，略向外突起。成年女性乳头位于第 4 肋间隙或第 5 肋与锁骨中线交点处，周围环绕乳晕。乳房直径平均大小为 10~12cm，平均中央厚度为 5~7cm。乳腺组织伸向腋窝的部分称为尾叶。乳房外形通常是穹形，年轻人多呈圆锥形，年老时多下垂。乳房部位皮肤包括毛囊、皮脂腺和汗腺。乳晕为环形色素沉着，直径 15~60mm，位于乳晕周围的能够分泌一种可以滑润与保护乳头的物质的皮脂腺称为蒙哥马利腺，蒙哥马利腺导管的开口形成的隆凸称为蒙哥马利结。乳头一般位于第四肋间隙，含有丰富的感觉神经末梢，皮脂腺和汗腺是显露的，没有毛囊。乳腺下面是深胸筋膜，连接于两层筋膜之间的纤维束称为乳腺悬韧带（Cooper suspensory ligament），起支撑乳房作用。

（刘　健）

乳房内部结构

乳房结构包括三种主要部分：皮肤、皮下组织和乳腺组织。乳房最重要的结构是乳腺组织，由实质和基质两部分组成。实质包括导管、小叶、腺泡，基质由血管、神经、淋巴管、结缔组织、脂肪组织等组成。血管对乳房有营养和维持新陈代谢的作用。神经组织对乳房内部组织起协调作用，同时和中枢保持联系，成为机体的统一组成部分。纤维组织位于乳腺叶和乳腺小叶之间，起包围、间隔作用，这些纤维间隔与皮下组织中的纤维束相连，医学上称它为乳房悬韧带（或 Cooper 韧带），使乳房固定于皮肤上，保持乳房既在皮下有一定活动度，又能在直立时不致明显下垂。乳腺组织被结缔组织分隔分成 15~20 个乳腺叶，每一乳腺叶分成 20~40 个乳腺小叶（各自均有其引流导管引流），每个乳腺小叶由 10~100 个腺泡组成，腺泡即为乳腺的分泌部。乳房的纵切面犹如一棵倒生的树。"根"就是乳头，而"树冠"则是分支众多的呈辐射状排列的乳腺叶。乳腺小叶是构成乳腺的基本单位，乳腺小叶的数目和大小个人差别很大，且在不同的时期也不同，一般是青年女性乳腺小叶为数多而体积大，绝经期乳腺小叶明显萎缩。年轻女性每个乳管系统小叶可多达 100 个，而绝经时仅有 3~4 个。每个乳腺叶以乳头为中心轮辐样放射状排列，各有一条输乳管向乳头引流，输乳管逐渐分支变细，末端与腺泡相通。导管在乳头呈放射状聚合，最后在乳晕下汇成乳窦，开口于乳头。

另外，乳房纤维组织和皮下组织包括脂肪、纤维组织、血管、神经和淋巴管。乳房的血液供应主要来自内乳动脉和胸外侧动脉。内乳动脉占乳房的 60% 血液供应，30% 靠胸外侧动脉供应，另外 10% 由胸肩峰动脉穿支，第二、三、四、五肋间动脉穿支，肩胛下动脉和胸背动脉等供应。乳房皮下或乳头淋巴管丛通过体表淋巴管道回流，它们互相沟通汇流到乳晕下丛，通过垂直淋巴管与真皮淋巴管连接，由表及里，从乳晕下丛到小叶周围再到深皮下丛。淋巴液单向流动，从深皮下到乳房内淋巴管离心流向腋窝和内乳淋巴结。乳房的淋巴液大约 3% 回流到内乳淋巴链，97% 回流到腋窝淋巴结。腋窝淋巴结分群为胸肌间淋巴结、尖群、腋群、肩胛群、中央群等。内乳淋巴结位于胸骨旁肋间隙，淋巴结紧贴胸膜外脂肪层内胸廓内动脉。

（刘　健）

乳房生理功能

乳房生理功能包括：①哺乳：哺乳动物所具备的最基本的生理功能就是哺乳。乳腺的发育、成熟均是为哺乳活动做准备；产后在大量激素作用及婴儿的吮吸刺激下，乳房开始规律地产生并排出乳汁，以供新生儿成长发育；②第二性征：乳房是女性第二性征的重要标志。一般来讲，乳房在月经初潮之前 2~3 年即已开始发育，也就是说在 10 岁左右就已经开始生长，是最早出现的第二性征，是女孩青春期开始的标志。拥有一对丰满、对称而外形漂亮的乳房也是女子健美的标志。不少女性因为对自己乳房各种各样的不满意而寻求做整形手术或佩戴假体，特别是那些由于乳腺癌手术而不得不切除患侧乳房者。这正是因为每一位女性都希望能够拥有完整而漂亮的乳房，以展示自己女性的魅力。因此，可以说，乳房是女性形体美的一个重要组成部分；③参与性活动：性活动中，乳房作为女性敏感区之一，在抚摩、亲吻等刺激下可产生一系列的变化，如乳头勃起、乳房胀满，有利于和谐的性生活，从而增进夫妻之间的感情。因此，可以说乳房在整个性活动中占有重要地位。

（刘　健）

乳房发育与内分泌激素相关

乳房是多种内分泌激素的靶器官，乳房发育是一个复杂的生理过程，其发生、发育和分泌的全部过程均受到内分泌调节的影响。乳房的生长发育及其各种生理功能的发挥均有赖于各种相关内分泌激素的共同作用。如果其中的某一种或几种激素分泌紊乱，或各种激素之间的平衡失调，必然会直接或间接地影响着乳腺的状况及其生理功能。目前，我们所知道与乳房发育有关的内分泌激素有卵巢激素、垂体激素、肾上腺皮质激素和甲状腺激素。对乳房发育直接影响最大的激素是卵巢激素和垂体前叶（又称腺垂体）分泌的激素。

卵巢为女性的性腺器官，分泌两种激素，即雌激素和黄体酮。雌激素主要作用于乳腺腺管，黄体酮主要作用于乳腺腺泡。雌激素的分泌有特殊的规律性，女性青春期前雌激素分泌较少；在女性生理逐渐成熟以后，其分泌越来越多，并随着月经的周期性而呈现周期改变。随着青春期后卵泡的成熟，雌激素分泌旺盛，乳房发育迅速，乳腺腺管增大，脂肪堆积，乳房增大、饱满。雌激素的分泌在女性40岁时开始呈下降趋势，到了50岁以后周期性分泌停止。然而，如果卵巢功能旺盛，雌激素分泌过度，也可引起乳管和腺小叶发育异常，局部组织发生病变，导致乳房纤维腺瘤的发生。由于乳房纤维腺瘤有发生癌变的可能，一旦发现应及早手术切除。黄体酮在雌激素作用的基础上促进乳房的发育。当黄体酮与雌激素比例失衡，即黄体酮分泌减少、雌激素相对增多时，乳腺小叶的结构就会发生改变，引起乳腺增生性疾病，女性最常见的乳腺小叶增生症就是见于这种情况。

垂体位于人脑内的丘脑下部，其前叶（腺垂体）是体内最重要的内分泌腺，能分泌多种激素，如促甲状腺激素、促肾上腺皮质激素、卵泡刺激素、催乳素、生长激素、黄体生成素等。这些激素对促进乳房的生长发育，维持乳腺的生理功能直接或间接地起着重要作用。其中，催乳素与乳房的关系最为密切，它不仅促进乳腺的生长发育，还维持着乳腺的泌乳功能。

垂体前叶与卵巢彼此保持着功能的调节关系。卵巢功能低下时，垂体前叶功能旺盛；卵巢功能亢进时，垂体前叶功能下降。在垂体分泌的促肾上腺皮质激素的影响下，肾上腺皮质分泌少量的雌激素，与卵巢分泌的雌激素一起反馈性地调节垂体前叶的活动，在维持乳房的生长发育以及生理功能中起到协同作用。甲状腺素对乳腺的发育和泌乳功能起到间接的促进作用。甲状腺功能不全时，可见到乳房发育迟缓；用甲状腺素制剂治疗后，全身发育和乳腺发育可转为正常。

1. 对乳腺发生直接作用的激素

（1）雌激素（estrogen，E）：主要由卵巢的卵泡分泌，肾上腺和睾丸亦可分泌少量雌激素，妊娠中后期的雌激素则主要来源于胎盘的绒毛膜上皮。雌激素中生理活性最强的是雌二醇（E2）。在青春发育期，卵巢的卵泡成熟，开始分泌大量的雌激素，雌激素可促进乳腺导管的上皮增生，乳腺导管及小叶周围结缔组织发育，使乳管延长并分支。雌激素对乳腺小叶的形成及乳腺成熟不能单独发挥作用，必须有完整的垂体功能系统的控制。雌激素可刺激垂体前叶合成与释放催乳素，从而促进乳腺的发育。而大剂量的雌激素又可竞争催乳素受体，从而抑制催乳素的泌乳作用。在妊娠期，雌激素在其他激素（如黄体素等）的协同作用下，还可促进腺泡的发育及乳汁的生成。外源性的雌激素可使去卵巢动物的乳腺组织增生，其细胞增殖指数明显高于正常乳腺组织。雌激素还可使乳腺血管扩张、通透性增加。

（2）孕激素（progesterone，P）：又称黄体素，主要由卵巢黄体分泌，妊娠期由胎盘分泌。孕激素中最具生理活性的是孕酮，其主要作用为促进乳腺小叶及腺泡的发育，在雌激素刺激乳腺导管发育的基础上，使乳腺得到充分发育。大剂量的孕激素抑制催乳素的泌乳作用。孕激素对乳腺发育的影响，不仅要有雌激素的协同作用，而且也必须有完整的垂体功能系统。实验表明，在切除垂体的去势大鼠，乳腺完全缺乏对孕酮的反应。孕激素可能是通过刺激垂体分泌催乳素，也可能是通过提高乳腺上皮细胞对催乳素的反应性而与其共同完成对乳腺的发育作用。

（3）催乳素（prolactin，PRL）：由垂体前叶嗜酸细胞分泌的一种蛋白质激素。其主要作用为促进乳腺发育生长，发动和维持泌乳。催乳素与乳腺上皮细胞的催乳素受体结合，产生一系列反应，刺激乳腺腺泡发育和促进乳汁的生成与分泌。在青春发育期，催乳素在雌激素、孕激素及其他激素的共同作用下，能促使乳腺发育；在妊娠期可使乳腺得到充分发育，使乳腺小叶终末导管发展成为小腺泡，为哺乳作好准备。妊娠期大量的雌、孕激素抑制了催乳素的泌乳作用，而分娩后，雌、孕激素水平迅速下降，解除了对催乳素的抑制作用，同时催乳素的分泌也大量增加，乳腺开始泌乳。此后，随着规律地哺乳的建立，婴儿不断地吸吮乳头而产生反射，刺激垂体前叶分泌催乳素，从而使泌乳可维持数月至数年。催乳素的分泌，受到下丘脑催乳素抑制因子与催乳素释放因子及其他激素的调节。小剂量的雌激素、孕激素可促进垂体分泌催乳素，而大剂量的雌激素、孕激素则可抑制催乳素的分泌。

2. 对乳腺起间接作用的激素

（1）卵泡刺激素（FSH）：由垂体前叶分泌。主要作用为刺激卵巢分泌雌激素，从而对乳腺发育及生理功能的调节起间接作用。

（2）促黄体生成素（LH）：由垂体前叶分泌。主要作用为刺激产生黄体素，从而对乳腺的发育及生理功能的调节起间接作用。

（3）缩宫素（催产素）：由垂体后叶分泌。在哺乳期有促进乳汁排出的作用。

（4）雄激素：在女性，由肾上腺皮质分泌而来。小量时可促进乳腺的发育，大量时则可起抑制作用。

（5）其他激素：如生长激素（GN）、肾上腺皮质激素、甲状腺素及胰岛素等，这些激素对乳腺的发育及各种功能活动起间接作用。

（刘　健）

乳房发育过程中的分期

乳房的发育历经胚胎期、幼儿期、青春期、妊娠期、哺乳期、更年期和老年期的生理演变过程。在各个时期均受内分泌变化的影响，随着卵巢的周期性变化而发生相应的变化。

1. 在人类胚胎发育第5周，胚胎干从腋窝到腹股沟间形成一对原始乳线。这条乳线在胸壁上发育形成乳腺嵴，其他部位的乳线逐渐退化。在妊娠7~8周，乳腺胚基发生增厚（乳丘阶段），接着进入胸壁间叶细胞（圆盘阶段）和呈三维增生（球形阶段）。妊娠10~14周胸壁间叶细胞进一步增殖形成扁平的边缘（锥形阶段）。妊娠12~16周，间叶细胞分化成乳头和网眼状组织平滑肌。妊娠16周，上皮细胞形成"乳腺芽"（萌芽阶段）。在妊娠第7~9个月期间，胎盘性激素进入胎儿血液循环，诱导分支上皮组织形成（分支阶段）。这一过程持续至妊娠20~32周。最终形成15~20个乳腺导管。主质分化发生在32~40周，内含初乳的腺泡结构形成（末梢小泡阶段）。此时乳房腺体以4倍的速度增长，乳头乳晕体发育，颜色加深。受到新生儿刺激的乳腺组织分泌乳汁样物质，出生后4~7天大多新生儿不分男女均可从乳头挤出。随着母体胎盘激素的降低，乳腺复旧，这一现象3~4周后开始减少。

2. 婴幼儿由于体内性激素水平很低，乳房的结构较简单。乳房内由闭塞管状的腺泡、短细导管和结缔组织构成。脂肪组织含量很少，外观平坦，这一时期乳房没有生理功能，故称为静止期乳房。随着年龄的增长，女童到月经来潮前3~5年乳房开始发育，可在乳头下摸到1~2cm的小肿块，触压以后有轻痛，人称"乳芽"。这是卵巢功能启动的一种反应，属于正常的生理变化。对男童来说，这种硬结若在1~2年内不消失或继续发展，则可能是一种疾病的表现，应及时到医院就诊。

3. 青春期乳腺发育　在女性第二性征发育中，乳房最早出现。乳房开始发育是女性进入青春期后显现在身体外部变化的第一个信号。青春期乳房发育一般分为四个阶段：第一阶段称为蓓蕾期（或乳腺萌生期），表现为乳头隆起，乳头和乳晕呈单个小丘状隆起，伴乳晕增大。第二阶段，乳房和乳晕进一步增大，形成一个明显增大的圆形轮廓。第三阶段，乳晕和乳头继续增大，并在乳房其他部分的圆形轮廓之上形成第二个丘形隆起。第四阶段为成熟期，呈典型的成人状态，前一阶段见到的第二个圆丘已经与平滑的乳房轮廓混为一体。乳房发育开始年龄及经历时间有很大的个体差异。乳房发育开始的年龄可早到8岁，晚至13岁。有的女性12岁乳房就可发育成熟，但也有一些女性直到19岁乳房发育才完成，个别更晚。

4. 妊娠期　在黄体和胎盘性激素、胎盘催乳激素、泌乳素、绒毛膜促性腺激素作用下，乳腺出现显著的导管扩张，小叶发育和腺泡发育。泌乳素在妊娠期逐渐释放，并可能刺激上皮生长和分泌。泌乳素在妊娠前半期缓慢增长，从而使乳腺上皮开始蛋白合成。妊娠第3周、第4周，在雌激素作用下乳腺导管明显萌芽、分支，小叶形成。妊娠5~8周，乳房明显增大，浅静脉扩张，乳头乳晕色素沉着加深。接着，在孕激素作用下小叶形成超过导管萌芽。在泌乳素作用下，腺泡开始分泌，含有初乳，但无脂肪。妊娠的后半期，由于充满初乳的腺泡不断扩张，以及肌上皮细胞、结缔组织和脂肪的增长，乳房体积明显增大。分娩后，胎盘催乳激素和性激素迅速降低。妊娠期这些激素对抗泌乳素对乳腺导管上皮的作用伴随胎盘激素的骤然消失，泌乳素使乳腺导管上皮细胞从泌乳前状态转换到分泌状态。分娩后第4~5天，腺泡和导管分泌物积累，导致乳房增大分泌乳汁。

5. 更年期、老年期　绝经期衰退的卵巢功能会导致乳腺上皮结构和基质衰退，最先退行的结构是性成熟最后出现的结构，导管系统退化，乳腺小叶缩小、萎缩。

（刘　健）

乳汁生成与排出

乳汁是通过一系列复杂生理过程由腺泡细胞所分泌并排入腺泡腔内，再通过乳管从乳头排出。排出是一个复杂的生理反射活动，需要多种激素参与这一生理过程，但最重要的是脑垂体前叶分泌的催乳激素和脑垂体后叶产生的缩宫素。这两种激素对乳汁的生成及排出是必需的。正常人血中这种激素水平很低，妊娠后则逐渐升高，可高达正常人的20倍，这就为产后乳房分泌作好了准备。因妊娠期血中雌激素及孕激素含量增高抑制了垂体后叶分泌功能，待分娩后，胎盘排出，体内孕激素及雌激素水平突然下降，对垂体抑制解除，催乳激素大量分泌并作用于乳腺，使乳腺内催乳素受体失去抑制，于是催乳激素刺激乳房内的腺泡细胞，大量分泌乳汁。如果产后不喂奶，则催乳激素水平就迅速下降。喂奶时，由于乳头受到新生儿吸吮的刺激，这种刺激通过神经反射传递到垂体前叶，使之产生催乳激素，然后由血液运送到乳房使其泌乳。催乳激素在血中的浓度随吸吮的强度和频率的增加而增高；同时新生儿吸吮乳头的刺激通过神经反射传递到垂体后叶，也促使其分泌缩宫素，缩宫素随血液到乳房，使乳腺周围的肌上皮细胞（属平滑肌）收缩，腺泡组织缩小，致使乳腺内的乳汁流入乳腺管，再经乳头排出。初乳最初分泌的浆液性液体，是黄色黏稠的。初乳含有乳球蛋白，初乳中的脂肪酸、磷脂、脂溶性维生素和乳白蛋白具有相当高的营养价值。初乳分泌后，就是过渡乳汁和接下来的成熟乳汁。催乳素和缩宫素的分泌受产妇的情绪、精神状况和营养状态影响，如情绪紧张、焦虑、烦恼、恐惧、过度疲劳及营养不良等，都可抑制这两种激素的分泌，故要增加乳汁分泌，就要保持精神愉快、注意充分休息，进食营养丰富的食物、增加婴儿的吸吮次数及时间，这样有助于乳汁的旺盛分泌。

（刘　健）

乳房检查方法

乳房体检

　　乳房体检就是医生用眼看和手触摸来检查乳房；不论是到乳腺门诊就诊，还是参加乳腺癌"筛查"，都需要进行乳房体检。医生在乳房体检之前会询问和了解有关乳腺病史、月经史、肿瘤家族史等以及有无人工植入物等（如乳房假体、心脏起搏器……）。体检最好时间是避开月经期，以减少因月经期乳腺生理变化对体检带来的干扰。乳房体检是先望后触，首先了解乳房的大小、形态、轮廓、皮肤及颜色有无改变，乳头有无抬高、回缩、溢液。触摸时医生手指伸开、并拢，用手指指腹侧触摸乳房，可双手结合。受检者通常采用坐位、立位、仰卧位。对下垂型乳房或乳房较大者，医生可用一只手将其托起，另一只手进行触诊，或让受检者躺在检查床上进行触摸。乳房体检应按一定顺序进行，不要遗漏乳头、乳晕及腋窝部位。乳房体检时需要鉴别正常腺体、增厚腺体和乳房肿块。正常腺体触诊较韧，具有一定的厚度，有时有结节感，呈现全乳房均匀分布。增厚腺体是指某一局部腺体较正常腺体增厚，范围可大可小，一般呈片状，边界不甚清楚。乳房肿块多呈局限性、单结节或多结节，但均有较明确的边界。通过乳房体检医生才能发现可疑病例和选择进一步检查方法，如果没有进行乳房体检，任何先进的检查设备都将无法发挥最佳作用。

（张保宁）

乳腺超声

　　超声是利用超声仪将超声波发射到体内并在组织中传播，当超声波通过各种不同组织时，会产生不同振幅的反射和折射，对这些回声信号进行处理，可获得声像图，根据声像图显示的病灶大小、形态、轮廓、边界、回声类型、内部回声及后方回声的情况等来判断病变的性质。乳腺超声应采用高频探头，频率通常≥7.5兆赫（MHz）。目前医院应用的彩色多普勒超声（即彩超）既具有二维超声结构图像的优点，同时又能提供血流动力学信息，是一种无创性的检查方法。乳腺超声检查体位常规采用仰卧位，扫描范围自腋窝顶部至双乳下界，包括全乳及腋窝。主要适应证为：①可作为年轻女性和妊娠、哺乳期妇女乳腺病变诊断的首选影像学检查方法；②对临床体检触及的肿块及可疑异常病灶进行确认，并进一步评估临床及影像所见；③评估植入假体后的乳腺病变；④用于介入性操作的引导等。我国不是乳腺癌的高发国家，为提高筛查效率，降低成本，既要有效又要经济，而且可行性强，故目前超声成为中国乳腺癌筛查的主要方法之一。

（张保宁）

乳腺Ｘ线摄影

乳腺Ｘ线摄影是传统的影像学检查方法，经历了从乳腺干板Ｘ线摄影、专用屏-片Ｘ线摄影、全视野数字Ｘ线摄影。乳腺Ｘ线摄影成像的基础是构成乳腺的不同组织之间存在着密度差，对Ｘ线的吸收值不同，以形成图像对比。乳腺Ｘ线摄影常规体位包括双侧内外侧斜位（MLO）和头足位（CC）。对常规体位显示不佳或未包全乳腺实质者，可根据病灶位置选择补充体位。为使病灶显示效果更佳，必要时可开展一些特殊摄影技术，如局部加压摄影、放大摄影或局部加压放大摄影等。乳腺Ｘ线摄影检出乳腺癌的敏感度为85%～90%，有10%～15%的乳腺癌因腺体致密缺乏对比度、肿瘤过小、或特殊类型乳腺癌（小叶浸润癌）而呈假阴性。

全视野乳腺数字化Ｘ线摄影提高了空间分辨率和对比分辨率，能提供更清晰、更可靠的图像质量，对小病灶和细小钙化的显示优于传统屏-片组合。它的主要优点是：①可进行图像后处理，根据情况调节亮度，对可疑部位进行放大观察，提高了照片的清晰度和对比度；并有助于减少因技术不当、图像不满意或需局部放大而导致的重复Ｘ线摄片；②可传输数据，有助于远程会诊；③数据可储存，减少存放胶片的空间。缺点是仪器昂贵。1998年美国 R₂ Technology 公司推出了乳腺Ｘ线摄影计算机辅助诊断（computer-aided diagnosis，CAD）系统，并通过美国 FDA 认证。CAD 系统是将计算机数字化图像或直接数字化乳腺摄影的数据输入，利用计算机软件指出可疑恶性病灶，再由放射科医生复阅以期提高放射科医生早期检出癌症的能力。它在不增加医生负担和工作时间的前提下，提高了诊断医生借助乳腺Ｘ线片检出乳腺癌的敏感性，降低了乳腺癌的漏诊率。它的主要优势是稳定、迅速、无疲劳、无生理局限，不会受一些外来因素（如疲劳、疏忽、经验限制等）影响，在一定程度上克服了致密型乳腺所造成的诊断困难，显示了其在辅助Ｘ线诊断乳腺癌方面的优越性。

乳腺Ｘ线摄影的临床适应证：①乳腺肿块、硬化，乳头溢液，乳腺皮肤异常，局部疼痛或肿胀；②乳腺癌筛查发现的异常改变；③乳腺钙化及良性病变的随诊；④乳房修复重建术后复查；⑤乳腺肿瘤治疗期间定期检查；⑥其他需要进行放射检查或放射科医师会诊的情况。对35岁以下、无明确乳腺癌高危因素或临床查体未见异常的妇女，不建议进行乳腺Ｘ线摄影。

良性肿块通常显示边缘光整，界限清楚的高密度肿块影；如乳腺纤维腺瘤、乳头状瘤、乳腺内淋巴结和乳腺囊肿等。典型的恶性肿块边缘不整齐，通常出现蟹足样或毛刺样改变。有些乳腺癌在 X 线片上并没有肿块影，但可见微小钙化。针尖样或沙粒样钙化灶，呈簇或沿乳腺导管排列。20 世纪 60 年代初 Gerhon-Cohen 等就报道了乳腺 X 线摄影不仅能诊断临床上摸到肿块的乳腺癌，还能发现临床上摸不到肿块的乳腺癌。美国由于乳腺 X 线摄影的广泛应用，使新发现的乳腺癌病例中的病期构成比发生了变化，其中 12%~15% 为乳腺导管原位癌（ductalcarcinomainsitu，DCIS），而 DCIS 中 80% 的病例是由乳腺 X 线摄影发现的。临床上乳腺 X 线诊断往往参照乳腺影像报告及数据系统（breast imaging reporting and data system，BI-RADS）分类。近年来，许多乳腺 X 线机配备了"立体定位系统"，对乳腺内的微小钙化灶进行立体定位，然后切除活检明确诊断，进一步提高了乳腺癌的早诊率。

20 世纪 60 年代美国开展的纽约健康保障计划（HIP）是第一个评估采用 X 线摄影进行乳腺癌筛查效果的多中心随机对照试验（RCT），大约有 62 000 名 40~64 岁妇女随机分为两组，研究组采用每年 1 次临床乳腺查体联合乳腺 X 线摄影，持续 4 年；对照组进行常规检查。经过 18 年的随访，研究组乳腺癌死亡率较对照组下降了 23%。其后许多国家纷纷开展了以乳腺 X 线摄影为主的乳腺癌筛查的随机对照研究，设计合理、组织严密、数量较大的共有 8 项。参加妇女人数总计超过 50 万，年龄 39~74 岁，历时均在 10 年以上。规模最大的是瑞典双郡试验，共有 133 000 名 40~74 岁妇女参加，77 000 妇女为筛查组仅采用了斜位乳腺 X 线摄影，经过 20 年的随访，筛查组比对照组乳腺癌死亡率下降约 30%。8 项乳腺癌筛查研究除加拿大 2 项研究的随访结果显示乳腺癌死亡率没有下降外，其余 6 项研究结果均显示乳腺癌死亡率有不同程度的下降。1997 年美国、英国、加拿大、瑞典等国的 8 个筛查研究中心的 meta 分析（翻译为"荟萃分析"），经过 10.5~18.0 年的随访，采用乳腺 X 线摄影进行乳腺癌筛查与不筛查组相比，40~49 岁年龄筛查组较不筛查组乳腺癌死亡率下降约 18%；50~74 岁年龄筛查组较不筛查组死亡率下降约 24%，差异均有统计学意义。Schopper 等对澳大利亚、加拿大、丹麦和瑞士等 10 个国家的乳腺癌筛查数据进行 meta 分析，结果发现采用乳腺 X 线摄影进行乳腺癌筛查可使乳腺癌死亡率下降 24%~48%。新加坡 Ng EH 等报道，67 656 例 50~64 岁妇女进行了乳腺 X 线筛查，以 97 294 例未参加筛查的妇女作对照，结果筛查组早期乳腺癌占 64%（导管原位癌占 26%，Ⅰ期乳腺癌占 38%），明显高于对照组 26%（$P<0.001$）。浸润性乳腺癌无腋窝淋巴结转移者筛查组占 65%，对照组仅占 47%（$P<0.001$）。德国 Schleicher 等调查了 1050 例乳腺癌患者，大部分患者是自己发现的，多数延误了最佳治疗时间，预后较差；相比之下靠乳腺 X 线摄影筛查发现的乳腺癌，相对早期病例多，且能得到及时治疗，甚至接受了保乳手术。欧、美国家开展乳腺癌筛查首先选择的影像学方法是 X 线摄影，辅助磁共振成像（MRI）。值得一提的是我国自 2009 年启动的农村妇女乳腺癌筛查项目，从有效、经济、可行性强综合考虑，首选彩超，辅助乳腺 X 线摄影。

（张保宁）

乳腺磁共振

磁共振（MRI）成像技术，是继CT后影像学的又一重大进步。众所周知原子是由电子和原子核组成的，原子核带正电，可以在磁场中旋转。磁场的强度和方向决定原子核旋转的频率和方向。在磁场中旋转的原子核有一个特点，即可吸收频率与其旋转频率相同的电磁波，使原子核的能量增加，当原子核恢复原状时，就会把多余的能量以电磁波的形式释放出来，这一现象被称为磁共振。磁共振成像中的"核"指的就是氢原子核，因为人体70%是由水组成的，磁共振就是依赖水中的氢原子。磁共振成像技术的最大优点是能够在对身体没有损害的前提下快速获得人体内部结构的高精确度图像，包括横断面、矢状面、冠状面和各种斜面的体层图像，不需要注射造影剂，无电离辐射，对人体没有不良影响。磁共振检查室内存在非常强大的磁场，因此，装有心脏起搏器者，以及冠状动脉、食管、前列腺、胆管手术后留置有金属夹、金属支架者，不能做磁共振检查，因为金属受到强大磁场的吸引而移位，有可能产生严重后果。身体内有不能除去的其他金属异物，如金属内固定物、人工关节、金属假牙、支架、银夹、弹片等，作为该项检查的相对禁忌，必需检查时，应严密观察，以防检查过程中金属在强大磁场中移动，造成邻近大血管和重要组织损伤，产生不良后果。有金属避孕环及活动的金属假牙者一定要取出后再进行检查。在进入磁共振检查室之前，应去除随身携带的手机、磁卡、手表、硬币、钥匙、打火机、金属皮带、金属项链、金属耳环、金属纽扣及其他金属饰品或金属物品。近年来有许多骨科内固定物用钛合金或钛金属制成，钛金属不受磁场的吸引，在磁场中不会移动。因此，体内有钛金属内固定物进行磁共振检查是安全的；而且钛金属也不会对磁共振的图像产生干扰。

目前乳腺磁共振已在我国部分医院开展，对于乳房内多发小病灶、乳房深部邻近胸壁的病灶，以及置入乳房假体的患者，都适宜行磁共振检查。若彩超和乳腺X线检查高度可疑病灶，可进一步借助磁共振明确是否存在小病灶、多中心病灶及病灶范围。由于磁共振成像技术设备庞大、价格昂贵，目前不适合我国在乳腺癌筛查项目中使用。但在美国，癌症协会和国家综合癌症网络（NCCN）均推荐在乳腺癌的高危人群中联合应用乳腺X线检查和乳腺磁共振成像技术进行早诊。

（张保宁）

乳腺影像报告和数据系统（BI-RADS）

1992年美国放射学会制定了指导性文件：乳腺影像报告和数据系统（Breast Imaging-Reporting And Data System，BI-RADS），该系统规范了正常与异常的乳腺影像学图像的诊断报告，使用统一的专业术语、标准的诊断归类及检查程序，使影像科医生的影像学诊断有章可循，同时也增强了他们与其他科室医生之间的协调与配合。BI-RADS 问世以来经过了 4 次修订与更新，最新的版本是 2013 年出版的第五版，本文将介绍第五版的有关内容。BI-RADS 分未定类别（0 类）和最终类别（1~6 类）。0 类需要进一步检查，1 类、2 类要定期复查，3 类要短期随诊（6 个月），4 类、5 类需要活检，6 类已证实为癌。下面介绍乳腺 X 线部分和超声部分的 BI-RADS 内容：

1. X 线部分（2013 年版）

0 类：未定类-需要结合其他影像学检查和（或）对比旧片进行诊断。

1 类：阴性（恶性可能性：0）。

2 类：良性（恶性可能性：0）。

3 类：可能良性-建议短期随访（6 个月）或采用乳腺 X 线摄影持续监测（恶性可能性：>0 至≤2%）。

4 类：可疑恶性-需要组织学诊断（恶性可能性：>2%至≤95%）

4A 类：低度可疑恶性（恶性可能性：>2%至≤10%）。

4B 类：中度可疑恶性（恶性可能性：>10%至≤50%）。

4C 类：高度可疑恶性（恶性可能性：>50%至≤95%）。

5 类：高度提示恶性-需要组织学诊断（恶性可能性：≥95%）。

6 类：活检已证实恶性-无禁忌患者将手术治疗。

2. 超声部分（2013 年版）

0 类：未定类-需要结合其他影像学检查进行诊断。

1 类：阴性（恶性可能性：0）。

2 类：良性（恶性可能性：0）。

3 类：可能良性-建议短期随访（6 个月）或持续监测（恶性可能性：>0 至≤2%）。

4 类：可疑恶性-需要组织学诊断（恶性可能性：>2%至≤95%）。

4A 类：低度可疑恶性（恶性可能性：>2%至≤10%）。

4B 类：中度可疑恶性（恶性可能性：>10%至≤50%）。

4C 类：高度可疑恶性（恶性可能性：>50%至<95%）。

5 类：高度提示恶性-需要组织学诊断（恶性可能性：≥95%）。

6 类：活检已证实恶性-无禁忌患者将手术治疗。

（张保宁）

乳腺导管造影

乳腺导管造影是将造影剂注入乳腺导管后摄片，通过导管受压、移位，管腔受阻、狭窄、中断或扩张等间接征象来诊断导管内有无病变。因乳腺导管造影不能直接观察导管上皮及导管腔内的病变，故诊断乳管内病变采用乳管镜检查逐渐增多。

乳腺导管造影前应对患侧乳头进行常规消毒，然后挤压乳头找到溢液导管。此项检查必须找准溢液导管，避免误入正常导管。若乳头溢液量较多，在注射造影剂前应将溢液尽可能挤出，以免注入的造影剂被稀释。将导管口表面分泌物清除后，用秃头针慢慢插入乳管内 1~1.5cm，缓慢注入 30% 泛影葡胺 0.5~1ml。针头拔出后立即行斜位和轴位摄片，不加压或轻度加压，以免造影剂溢出。①导管内乳头状瘤：造影表现为导管中断，断端呈杯口状；或可见圆形或椭圆形充盈缺损，远侧乳管可扩张；②乳腺导管扩张症：造影表现为各级导管失去正常树枝状形态，呈节段性增宽或扩张呈囊状；③乳腺增生：末端乳腺导管呈均匀的小囊状或串珠状，有的乳腺导管分支变细，数量减少，管壁光滑、通畅；④乳腺癌：造影表现乳腺导管扩张、扭曲，行至肿块附近突然中断，其断端不整齐；或表现乳腺导管有断影，如造影剂进入肿块或间质内，可见乳腺导管分支排列紊乱，管腔不规则狭窄、僵硬。

（张保宁）

乳管镜检查

目前乳腺导管镜（乳管镜）是对乳头溢液患者的重要检查方法。1988 年 Teboul 首先用外径 1.7mm 的硬性乳管镜，在超声探头的引导下成功地观察到主乳管腔内病变，开创了乳管镜检查的先河。1989 年 Makita 对 Teboul 的硬性乳管镜进行改良，使其外径缩小为 1.25mm，并率先对 16 例患者乳腺导管内病灶进行了活检。同年 8 月纤维乳管镜问世，使乳管镜外径缩小到 0.72mm，解决了乳头溢液病因诊断和乳管内病变定位的临床难题。乳管镜分为直管硬镜和纤维乳管镜。直管硬镜是以光学呈像原理为基础，由 9~11 组镜片折射而呈像，其优点在于图像清晰、伪影少、不失真、分辨率高；缺点是管径较粗，操作（置管）较困难。纤维乳管镜是通过超细的光导纤维观察乳腺导管内的情况，其优点在于管径细，易于操作，直接取得数字化图像；缺点是与光学呈像相比分辨率低，有失真，时有伪影出现。目前国内应用较多的是光导纤维乳管镜。与其他纤维内镜的结构相似，乳管镜是由光源、光导纤维、监视器、计算机系统和打印机组成。

乳管镜操作简单，创伤小，能直视乳管腔内病变，对乳管内微小病变检出率高，可重复检查，是早期发现乳腺癌的方法之一。乳管镜的临床应用价值体现在：①有助于明确有乳头溢液但在乳头乳晕区未触及肿块的患者是否需要手术治疗，可使乳腺导管炎症或仅有导管扩张的患者免于手术；②术前可了解乳管内病变的大小、部位，可在直视下于病变处置入金属定位线，为外科手术提供准确、可靠的病灶定位；③可收集乳管内镜导管冲洗液进行细胞学检查。

乳管镜的检查方法：患者坐位或平卧位，常规消毒、铺巾。确定溢液乳管，用 4.5 号秃头针准确插入溢液乳管，动作轻柔，手感无阻力，注入 0.5% 地卡因 0.1~0.3ml，浸润乳管 1~2 分钟。局麻的目的是为了减轻因疼痛刺激引起乳管开口及乳管壁的痉挛收缩。然后使用探针逐步扩张溢液乳管。对溢液量较多，浑浊或血性溢液患者，可注入生理盐水，反复冲洗至溢液清亮，然后挤出乳管内液体（溢液和冲洗液均保留，待行细胞学检查）。将纤维乳管镜置入乳头 5~10mm 时，自乳管镜内置导水孔注入少量生理盐水，并持续维持一定的注水压力扩张乳管。观察到乳管腔后，寻腔进镜。经 2~3 次分支后一般可达Ⅲ~Ⅳ级乳管，仔细检查乳管有无异常并做记录。检查结束后排净乳管内的生理盐水或空气，乳头表面涂抹抗生素软膏，覆盖无菌纱布，当日禁浴。

（张保宁）

乳头溢液细胞学涂片检查

　　非妊娠期从乳头流出血液、浆液、乳汁、脓液，或停止哺乳半年以上仍有乳汁流出者，称为乳头溢液。乳头溢液细胞学涂片检查就是通过采集患者的乳头溢液，制成细胞学涂片，经固定、染色，在显微镜下观察，根据细胞的形态、结构、排列方式、细胞群体的毗邻关系以及细胞的退变情况，作出诊断。乳头溢液的采集方法有按摩挤压法，若溢液量少也可采用乳头抽吸法或乳腺导管灌洗法。以按摩挤压法为例：乳头溢液患者若乳头乳晕部位能触及肿块，可采用示指腹侧自肿块部位沿导管方向向乳头轻轻按摩挤压，若未触及肿块，可沿乳晕周围轻轻向乳头挤压或按摩乳房；当溢液在导管口外溢时，以载玻片承接制成涂片。溢液应新鲜，陈旧的溢液细胞形态常常会发生退变，对诊断产生影响。溢液量多的患者可弃掉最初挤出的溢液，取新鲜溢液；若患者溢液量少，则不要轻易丢弃。乳头溢液中的细胞数量个体之间不同，对细胞数量少的患者诊断有一定困难，即便是早期乳腺癌也未必能发现癌细胞。乳头溢液细胞学诊断存在假阴性，临床上不能只根据一次乳头溢液细胞学涂片结果阴性就断然排除乳腺癌，应结合其他检查方法。由于乳头溢液细胞学涂片是无创检查，可重复进行。

　　由于溢液涂片所获取的细胞成分较少，且从乳管壁脱落的细胞因时间较长易发生变性，诊断灵敏度低，是否作为乳头溢液的常规检查仍难以定论。

（张保宁）

乳腺病灶穿刺检查

　　乳腺病灶穿刺活检有细针穿刺活检和空芯针穿刺活检。

　　细针穿刺活检又称细针吸取细胞学检查，是利用肿瘤细胞黏附力较差，易于被吸出的特点。患者通常采用坐位或仰卧位，体位的选择取决于乳房病变的位置和患者的身体状况。穿刺区表面皮肤常规消毒，一般情况可不用局麻药，因注射局麻药时引起的疼痛与针吸操作的疼痛差不多。医生通常采用 10 毫升注射器，接 6~8 号针头，有时也采用 5、20 或 50 毫升注射器。对乳房肿块或可疑病灶处进行穿刺，然后用负压吸取病变处细胞，将细胞涂于载玻片上，固定，染色后由细胞病理学医生在显微镜下观察标本的细胞形态和结构，做出诊断。细针穿刺活检方法简单，不需要特殊设备，但获取的标本量太少，要求具有较高的诊断水平，目前我国仅在少数医院开展。

空芯针穿刺活检是不用切开手术，借助活检针从乳房肿块或可疑病灶处取得足够量的组织进行病理组织学检查。对于临床上可触及的肿块，空芯针穿刺可在直视下进行。对于临床上触诊阴性的乳房病灶，即查体摸不到肿块时，空芯针穿刺可在影像学引导下进行，如超声引导下空芯针活检、X线引导下空芯针活检等。真空辅助乳腺活检技术是由旋切系统和真空泵两部分组成，通过影像学定位引导（X线定位系统、超声定位系统和磁共振定位系统），对病灶做到精准定位，一次穿刺不需要拔出活检针，可多次旋切即可获得连续的组织标本，标本量大，为乳腺癌病理组织学诊断提供足够标本，同时也可作为良性肿瘤的微创切除治疗。

当乳腺癌病灶受到外界刺激，如挤压、碰撞，乃至活检手术，都会导致癌细胞脱落有可能进入血液循环，但往往不会在短期内出现其他部位的转移灶，因为机体的免疫系统会将它们杀灭，而且一旦诊断乳腺癌就会立即开始治疗。至于乳腺癌细胞在穿刺针道上种植的问题，也无需多虑，无论采取哪一种手术术式都会将穿刺针道和乳腺病灶一并切除，有的病例还要对腋窝淋巴结进行诊断和处理。国外曾有对大量接受过穿刺针活检的乳腺癌患者的随访研究，时间最长达15年，结果发现穿刺活检后2周内进行手术治疗并不降低患者的生存率。目前也没有证据证实穿刺活检后延期1个月手术会对患者不利。

乳腺病灶穿刺活检是一种安全的检查方法，一旦穿刺活检证实为癌，患者应积极配合医生及时进行规范化治疗，不必担心穿刺活检会造成癌症转移。

（张保宁）

乳腺病灶病理学检查

乳腺病灶病理学检查是检查病灶组织和细胞的病理形态学改变，首先观察大体标本的病理改变，然后切取一定大小的病变组织，用病理组织学方法制成病理切片，用显微镜进一步检查，最后做出病理诊断。乳腺病灶的病理学检查属于定性检查，因为检诊的是病变组织，所以较影像学检查更为准确、可靠。如果乳房疾病治疗前没有病理学诊断，即便是有经验的临床医生也有可能出现误诊。

病理学检查又分为组织病理学检查和细胞病理学检查。组织病理学检查：是指临床医生通过外科切除手术、徒手或影像学引导下的空芯针穿刺或定向真空旋切等活检技术，从患者乳房病变部位取到的活体组织送病理科，经石蜡包埋或快速冷冻等过程制成玻片进行诊断。石蜡切片检查要对临床送检的组织标本进行一系列处理，如取材、固定、脱水、透明、浸蜡、包埋等过程，制成4~6微米的切片并进行常规的HE染色，必要时进行特殊染色及（或）免疫组化染色等，由有经验的病理医生在显微镜下观察并结合肉眼所见、临床特征等做出病理诊断。大部分石蜡切片检查能明确病变的性质、肿瘤组织学类型及分级、生长及侵袭方式等，还可以进行肿瘤的分子分型（确定雌激素、孕激素受体及 HER2、Ki67、p53 等状态），为治疗方法的选择和预后评估提供依据。冷冻切片检查是采用省时快速的制片方法，主要用于手术中的快速病理诊断。因取材、制片、时间受限等原因，存在着一定的误诊、漏诊，故一般对术中经快速切片诊断的剩余标本仍需要进行常规石蜡切片检查确诊。细胞病理学检查有针吸细胞学检查和乳头溢液细胞学检查。针吸细胞学检查是利用细针穿刺病灶处，将抽出的细胞涂在载玻片上，经固定，染色后，在显微镜下观察查找癌细胞。乳头溢液细胞学检查是将乳头分泌物涂片，固定，染色，镜检。细胞病理学检查方法简单，不需要特殊设备，但因获得的标本量太少，对技术水平要求高，故未在我国基层医院普及。临床诊断中对于尚不具备细胞病理学诊断水平的医院，应以组织病理学诊断为"金标准"。目前，病理检查可利用全切片扫描网上会诊系统进行远程会诊。

（张保宁）

乳房疾病的症状与体征

乳房疼痛

乳房的感觉受肋间神经及 3、4 颈神经支配，一旦这些神经受到侵犯就会引起疼痛，所以乳房疼痛不是某一种疾病的特定症状。早期乳腺癌很少出现疼痛，除非局部晚期乳腺癌或炎性乳腺癌。乳房疼痛多来自非肿瘤性的乳房良性疾病。可以说乳房疼痛与乳房疾病的良恶性及疾病严重程度不成正比。需要告诫的是，对不伴有乳房疼痛的乳腺肿块更应提高警惕。

引起乳房疼痛的疾病较多，常见的有急性乳腺炎，持续性疼痛，压痛明显，脓肿形成后疼痛可出现搏动感。乳腺增生，双侧乳房疼痛居多，一侧偏重，常呈现周期性，月经来潮前乳腺胀痛，月经过后疼痛自行缓解并消失，有些人疼痛还可向腋下或肩背部放射。浆细胞性乳腺炎常伴有局部刺痒、烧灼样痛。乳头皲裂，哺乳时乳头剧痛。少数乳腺癌可出现轻度的隐痛或钝痛，且发作常无规律；局部晚期乳腺癌肿瘤破溃坏死形成溃疡，可出现持续性烧灼样疼痛；炎性乳腺癌乳房皮肤呈现红、肿、热、痛，并伴有压痛。

乳腺门诊医生在鉴别乳房疼痛时会询问病史，了解有无诱因，发病及持续的时间，疼痛的特点，是否进行过治疗，效果如何，然后进行查体。在鉴别诊断中，有时还需要结合影像学检查，包括乳腺 X 线摄影（乳腺钼靶照相）、彩色多普勒超声，乳腺磁共振（MRI）。若乳腺疼痛并伴有乳头溢液，还可开展一些针对乳头溢液的检查方法，如乳管镜、乳腺导管造影、乳头溢液细胞学检查等。

（张保宁）

乳房肿块

乳房肿块是乳房疾病的常见体征。女性的乳房本身就是凹凸不平的，许多妇女自己发现的肿块只不过是正常乳腺凸起的区域，在月经来潮之前，这些肿块会变得更加明显更容易触及。临床上查到的乳房肿块绝大多数都是良性病变，如乳腺腺病、乳腺纤维腺瘤、乳腺囊肿、导管内乳头状瘤、乳腺导管扩张症和乳腺结核等、乳腺腺病也就是乳腺增生，就肿块的特点来看，乳腺腺病常同时或相继在两侧乳房发现多个大小不等、界限不清的结节，可被推动。乳腺纤维腺瘤多为单发，摸起来境界清楚，边缘整齐，表面光滑，且可活动。乳腺囊肿是乳腺组织老化时形成的肿大小叶，肿块光滑且可移动。乳腺导管内乳头状瘤常在乳晕下或乳晕边缘摸到一圆形质地较软的肿物，直径一般在 0.3~1 厘米，多数伴有乳头溢液。乳腺导管扩张症常以肿块为首发症状，边缘不整，表面欠光滑，多位于乳晕深处，大小常在 3 厘米以内。乳腺结核初起时多为孤立结节，逐渐形成一个至数个肿块，边界不甚清楚，易与皮肤粘连。乳房肿块中仅少数为癌，乳腺癌的肿块多为单发结节，边缘不规则，多数质地较硬，常与皮肤粘连。乳房摸到肿块比较容易诊断，结合乳腺 X 线检查（钼靶照相）和乳腺彩超，必要时行穿刺或手术活检进行细胞学或组织学诊断。

近年来由于诊断设备的改进和技术的提高，发现摸不到肿块的乳腺癌比例不断增加，乳腺 X 线检查可以发现乳腺内微小钙化，即细沙粒样钙化或针尖样钙化，产生钙化的病变良性居多，其中 1/5~1/4 为癌，目前可以通过立体定位活检来明确诊断。还有些摸不到肿块的乳腺癌，是以乳头溢液为首发症状，可以通过溢液的细胞学涂片或乳管镜检查来帮助诊断。乳腺佩吉特病又名湿疹样乳腺癌，临床表现很像慢性湿疹，乳头局部奇痒或伴灼痛，乳头、乳晕皮肤发红、糜烂、破溃、结痂、脱屑，以至乳头回缩，常伴有乳头溢液。早期应与慢性湿疹和接触性皮炎鉴别，确诊还应依据病变部位的病理组织学检查。大多数炎性乳腺癌也是临床摸不到肿块，乳腺呈弥漫性变硬增大，局部皮肤红、肿、热、痛，酷似急性炎症，不同的是无发冷发热等全身症状，白细胞计数常在正常范围，应与急性乳腺炎相鉴别。还有一种摸不到肿块的乳腺癌就是隐匿性乳腺癌，其乳腺内的原发病灶往往很小，仅 1~2 毫米，临床查体很难发现，而是以腋窝淋巴结转移为首发症状，乳腺 X 线检查对发现原发灶有一定帮助。

综上所述，乳腺内摸不到肿块的极少数人绝不是不可能患乳腺癌，乳腺内摸到肿块的多数人可以不是乳腺癌。

（张保宁）

乳房皮肤改变

乳房若发生了肿瘤，可以侵及乳房的皮肤、腺体、淋巴管和血管，造成乳房皮肤异常。有些皮肤改变可以出现在临床尚未触及肿块之前，可作为诊断肿瘤的重要体征之一。不同的乳房皮肤异常可提示肿瘤的不同病期。

乳房腺叶间有与皮肤垂直的纤维束，连结着皮肤及深面的胸筋膜，对乳房起支持和固定作用，维持乳房外观并保持一定的弹性和张力，称为乳房悬韧带，又称 Cooper 韧带。若乳腺肿瘤侵犯了乳房悬韧带，可使该韧带缩短和失去弹性，相应部位的皮肤被牵拉向胸壁，形成酒窝样的皮肤凹陷，称为"酒窝征"。"酒窝征"是乳腺癌早期的临床表现。当肿瘤较小时，引起极轻微的皮肤粘连，不仔细检查有时不易察觉，这种轻微的皮肤粘连，是鉴别乳腺良、恶性肿瘤的重要体征之一。"橘皮样变"是指乳房皮肤呈现橘皮状，乳房皮下淋巴管网丰富，若肿瘤靠近皮肤，可侵及或阻塞皮下淋巴管，或由于肿瘤位于乳房中央区，导致乳房浅层淋巴回流障碍，造成乳房局部皮肤水肿。由于皮肤与皮下组织在毛囊和皮脂腺处的连结紧密，皮肤水肿呈现出点状凹陷，即"橘皮样变"，是乳腺癌晚期的临床体征。"卫星结节"是由于癌细胞沿淋巴管、腺管或纤维组织浸润到皮内并生长，在主癌灶周围皮肤形成散在的质硬结节，可几个或十几个，直径数毫米至数厘米不等，色红或暗红，是乳腺癌晚期的临床表现。复发性乳腺癌因淋巴回流受阻，淋巴管内癌栓逆行扩散所引发的皮肤广泛结节，常出现在术区瘢痕周围，也可表现为多数小结节成片分布，伴皮肤红肿，临床上称为"铠甲样变"。晚期乳腺癌侵犯皮肤，使之破溃，形成溃疡，伴不同程度的出血、渗血，多并发细菌感染，产生异样气味。炎性乳腺癌乳房皮肤红、肿、热、痛，酷似急性炎症改变，但体温正常，白细胞计数不高，经病理诊断为乳腺癌，多数患者在诊断时就发现腋窝或锁骨上淋巴结转移。乳房皮肤静脉曲张，发生在肿瘤生长较快、体积较大的患者，这种征象乳腺癌少见，多见于乳腺巨大纤维腺瘤、叶状肿瘤及纤维肉瘤等。

（张保宁）

乳头、乳晕异常

肿瘤位于乳头深部或其附近，可引起乳头回缩。若肿瘤侵及乳头、乳晕，牵拉乳头，使乳头偏向肿瘤一侧，病变进一步发展可使乳头扁平、回缩、固定，此为晚期乳腺癌的表现。若肿瘤距乳头较远，但乳腺内的大导管受到侵犯而短缩，也可引起乳头的回缩或抬高。乳头湿疹样癌，即乳腺佩吉特病，表现为乳头皮肤瘙痒、糜烂、破溃、结痂、脱屑、伴灼痛，以至乳头回缩。乳房湿疹是由多种内、外因素引起的一种急性、慢性皮肤炎症。乳头湿疹出现湿润、结痂倾向，自觉灼痒，常发生乳头皲裂，伴有疼痛，易诱发乳腺炎。乳房湿疹发生在哺乳期妇女，乳头、乳晕及其周围皮疹常对称分布，呈棕红色斑、糜烂、渗出或覆以痂皮和鳞屑，可有浸润、皲裂、瘙痒，伴有疼痛。乳房瘙痒症，系乳头乳晕及周围乳房皮肤自觉搔痒，无原发皮疹，常与接触物过敏、局部刺激、神经功能失调、精神状况不稳定等多种因素有关。

（张保宁）

乳头溢液

非妊娠期从乳头流出血液、浆液、乳汁、脓，或停止哺乳半年以上仍有乳汁流出者，称为乳头溢液。引起乳头溢液的原因很多，如乳腺炎症、乳腺导管扩张症、乳腺增生性病变、乳腺导管内乳头状瘤、乳腺癌等。在医科院肿瘤医院收住院的乳头溢液病人中良、恶性肿瘤占 60%~70%，乳腺癌约占 26%。

发生了乳头溢液怎样来鉴别良、恶性呢？有没有规律可循呢？肿瘤医院乳头溢液住院病人资料，就发病年龄显示：乳头溢液乳腺癌的发生率随年龄增大而增加。20~30岁出现乳头溢液乳腺癌的发生率低于5%；40岁以上约为50%；50岁以上达64%；60岁以上高达70%。一言以蔽之，年龄越大患乳腺癌的可能性越大。溢液的性状：乳头溢液最常见的是血性溢液和浆液性溢液，占全部溢液的75%，其他性状的溢液少见。溢液的性状与病因无直接关系，但血性、浆液性、水样溢液中癌发生率高，据统计分别占该类溢液中的34.5%、32.2%、30%；稀薄的血性溢液多数为癌；黏液性溢液多为良性病变；而明显的血性溢液多见于乳腺导管内乳头状瘤；脓性溢液多系感染所致。溢液范围：乳头溢液可发生在单侧乳腺，一孔或多孔，也可发生在双侧乳腺。双侧乳头溢液少见，仅占全部溢液的9.5%。乳腺癌多见单侧一孔溢液，双侧溢液或单侧多孔溢液多为良性病变。溢液的病程：分析乳头溢液住院病例炎症患者病程多在1年以内；乳腺癌多在3年以内；病程超过5年者多为良性病变。溢液是否伴有肿块情况：约50%以上的乳头溢液患者乳腺上可以摸到肿块（指压迫肿块乳头可引出溢液）。乳头溢液中，大多数乳腺癌伴有肿块，肿块位于乳晕外的乳腺周围部位；良性病变肿块位于乳晕边缘或乳晕下；乳腺囊性增生症肿块位于乳晕外，须与乳腺癌相鉴别。是否伴有疼痛：乳头溢液中约30%伴有疼痛，且多数为良性病变。如导管内乳头状瘤，约20%伴有疼痛，与其出血、坏死及感染有关。浆细胞性乳腺炎以炎症浸润为主，故伴有疼痛较多，约占40%。以上能帮助我们分析患癌的可能性，但绝不能代替去看医生，发现乳头溢液，应尽快去医院诊治。

（张保宁）

腋窝淋巴结肿大

淋巴结是人体最重要的免疫器官，是接受抗原刺激产生免疫反应的场所，有过滤、增殖和免疫作用。

正常人体浅表淋巴结很小，大多在0.5cm以内，表面光滑、柔软，与周围组织无粘连，无压痛。淋巴结因内部细胞增生或肿瘤细胞浸润而使体积增大，是临床常见的体征，可以发生在任何年龄，多种疾病，故重视淋巴结肿大的原因，及时就医，以免漏诊，非常重要。乳房的引流区域淋巴结包括腋窝淋巴结、胸肌间淋巴结、胸骨旁淋巴结（又称内乳淋巴结）、肋间淋巴结、锁骨上淋巴结。淋巴结肿大临床查体能触到的只有腋窝淋巴结和锁骨上淋巴结。腋窝淋巴结肿大最容易被发现，乳房自查时自己有时也可以摸到；锁骨上淋巴结肿大往往需要医生查体发现。正常人可以发现腋窝淋巴结，不要一摸到淋巴结就与乳腺癌联系起来。炎症常常是引起腋窝淋巴结肿大的原因。例如，上肢或乳房有炎性病灶时，细菌随淋巴液流经腋窝淋巴结，引起淋巴结肿大，多为孤立性活动的淋巴结，伴触痛。乳腺结核是一种特殊性炎症，乳腺结核引起的淋巴结肿大往往呈现串珠状，大小不等，中等硬度，活动，有些患者还伴有身体其他部位结核。乳腺癌出现淋巴结转移时，首先是同侧腋窝淋巴结肿大，质硬、尚可推动，若病情未得到控制，散在的肿大淋巴结相互融合成团，并与皮肤和周围组织粘连，固定。晚期还可在锁骨上和对侧腋窝摸到转移淋巴结。若除腋窝淋巴结肿大外全身淋巴结都肿大，应考虑全身性疾病，如淋巴瘤、艾滋病的可能性。

（张保宁）

乳房发育异常与非肿瘤性疾病

乳房缺如和乳头缺如

1. 概述　缺如就是没有，有人生来就没有乳房和乳头，单侧或双侧，就称乳房缺如和乳头缺如。这是一种极少见的先天缺陷，一般带有家族倾向和复合性遗传缺陷，即可能同时伴有胸骨、肋骨、肩胛骨、胸肌、胸壁、上肢、牙齿、骨、肾等多处的遗传缺陷，例如，Poland 综合征，即单侧胸大肌的胸肋部缺损，伴短指或并指，可以伴发乳房或乳头乳晕的缺如。单纯乳房缺如或乳头缺如更为罕见。

要了解乳房或乳头缺如，还要从胚胎发育说起。胚胎第 6 周，躯干的腹面两侧，外胚层细胞增厚，形成嵴状的生乳线，其上有多对乳腺始基，这是所有哺乳动物胚胎发育共有过程在人类的重现。任何影响胚胎发育的不利因素，均可导致乳腺始基发育不良或中断，势必影响到出生后的乳房情况。

2. 病因　①少见的先天性缺陷：在胚胎发育过程中，胸区无原始乳头芽或原始乳腺芽形成，出生后则无乳房或乳头，就会乳房或乳头缺如；②常见的后天原因造成：各种原因的乳房切除术后，诸如乳癌根治术。幼年时期的烧伤、外伤、手术误切，或因严重感染而失去乳房或乳头。

3. 临床表现　乳房缺如或乳头缺如，一望便知。主要是看何种原因？先天缺如是否还伴有相邻部位的先天缺陷，如胸部、上肢是否发育异常。后天原因的缺如一般伴有局部的瘢痕，注意病史的询问。

4. 治疗　单纯乳房或乳头缺如，根据本人意愿，可以进行乳房再造，可用背阔肌，腹直肌皮瓣再造，乳头乳晕再造。单纯乳房缺如可以佩戴义乳，以弥补体形缺陷。如果伴有其他先天缺陷，最好去专科医院治疗。

（杜玉堂）

乳房发育不良

1. 概述　从生物进化和种族繁衍的角度讲，乳房的功能是哺乳，而且是哺乳动物的主要特征之一。但在人类女性，乳房除了哺乳这一基本生理功能之外，还赋予了更重要的社会性功能。在现代社会条件下，性魅力的作用往往超越哺乳功能。在人类，乳房是女性重要的第二性征，激发和参与整个性活动。乳房位于人体最显眼的黄金分割点上，是女性体型美的重要组成部分，所以乳房更是审美器官，能最好的展示女性魅力，这是人类不可抗拒的人性意志。所以自古以来，乳房就是男女关注的聚焦点，无论雕塑、美术、还是服饰，展示和隐喻的方式无所不用其极。总之，乳房对女性来说无论是哺育婴儿和性活动上，还是在女性的人格心理和体型美上都是极其重要的器官。但是，只有发育完美的乳房，才能完好的体现上述功能。如果乳房发育不良，则是莫大的缺憾。

乳房的发育与人种、家族遗传、地理环境、生活习惯密切相关。一般来说，西方妇女乳房发育比东方妇女好，南方妇女比北方妇女发育好。营养丰富，体力劳动，喜好运动的妇女，比孱弱、压抑内向、脑力劳动的妇女乳房发育好。

女性在 8 岁以后，双乳开始发育。一般比月经初潮早 1~2 年，所以乳房发育是青春萌动期的第一个信号，到 15~18 岁青春期乳房发育成熟，呈完美的半球形，大小适中，丰满而有弹性，青春活力十足。乳房从正上方隆起的部分算起，到乳房皮肤下缘反折线处的距离至少 15 厘米，乳房隆起 6~8 厘米。胸骨切迹到乳头的直线距离 18~24 厘米，双乳头水平距离 20~24 厘米，即双乳头与胸骨切迹的连线构成等边三角形。乳晕红褐色正圆形，乳头突出 1~1.5 厘米。乳房体积 250~350 毫升，重量 150~250 克，这就是乳房完美发育的参考标准。可是却有不少女孩乳房发育不尽如人意，最常见的就是乳房发育不良，外形偏小，胸前平平。

2. **病因**　先天遗传因素是主要原因，可能带有家族性，母亲或祖母乳房可能都发育不良。后天原因，如营养不良、厌食、素食、偏食、消瘦或减肥过度、青春发育期性格内向、束胸、精神抑郁、不好运动等均可导致乳房发育不良。

3. **临床表现**　女性自青春期以来，乳房没有充分发育，乳房扁平，体积过小（小于 200 毫升），乳房隆起不明显，距腋前线垂直距离不超过 2~3 厘米。甚至找不到上下缘，无法测量通过乳头的上下距离，或上下缘距离小于 15 厘米，均可认为是乳房发育不良。

4. **诊断**　如果青春期乳房发育不良，乳房体积过小，但还不能过早的下发育不良的诊断。因为在妊娠、哺乳期还有第二次充分发育的机会。不少女性乳房扁平，但当生育后哺乳时，双乳发育良好，乳汁充足。

5. **检查**　乳房发育不良是体表征象，检查的目的是分析原因。除了检查乳房局部状态以外，应当进行全身体格检查，注意月经情况、女性身材是否发育良好。做妇科检查、腹部彩超看卵巢是否健全，女性激素六项检查、脑垂体检查，看内分泌系统与功能是否正常。

6. **治疗**　目前对乳房发育不良、平胸的治疗手段虽然花样繁多，但实际效果不佳。①保守疗法，如乳房按摩，中医震关元专业手法按摩，含有雌激素的丰乳霜，上肢运动等会有所帮助，有条件时可以试用 3~6 个月。不要轻信广告、美容院的承诺。为了预防乳癌，不宜提倡雌激素疗法；②手术疗法：注射丰乳的方法和材料较多，最好向专业医师咨询，选择适合自己的疗法。例如，自体脂肪丰乳，取自臀部、腹部。优点是没有排异反应，但容易被吸收，时间维持不久。另外有脂肪液化、坏死的可能；③手术隆乳，用硅胶囊假体，或用背阔肌或腹直肌的真皮脂肪筋膜瓣丰乳，与乳房缺如的疗法类似。

7. **预防**　乳房发育不良使不少女性大为苦恼。但目前国内外尚无最佳丰乳良策，人工丰乳隆胸仍需慎重。根据研究结果，要想使发育期的乳房丰满起来，需遵循以下四个原则：

一是多吃肉，避免素食、偏食，保证动物蛋白、动物脂肪的摄入量。因为脂肪是构成乳房大小和柔韧度的主要成分，多吃动物蛋白和脂肪，会促进卵巢雌激素分泌，乳房内腺体和脂肪组织增多。相反，减肥药物和控制饮食，则影响乳房发育，尤其是在青春发育期。

二是多运动，尤其是上肢运动和扩胸运动，胸肌的发达是乳房发育的基石，像各种舞蹈、游泳都是促进乳房发育的好办法。

三是乳房按摩，在性刺激下乳房按摩对乳房发育具有促进作用，在青春期这种按摩作用比较明显，或用震关元穴位的手法按摩。

四是内服外用天然中药，或吃对丰乳有利的食品，例如，富含锌的瘦肉、核桃仁、木瓜、莴苣菜、葛根粉、牛奶、豆浆、红枣、花生、腰果等。最好不用激素类药物，尽管市面上很多种丰乳产品，说不含雌激素类物质，美其名曰纯天然，但还是慎用为好。

（杜玉堂）

多乳房症与多乳头症（副乳）

1. **概述**　副乳是胚胎发育的痕迹，在人的胚胎第 6 周，在躯干的腹面两侧，外胚层细胞增厚形成嵴状，相当于腋下到腹股沟的弧形连线，这两条嵴状突起称生乳线，其上有 6~8 对乳腺始基。由于人一般一次只生育一胎，不需要那么多乳房，仅胸前第 5 肋间的一对乳腺始基继续发育，形成乳头芽，至胚胎 3 个月时形成乳腺芽（输乳管原基，再演化出乳腺管）。其余的乳腺始基于胚胎第 9 周以后逐渐消退，若退化不全，则在出生以后形成多余的乳房，称副乳或多乳房症。副乳的发生率为 4%~6%，男女均可，但以女性为多见。副乳一般都是成年之后，或在妊娠哺乳之后开始发育，有人在 40 岁以后，随着身体发胖才逐渐显现。

2. **临床表现**　因为副乳是胚胎期退化不全的残留物，副乳都比正常乳房小很多。有的副乳，其乳头腺体俱全，哺乳期可分泌乳汁。有的仅有腺体，而无乳头，局部形成包块。有的仅是发育不良的小乳头，如同褐色小痣一般，如不仔细观察不易发现。副乳最常见的位置是腋窝的前下方，像一团脂肪，或质韧成片，常与皮肤粘连。位于正常乳头上下的副乳头，在哺乳期可以出奶水。还有少见的迷走副乳，可以在肩胛、耳部、颈部、上臂、大腿、臀部、腹部、腹股沟部、会阴部，经常被误诊。副乳可以两侧对称发生，也可以仅发于一侧。另有隐性副乳，仅在成年以后出现。

副乳除了影响美观之外，通常没有症状，仅在体检或无意中发现。中年妇女发现自己腋下鼓起一个包，柔软如绵，一般就是副乳。因为副乳的腺体同样是雌、孕激素的靶器官，所以在雌孕激素的作用下，同样会有增生、胀痛、发炎、甚至乳癌。副乳发生乳癌的概率高于正常乳房。因距离腋下太近，故转移早，预后差，5 年生存率比一般乳癌低 1 倍以上。单纯的副乳头不会癌变，仅是褐色的皮赘。

较大的腋窝副乳会有异物感，影响上肢活动。接近正常乳房的副乳头在哺乳期也会泌乳，又不能正常哺乳，漏奶造成局部皮肤潮湿、糜烂、湿疹，很是烦恼。

3. 诊断　一般副乳通过临床望诊即可诊断，不需要特殊检查。如果发生于颈、肩、会阴、大腿、臀部等少见部位，即属于迷走副乳，诊断常有困难。尤其没有乳头的副乳，局部形成皮下肿物，只能手术活检病理证实。腋下副乳内有肿块，怀疑炎症或肿瘤，检查方法与正常乳腺一样。

4. 治疗　副乳是先天残留，只在成年以后才明显发育，一般情况下不需要切除。但副乳与正常乳腺一样，可有胀痛，可以发生乳腺增生和乳腺癌。因此，当近期内增大，内有硬结，怀疑乳癌时就应当及时活检和切除。

（杜玉堂）

乳房下垂与不对称

1. 概述　随年龄的增大，尤其妊娠哺乳之后，乳房都会有不同程度的下垂，两侧不对称的现象也会逐渐显现。毕竟地球引力不可抗拒，两侧乳房绝对的对称那是女神维纳斯的雕像，真正现实中的人难求如此完美。所谓的对称，只不过是肉眼凡胎发现不了细小的不对称而已，轻微的不对称是普遍存在的，即便是世界级选美也难找到乳房的绝对对称。

下垂是指乳头的位置下移，甚至低于乳房下面的反折弧线。一般成年妇女，尤其是生育、哺乳以后，乳头乳晕都有轻度下移，但仍在乳房反折线以上，此即为一般型乳房。若乳头已下移至反折线的水平，称为 1 度下垂（轻度下垂）；若乳头已低于反折线的水平，称为 2 度下垂（中度下垂）；若乳头处于乳腺的最低点，称为 3 度下垂（重度下垂）。两侧乳房下垂的程度经常不一致，这是导致两侧不对称的常见原因。

2. 临床表现　一般的乳房下垂都是乳房腺体与皮肤共同下垂，但有时皮肤与腺体下垂的程度不同步，乳房下垂就被分为腺体下垂和皮肤下垂两种类型。

一般乳房下垂多伴有乳房肥大或全身性肥胖，也有细长下垂的。过度下垂的乳房可达到耻骨联合的水平，有人将乳房绕到肩后给孩子喂奶。肥大、下垂的乳房不仅妨碍活动，影响体型，而且由于乳房的过分摆动常有坠痛或胀痛，容易受外伤。同时乳房下面的皮肤与胸腹壁经常摩擦，有汗不易蒸发，很容易发生皮肤糜烂，尤其夏天十分难过。这样会给患者造成巨大的精神负担及心理影响，因此过度肥大、下垂的乳房应当进行治疗。

3. 治疗　乳房下垂、肥大下垂（巨乳）或萎缩下垂，可以做乳房悬吊术、缩乳术。

4. 预防　乳房下垂或严重不对称是应当及早预防的，哺乳期要两侧乳房轮流喂奶，不能只吃一边，喂奶多的那侧容易松弛下垂。也不要过分延长哺乳期，国际卫生组织为提倡母乳喂养建议 2 年，但据我们观察，最长不超过一年半为好。乳房肥大，重量增加，自然下垂，因此预防肥胖、防止脂肪大量堆积是解决肥大下垂的根本措施。加强锻炼，参加多项运动，肌肉发达，燃烧脂肪，乳房自然不会下垂。

（杜玉堂）

女性乳房肥大症

1. **概述**　乳房外形因人而异，一般来说，胖者大，瘦者小。但也有人双乳与体型不相称的过于肥大。那么怎样才算肥大型乳房？目前还没有一个严格的标准，1964 年一位瑞典学者报道 1220 例肥大型乳房，并规定了诊断标准：超过 600 克，并下垂者为大型乳房。若按这个标准，中国妇女肥大型乳房者为数不少，尤其那些肥胖、多产的中老年妇女。

正常的乳房体积为 250~350 毫升，重量为 150~250 克，小于 200 毫升为乳房过小，600~800 毫升为中度肥大，大于 1500 毫升为巨乳。

2. **病因**　一般来说，胚胎发育期乳房始基的细胞数目决定乳房的发育大小，也与乳腺细胞对雌激素的敏感程度有关，雌激素受体表达得越多，对雌激素就越敏感，乳房也就越发达。所以乳房肥大与家族遗传基因有关，带有一定的家族倾向。

后天因素，例如，内分泌异常的乳房肥大，性早熟，垂体、肾上腺、卵巢肿瘤可以导致乳房肥大。营养过剩，体型肥胖，乳房成为脂肪贮存库，乳房必然肥大。

乳房肥大，分生理性和病理性两大类，通常由一侧最先开始，最终双侧性，但不一定同步，即为不均衡性肥大。临床上分为青春期乳房肥大症，少女乳房肥大，妊娠期乳房肥大，哺乳后乳房肥大等多种类型。乳房肥大一般是脂肪组织过多，而腺体较少，多见于肥胖者，但乳房肥大不一定伴有全身的肥胖。

早熟性乳房肥大，即女童 8 岁以前乳房发育，10 岁前来月经，但要注意寻找病因：

（1）真性性早熟女性乳房肥大，病因分体质因素与病理因素。诸如脑炎、脑外伤、垂体下部错构瘤、松果体瘤、绒癌、原发甲减、多发性骨质纤维性发育异常，均可引起早熟性乳房肥大。

（2）假性性早熟性乳房肥大，这种乳房肥大不是建立在下丘脑-垂体-卵巢轴功能成熟的基础上，而是内源性或外源性雌激素过高所致。内源性，如卵巢颗粒细胞瘤占 10%，畸胎瘤次之，还有罕见的原发性糖皮质激素抵抗综合征（primary glueoconicoid resistance syndrome，PGRS）等等。外源性有误食避孕药，过多食用喂雌激素饲料的肉类、乳类，还有人参蜂皇浆、花粉蜂皇浆、蜂皇太子精、双宝素、鸡胚、蚕蛹等，或长久使用含雌激素化妆品。

单纯性乳房肥大，即只有乳房发育，无阴毛和腋毛生长，尿中雌激素正常，骨龄正常，尿 17 酮正常，即没有任何内分泌异常的乳房肥大。

　　巨乳症，是指乳房特别肥大，或在短期内增大很快，重量激增 6000 克以上，甚至达十多公斤。发生原因不明，可能是乳腺组织对雌激素过度敏感所致，多发生于青春期和妊娠期。浙江省长兴县巨乳毛人，21 岁时一对巨乳大如篮球，一个重达 10 公斤。王金生报告 2 例巨乳症，其中一例 19 岁，一个乳房重达 11.4 公斤。直至目前，国内有关巨乳症的报道有 40 多例。有人认为，巨乳症在数年后有 1%~2% 发生乳腺癌，所以应当严密观察。

　　3. 临床表现　乳房肥大显而易见，可伴有表面静脉曲张、色素沉着、湿疹、糜烂。多有坠痛，活动不便。因其病因不同，临床表现各异。未成年者，要特别注意是否伴有性早熟和内分泌异常的表现。多发纤维腺瘤也可伴有乳房肥大，垂体功能障碍的脂肪堆积，所谓的假性乳房肥大，均应注意鉴别。

　　4. 检查　乳房肥大必需查找病因，这是个复杂的专业问题。详细的全身检查，尤其是内分泌检查，包括垂体、卵巢、甲状腺、肾上腺皮质功能检查。蝶鞍正侧位摄片、颅骨正侧位摄片，手腕处骨龄检查。

　　5. 治疗　应当知道，乳房肥大病因极其复杂，非专业的医生或医院很难明确诊断，治疗也经常会遇到困难，即使非常有经验的专家，也经常踌躇，经常需要多学科专家多次会诊。原则是针对不同病因，选择不同的治疗方法。在没有确定病因之前，不要轻易做任何治疗，更不宜盲目手术切除。例如，体质因素的肥大，用安宫黄体酮治疗，10~17 天肌内注射长效甲羟孕酮 150~200mg，造成闭经，可以使乳腺萎缩，至少乳房不会继续增大。轻度肥大的乳房，应及早佩戴合适的乳罩，以支持托起沉重的乳房，防止进一步下垂。在多数情况下，即使去除了病因，已经肥大的乳房也难以复原，仍需要手术矫形。

　　6. 预防　先天或遗传因素的乳房肥大，难以预防。我们只能注重后天因素的预防，主要是防止肥胖，切忌营养过剩或滥用补品，尤其远离含有雌激素类的补品、食品。提倡合理膳食，加强运动健身。发现乳房近期内增大，应及早就诊，不要因为不痛不痒而任其发展。

（杜玉堂）

少儿乳房异常发育症

　　1. 概述　儿童期乳房，是相对静止而不发育的。乳房发育的早晚与人种地域有关，现在我国 11~15 岁女童乳房开始发育比二十世纪六七十年代提早了 4~6 年，城市明显早于农村。随着改革开放，现代化的生活方式，饮食习惯和激素污染，女童发育普遍提早，少儿乳房异常发育相当常见。男女童均可，但以女童为多。有的女童刚四五岁，一侧或双侧乳房肿大隆起，家长惊慌不已，急忙求医。这是卵巢发育上的萌动，雌雄激素平衡一时性紊乱所致，属于一过性的生理现象，称为乳房假发育症，经过数月半载，多能不治自愈。但有些 5~10 岁的儿童，乳房硬结存在时间较长，甚至逐渐增大，伴有胀痛，称为少儿乳房异常发育症，中医称为"童稚乳疬"，早在明代医家窦汉卿的《疮疡经验全书·乳疬》中即有描述。在这里，我们提醒家长和医生，千万不能当成乳腺肿瘤做乳腺切除。

2. 病因　环境、饮食、水源的雌激素污染，外源性雌激素摄入过多，或激素类药物，误食避孕药，过食人参蜂皇浆、膨化食品、垃圾食品，膏粱厚味造成营养过剩，使体内雌激素水平偏高，或乳腺组织对雌激素过度敏感所致。少儿不宜的电视广告，不良网站的性渲染，都可能导致性早熟和乳房过早发育。

3. 临床表现　青春期以前，8～14 岁的男女少儿，女童为多。单侧占 70%，或双侧，乳晕下圆形盘状结节，直径 1~3 厘米，稍微隆起，胀痛或触痛，不伴有乳头乳晕发育，没有全身内分泌紊乱和副性征异常。

4. 检查　临床检查即可确诊，注意体态和全身检查，有无其他早熟征象，乳晕颜色、外阴颜色是否加深。还要排除因肥胖，脂肪囤积的脂肪乳，即仅有柔软的脂肪团，而无结节性肿块。必要时做妇科彩超，观察卵巢是否正常。抽血或留尿，做内分泌检查。幼童禁忌钼靶检查。

5. 治疗　建议中医治疗，疏肝理气，化痰散结为主，例如，用逍遥丸、小金丸、夏枯草膏等成药。外治法：黄柏、煅石膏研细末，水调涂。乳腺磁贴，中药敷贴均可。总之，不能手术。

6. 预防　在当今社会条件下，只能强调正面教育，远离不良网站。均衡膳食，合理营养，健康食品，少吃零食，不要过多吃肉和动物脂肪，要多吃水果蔬菜。家长管好家中药品，防止孩子误食。肯德基、麦当劳式的快餐，原则上小儿不宜。一般情况下，小儿没必要用补品，更禁忌补药。望子成龙的心情可以理解，但拔苗助长有害无益。

（杜玉堂）

乳头内陷

1. 概述　正常乳头应当突出乳晕平面 1~1.5 厘米，不足 5 毫米为乳头短平，低于乳晕皮肤平面为内陷。一般人关于乳头内陷的概念比较笼统，实际上，乳头内陷包括三种情况：乳头内陷、内翻与分裂。乳头内陷是指整个乳头陷入乳晕之内，但乳头仍朝向前方。乳头内翻是指乳头向里卷，若用手牵拉或挤压，可以翻出来呈现正常的样子。这种内翻主要是乳头发育欠佳，乳头仅有一层皮肤，缺乏纤维肌肉组织的支持，不能向前挺起。乳头分裂是指乳头当中有一条横行的沟状凹陷，好像乳头分为上下两半一样。有的乳头当中向内呈 V 形凹陷，形成一个小坑，这三种乳头畸形以乳头分裂更为常见，只不过很少引起人们注意而已。

乳头内陷分恒久性和暂时性两种，暂时性内陷的乳头在寒冷、触摸刺激可以出来，妊娠哺乳期可以正常哺乳。台州市调查 3125 名妇女，发现恒久性内陷占 3%，暂时性占 0.65%。双侧内陷 55%，单侧 45%，左侧内陷发生率明显高于右侧，即使双侧内陷也是左侧更较严重。河北师范大学体检 2 千女大学新生中，发现乳头扁平占 33.46%，乳头内陷占

28.52%，认为与营养不良和长久束胸习惯有关。这个统计数据虽然比我们乳腺普查中发现的乳头异常率高，但足以说明乳头发育不良的现象相当普遍，应当引起人们的高度重视。

2. 病因   原因有先天性的和后天性的两种，先天性的是乳头下结缔组织发育不良，乳头缺乏纤维和平滑肌组织的支持，乳头不能突出，或突出不够乳头短平。后天性的则是继发于导管的炎症或因乳腺癌的牵拉，或长期束胸压迫所致。如果40岁以上，近期内逐渐发生的凹陷，则可能是癌组织侵犯了乳头后面的导管等组织，导管短缩造成的。因此，乳头凹陷也可能是晚期乳癌的表现之一。乳房的慢性炎症，像乳腺结核、乳腺导管扩张症或乳腺管周围炎、肉芽肿性小叶性乳腺炎等均可导致乳头内陷。

3. 临床表现   乳头位于体表突出的部位，有异常很容易发现。发现内陷应当仔细询问病史，是生来就有，还是最近出现？是暂时性的，还是永久性的？尤其近期内发生的，逐渐加重的就要进一步分析病因，是炎症还是肿瘤？乳头内陷、内翻与分裂会使脱落的角质层碎屑及皮脂腺的分泌物积聚在内，不容易排出或清洗。时间一长，就会发生臭味，容易继发感染，阻塞导管开口，引起导管的炎症，在乳晕周围形成慢性脓肿，破溃后成经久不愈的窦道，即所谓乳腺瘘管，亦称 Zuska 病，长久不愈，流脓淌水，或反复发作红肿、疼痛，病史可长达30年。此外，内陷或内翻的乳头常造成哺乳的障碍，小儿叼不住乳头，吸不出乳汁，奶憋在里面，容易患乳腺炎。生来就有乳头凹陷，是发育不良的问题，经常是双侧发生。

4. 治疗   乳头内陷如果是暂时性的，经常牵拉，按摩乳头，使之保持正常外突的状态，时间长了就可以自愈。比较严重的内陷，首先保守治疗，按摩牵拉法、负压牵引法、乳房保健操等均可选用，如果保守治疗无效可以手术整形。

5. 预防   乳头扁平、内陷或乳头内翻是乳房不健康的表现，早在青春期之前就应当特别注意乳房保健，青春期乳房或乳头的按摩效果明显优于成年以后，哺乳以后的乳房按摩治疗效果更差，所以纠正乳头内陷不要错过青春发育期。年轻的女性要清除封建思想残余，束胸是百害而无一益的。可以用特制的乳罩，即乳罩的前端给乳头留有"容身之地"。成年妇女一旦发现近期内乳头内陷，尽管不痛不痒，也要提高警惕，及早就诊。

（杜玉堂）

溢乳-闭经综合征

1. 概述   1855 年 Chiar 首次报道溢乳-闭经的病例，引起很多学者关注并命名为溢乳-闭经综合征，即非产褥期或停止哺乳半年以上的生育年龄妇女，持续性闭经和溢乳。由于器质性或功能性疾病导致下丘脑-垂体功能紊乱，出现非生理状态下乳房分泌乳汁，自溢或挤压而出，同时伴有继发性闭经。多见于年轻的育龄妇女，常以乳头溢液到乳腺科就诊，或以闭经、不孕到妇科求治。临床分为三型：产后型（包括流产后），病人产后持续泌乳、闭经、卵巢萎缩。有人在断奶后发病，长期哺乳会诱发这种综合征，多以闭经为先发症状。

非产后型，即与妊娠无关，是药物、精神刺激、多囊卵巢等引发。其中垂体瘤型占 25%~30%，多以溢乳为先发，有人先有溢乳、闭经，以后多年才发现垂体肿瘤。溢乳-闭经综合征的病因十分复杂，表现极其多样，早期或症状较轻的患者经常不能及时得到正确诊治，因此，提高对溢乳-闭经的认识对病人或医生都很重要。

泌乳素（PRL）升高是发病的物质基础。泌乳素是垂体前叶分泌的多肽类激素，1928年就是因为最先发现促进乳汁分泌而得名，现在证实泌乳素有 300 多种独立的生物活性，有不同的相对分子量，分单体、大分子和巨分子三种。血液中的泌乳素是数个单体聚合而成的大分子，只有分解成单体后才有生物活性。除垂体以外，胸腺、肝、子宫、乳腺、多种免疫细胞也可产生泌乳素，统称为垂体外泌乳素。泌乳素升高刺激下丘脑分泌过多的内源性多巴胺，从而减少促性腺激素的释放激素（GnRH），使垂体促性腺激素减少，影响卵泡发育和雌激素的分泌，使雌激素的正负反馈作用消失，引起无排卵、不孕、闭经或月经稀发等等。泌乳素还是参与很多自身免疫性炎症的重要细胞因子，在乳腺癌的发病中也充当着重要角色。

2. 病因　溢乳-闭经综合征仅是一个临床综合征，究其病因十分复杂，找不到病因就难以正确的治疗。常见的病因：①蝶鞍区肿瘤，蝶鞍是颅底的一个椭圆形的小窝，内容脑垂体，是大脑下面一个水滴样部分，虽然只有 0.6 克左右的重量，但却是主宰着人体生长、发育、生殖等重要功能部位。最常见的蝶鞍区肿瘤是垂体泌乳素腺瘤（巨腺瘤或直径小于 10mm 的微腺瘤），其他还有库欣综合征（分泌 ACTH 的垂体腺瘤）、肢端肥大症（分泌生长激素的垂体腺瘤）、或空炮蝶鞍、淋巴细胞性垂体炎等均可引起溢乳-闭经综合征；②下丘脑病变，如颅咽管瘤、松果体瘤等；③药物所致：抗癫痫、抗精神病、抗抑郁症、降压等药物，如利血平、氯丙嗪、胃复安、雌激素、避孕药等；④甲状腺功能减退；⑤肝硬化、肾功能不全、肾上腺功能减退；⑥糖尿病；⑦功能性溢乳-闭经综合征。

3. 临床表现　20~30 岁女性最多见，溢乳可以是首发症状，也可以与闭经先后或同时出现。多是双侧乳头多孔乳汁溢出，也有单侧的。溢乳就是流出白色乳汁样液体，而不是淡黄浆液或血水，肉眼即可分辨。分自发性流出和挤压而出的两种情况，自发流出较多乳汁更能引起患者注意。闭经或月经稀发，内外生殖器官萎缩，性功能抑制，血和尿中促性腺激素降低，血泌乳素升高，无排卵，不孕。有时溢乳和闭经不同时出现，有单纯溢乳，或单纯闭经的不典型情况。有时伴有肢端肥大症表现，甲减，多毛，肥胖，视野缺损，性早熟、心悸、多汗、失眠等自主神经紊乱等表现。

4. 诊断　溢乳是临床很常见的现象，哺乳时间过长的妇女、增生症、导管扩张症均可出现溢乳，故应注意鉴别。双侧多孔溢乳同时伴有闭经时，诊断溢乳-闭经综合征比较容易。但有时只单侧溢乳，或单纯溢乳，或单纯闭经，就需要慎重考虑。应当进行系统的检查，首先就是抽血查泌乳素，也可用溢出的乳汁检测泌乳素，是一种简易而无创性的方法。

泌乳素正常值因实验室方法不同，采用的单位不同，正常值的范围就不同。例如，纳克/毫升（ng/ml），微克/升（μg/L），毫国际单位/毫升或升（mU/ml 或 L），微国际单位/

毫克或升（$\mu U/mg$ 或 L）。高泌乳素血症的标准因使用单位不同常有较大差异。不同医院的病人之间不能只比较数值而不看单位，单位之间虽然可以换算，但最好在同一实验室检测，实验室报告单上一般都注明正常值的范围。若两次不同时间均超过 30ng/ml，即可诊断高泌乳素血症。还要注意，泌乳素分泌因不同时间、不同机体状态，数值变化较大，所以应在早晨 8~10 点空腹静卧而不激动的情况下抽血。住院病人较为准确，门诊病人常因路途、紧张等多种原因而有误差。

通常以最高数值或高出正常值高限的倍数来判断病情。药物导致的泌乳素升高，一般升高不甚明显。如果泌乳素大于 100ng/ml（纳克/毫升），50% 为垂体泌乳素瘤，当大于 200ng/ml（纳克/毫升），即可以确诊。

当泌乳素极高时，卵巢停止分泌雌激素，泌乳也就停止，因此，溢乳与 PRL 不呈正相关，也就是说泌乳素极高时，可能没有溢乳。但闭经与 PRL 升高呈正相关，泌乳素越高，闭经就越严重。

5. 检查　临床出现溢乳-闭经综合征，需要进行详细的检查，才能判断病因。例如，脑侧位片、蝶鞍正侧位断层摄片、磁共振，以了解蝶鞍是否扩大，有无破坏。无激素活性的蝶鞍肿瘤可压迫视神经，出现视野缺损，视力障碍，因此要进行眼科检查。出现多毛、皮脂腺功能旺盛时，查 17 酮、17-羟皮质醇、血清睾酮，怀疑甲状腺疾病时查 T_3、T_4、TSH。

6. 治疗　溢乳-闭经综合征病因很多，要根据不同病因，进行针对性的治疗。例如，药源性的，一般停药 3 个月，溢乳-闭经症状就会逐渐消失。下面以垂体泌乳素腺瘤为例，简单叙述一下治疗原则。

（1）药物治疗：首选溴隐亭，其他还有左旋多巴、克罗米芬、硫丙麦角林、麦角苄酯等。

溴隐亭是中枢性多巴胺激动剂或增效剂，抑制 PRL 的合成与分泌，可使垂体微腺瘤缩小或消失。治疗应从小量开始，逐渐加量。因为个体之间的治疗量和维持量大小悬殊甚大，可以相差百倍，所以必须遵从医嘱，不能随便减量或停药。单纯溢乳可服维生素 B_6 治疗。

（2）手术治疗：采用显微手术。直径 1~3 厘米为巨垂体腺瘤，可经蝶鞍显微手术切除腺瘤，治愈率可达 85%~90%。术前可以服用溴隐亭待肿瘤缩小后再手术，如果术后复发还可以再用溴隐亭治疗。

（3）中医治疗：中医辨证施治，调经回乳，补肾固冲，疏肝解郁等，药用柴胡、香附、当归、莪术、生麦芽、新疆软紫草等。特别注意是用生麦芽，而且剂量偏大，90~120 克，不要用炒麦芽。因为生麦芽含麦角类化合物，有拟多巴胺抑制泌乳素分泌作用，而麦芽加热炒熟，麦角胺破坏而失效。紫草常用于清热凉血、透疹，但紫草是降低泌乳素的专用药，详情请查阅《中药大辞典》。

（杜玉堂）

积乳囊肿

1. **概述**　哺乳期除了急性化脓性乳腺炎之外，与乳汁淤积关系最大的就是积乳囊肿。哺乳期乳汁过多，排乳不畅，乳汁淤积到一定程度，冲破管壁，流到乳腺间质内，形成没有真性包膜的，主要是纤维组织包裹的囊肿，称积乳囊肿。

2. **病因**　哺乳期或妊娠期，因炎症、肿瘤、增生、上皮细胞脱落等多种原因造成乳腺导管阻塞不通，导管扩张乃至破裂，造成乳汁淤积，局部形成囊肿。

3. **临床表现**　哺乳期或哺乳后出现的乳房局部肿块，大小不等，单发或多发，边界清楚，圆形或椭圆形，光滑活动，一般没有疼痛，肿块长久不变，甚至有所变小，首先要考虑积乳囊肿。但要与其他性质的肿块相鉴别，例如，囊性病、纤维腺瘤、脂肪坏死、乳癌等。如果继发细菌感染，则表现为化脓性乳腺炎。

4. **检查**　积乳囊肿本身危害性不大，但常作为乳腺肿块的鉴别诊断之一，尤其近期有哺乳史的妇女。积乳囊肿一般依靠临床触诊即可诊断，为排除其他可能需要做进一步检查。彩超见局限性无回声团块影，乳腺钼靶 X 线摄片见局部密度升高，边界光滑清楚，周边组织正常。乳汁浓缩富含钙质，所以囊肿内可见粗大良性钙化点。

5. **治疗**　积乳囊肿很难自己完全吸收，水分被吸收后形成半干燥的奶粉坨，若有大块的钙化更不能吸收。乳汁淤积很容易引发细菌感染，所以宜及早手术切除。

6. **预防**　哺乳期保持乳汁畅通，是预防积乳囊肿的根本办法，每次哺乳后乳汁尽量排空，防止乳管的炎症阻塞和乳腺炎的发生。

（杜玉堂）

乳房脂肪坏死

1. **概述**　乳房是富含脂肪的器官，那些肥大的乳房里面几乎全是脂肪团，脂肪组织就是固态的油，脂肪是固定在细胞内的，而脂肪细胞大而壁薄，所以很脆弱，受到外力极容易破裂，这就是为什么乳房比体表其他部位更经常发生无菌性脂肪坏死的原因。脂肪坏死本身对人体伤害不大，细胞破裂坏死，黄油溢出，刺激周围纤维组织增生，很容易形成包裹性肿块。皮下脂肪肥厚最容易受伤而坏死，即为腺外型脂肪坏死，位置浅表，很容易产生皮肤粘连，经常与肿瘤难以鉴别。腺内型脂肪坏死发生率虽然较低，但诊断更加困难。因此，在乳腺多种疾病的鉴别诊断中，脂肪坏死就成为一个经常被提及的话题。但作为一个独立的乳腺疾病，脂肪坏死的临床误诊率却很高，为 85%～100%。

2. **病因**　乳腺脂肪坏死通常是继发性的，尤其是那些肥大、脂肪组织为主的乳房，更容易发生大片的脂肪坏死。60% 以上是钝性外伤所致，但日常生活中发生的乳房撞击多是无意的，时常被忽略，时隔已久就忘记了。所以很多病人讲不清外伤情景，病史采集时仅有 30%～50%的病人能明确地说出外伤史，致使诊断缺乏基本要素。

手术损伤，尤其动作粗暴的操作，可导致术后大片脂肪缺血坏死。肿瘤的压迫或出血，某些炎症，如导管扩张症，导管内容物外溢引发导管周围炎，引起周围脂肪小范围坏死。乳癌放疗后也会发生脂肪坏死。

3. 临床表现　脂肪坏死的时间长短不同，临床表现略有不同。钝性外伤，如交通事故，或无意中胸部撞到硬物，受伤当时疼痛可能并不剧烈，数日后出现皮下青紫淤斑，红细胞破裂，含铁血黄色沉着，慢慢变成棕黄色。初期肿块边界不清，质地较软，位置浅表，有轻微的压痛。肿块中心血肿或脂肪液化形成囊腔，内含黄色油状液体或暗褐色血性液体，以后逐渐被吸收。数周后形成圆形或椭圆形肿块，发生纤维化粘连或钙化，肿块由软变硬，从大变小。如果不继发感染，脂肪坏死的肿块不会变大。

4. 诊断　主要是根据外伤史，乳房外伤后皮下出血的痕迹，以后形成肿块，质地有韧性，近似圆形，皮肤粘连，病史较长，肿块不继续增大，反而略有缩小，均是诊断脂肪坏死的重要依据。即使没有外伤史，浅表粘连的肿块，也要考虑脂肪坏死。但乳房深部的腺内型脂肪坏死，与积乳囊肿、脓肿等不易鉴别。脂肪坏死有时表现很像乳癌，皮肤粘连凹陷，边界不清，但脂肪坏死后以纤维包裹为主，自身活动度较好，不会产生胸壁固定和橘皮征，最后诊断仍需要病理组织学检查结果确定。

5. 检查　脂肪坏死主要靠病史和体征，做出初步诊断。当以乳腺肿块为唯一临床表现时，几乎所有乳腺疾病，诸如增生、囊肿、纤维腺瘤、乳癌等，都应当通过检查加以排除，就脂肪坏死本身而言，彩超、钼靶 X 线摄片、磁共振等检查均无特异性发现。

6. 治疗　脂肪坏死早期可以中药活血化瘀，促进血肿吸收，后期形成肿块，手术切除即可。

7. 预防　保护乳房，防止外伤，是预防脂肪坏死的最好办法，但生活中意外难免，平时佩戴乳罩，运动时防止乳房撞击。

（杜玉堂）

乳腺增生症

1. 概述　自从1829年首次被描述以来，各国学者进行了广泛的研究，用过的名称就不少于 40 种，但迄今为止仍然没有一个权威性全世界公认的疾病名称，也没有一个统一的诊断标准和疗效标准。世界卫生组织命名为乳腺结构不良症，认为是乳腺在随月经周期不断地增生、复旧中，因复原不全而造成的结构不良，但国内多称为乳腺增生症。

严格来说，乳腺增生症是介于生理和病理之间的中间状态。轻者属于生理状态，有轻度的组织形态学改变；重者属于癌前期病变，有演变为原位癌或浸润性癌的可能性。轻重之间所包含的范围相当广泛，应有很多层次和阶段。乳腺增生症绝非进行性，可在任何一个阶段上停滞而不发展，而且有可逆性和自愈性。因此更像一个复杂的综合征，不宜称其为一个病，故称为乳腺增生症。根据我们的资料统计乳腺增生症一年的自愈率为9%，发展到癌前期病变程度的仅是极少数。所以不要一提增生就谈虎色变，惶惶不可终日。

乳房和子宫内膜都是卵巢内分泌的"靶器官"，都受着卵巢功能的直接调节，有如孪生的姐妹一样，都有着周期性变化。只不过子宫内膜的变化表现为月经，而乳房的变化则在表面上看不出来。

乳房内部实际上每天都在随月经周期而变化着。月经来潮前1~2周，体内雌激素水平逐渐增高，乳腺呈增生性改变，大小导管扩张，上皮细胞数目增多，细胞增大。小导管末端出现腺泡，形成新的腺小叶。乳腺的间质、导管周围的纤维组织水肿，淋巴细胞浸润。整个乳房饱满、发硬，常有胀痛或压痛，原有的颗粒状或结节感更为明显，这是"经前综合征"的组成部分。待月经来潮后的7~10天之内，乳腺导管管腔缩小，上皮细胞萎缩、脱落，腺小叶退化消失，间质水肿消退，整个乳房松弛柔软，胀痛顿然消失。待下次月经来潮之前，又开始一个新的周期性变化，如此周而复始，直至自然绝经。

乳房腺体和导管系统的周期性变化，受着内分泌系统精细而微妙的调节，一旦这种调节出现异常，就会出现增生与恢复的紊乱，即产生组织结构上的紊乱，出现增生症的表现。绝经后卵巢功能减退导致月经停止，但不等于内分泌功能停止，还会有乳腺增生症发生，只不过发生率大为减少而已。随着生活条件的改善，营养品、保健品充斥于市，老年妇女的增生症比以前明显增多。

乳腺增生症的临床意义并不在于它的本身，而在于疼痛引发的恐慌，肿块与乳癌的混淆，增生症与乳癌的演化或共存。增生症作为成年妇女中最为普遍多发的临床现象，纠结着大量人群。任何一位妇女都有体验，任何一位乳腺科医生都会面对，因此需要认真研究和慎重对待。

2. 病因　乳腺增生症的确切病因，实际并不完全清楚。一般认为是雌激素绝对或相对增高，雌激素/孕激素比值增高，或催乳素水平高，或其他激素的紊乱，或部分乳腺组织对雌激素过度敏感所致。动物实验证明，雌激素能刺激乳腺导管发育、增生，可促使乳腺导管扩张形成囊肿。临床上发现长期、大量应用雌激素的病人，会出现乳腺肥大、腺体增生，甚至诱发乳腺癌。但是，作为乳腺增生的病因来说，绝对不是雌激素、孕激素的简单的数学关系，而是下丘脑、垂体、卵巢、肾上腺皮质、甲状腺等共同参与，复杂的内分泌平衡失调的结果。

流行病学研究表明，乳腺增生症的发病因素，与乳腺癌的发病危险因素有很多重叠之处。初产年龄超过30岁、从未生育、高龄未婚、不授乳、流产超过3次、精神创伤、甲状腺功能亢进或减退、性功能障碍或性生活不和谐、月经不正常、妇科病等等都是乳腺增生症的发病危险因素。城市职业妇女乳腺增生症的发病率比农村妇女高2~3倍，说明生活环境和生活方式是相当重要的因素。

3. 临床表现　乳腺增生症好发于35~45岁的中年妇女，一般为双侧性，同时或先后发病，也可始终为单侧性。具有长期性、周期性、反复性的特点，病情时轻时重，其主要表现是乳腺疾病共有的三大症状，即乳房疼痛、乳腺肿块、乳头溢液。

（1）乳房疼痛：乳房疼痛是一个主观因素很强的症状，尽管有疼痛量表法测定，但仍有很多模糊概念。大约有 2/3 以上的妇女，在月经前双乳有不同程度的胀痛或不适感，这是乳腺在卵巢内分泌的周期性作用下的一种生理变化，多数妇女都不严重，可以忍受，甚至不引起注意。但有些敏感的人，经前乳房胀痛剧烈难忍，不敢走路，终日手托双乳。过一段时间，或月经过后常会自行缓解。如同月经期有些腹胀、腰酸、疲乏无力等感觉一样，本是不足为奇普遍生理现象，但却因心理压力纷纷就医，这就与增生症疼痛难以界定。一般来说，凡是月经过后乳痛消失，或一生气就痛，高兴了就不痛，纯属于生理性，有人称为乳痛症。

经常发生的，持续性的或比较剧烈的乳房疼痛应当引起人们的重视，应尽快寻找原因。乳腺增生症是引起乳腺疼痛的最常见原因，80%以上的增生症都有不同程度的乳痛，疼痛性质多为胀痛、窜痛，时轻时重。其乳痛的部位多不固定，且与肿块位置常不一致。有人为阵发性，有人为持续性。经常向腋下、肩背放散。如左乳腺痛，向左上肢尺侧放散，可以很像心绞痛发作。疼痛的程度与肿块的质地、大小、病理形态均无一定关系。有人痛得很厉害，肿块却很软、很薄。乳腺疼痛受月经、情绪、劳累、天气变化等多种因素的影响，常有自动缓解或不规律的阵发性发作。疼痛常造成病人巨大的心理压力，但不能以疼痛程度作为病情轻重的主要指标。但是，疼痛是疾病的信号，不可忽略。乳腺癌以乳房疼痛为初期症状者占 10%~13%，其中 10%是以乳痛为唯一的早期表现，即仅有乳腺痛，摸不到肿块。如果年纪较大的妇女发生持续性隐痛，部位不变的刺痛，都应当警惕乳腺癌的可能。

（2）乳腺肿块：从医学的概念上讲，身体任何部位的肿块应属病理性的，或因炎症，或因肿瘤，或因外伤等病理原因而形成肿物。而乳房则不尽然。病人自己或缺乏经验、或检查方法不正确的医生常把肥厚不均的腺体误为肿块。

乳房的实质是由腺体和脂肪构成的，腺体为致密、坚韧的组织，且分布不均，一般外上象限和上方的腺体肥厚。青春期乳腺腺体增生活跃，纤维间隔张力较大，常有颗粒感或疙疙瘩瘩的，位于乳房周边呈车轮状分布，这是典型的未婚青春型乳房的特征，不能当做肿块来治疗。缺乏乳腺触诊经验的医生常把肥厚的腺体当成肿块，可见乳房肿块的概念是模糊的，生理与病理之间有时很难区分。

就乳腺肿块的临床意义上讲，可分为三类：一是生理性肥厚，很类似肿块，像青春期的乳腺，腺体分布不均、软硬不一的腺体性乳腺。严格说来不能称为肿块，但一般人不易分清；二是介于生理与病理之间的中间状态，一般型增生症就属于此，医学上还不能明确的加以区分；三是病理性的，像纤维腺瘤、乳腺癌、严重的乳腺增生症、其他良性肿瘤、炎性肿块均属此类。病理性肿块在任何体位都存在，月经后可稍变小，但不会消失。

就乳腺肿块的临床特征上讲，可分为三型：一是片块型，即局部呈扁片状肥厚，边界不清，中心部硬韧，表面平滑或有颗粒感，其立体感不强。又根据厚薄分为薄片块和厚片块；二是结节型，即立体感强，质地较硬，边界稍清，常为单发，或与片块型肿块同在。结节型肿块周期性变化不明显，但生长缓慢或多年不变；三是其他型，如颗粒、条索等。

乳房的质地或柔软程度因人而异，同一个人不同时期也相差很大。因此，要确定乳腺肿块的有无和性质，正确的检查方法和医生的手感经验是十分重要的。正确的检查法是手掌平伸、四指并拢，用指腹触诊，禁忌抓捏。不要双手触诊，更忌多人同时触摸一个乳房。

乳房触诊应选择坐位或卧位，使乳房平铺在胸壁上，尽量减少腺体的折叠和堆积。有时是半侧卧位，使肿块处于最浅表的位置以便触诊。

乳房触诊还要选择最合适的时间，以月经干净后 7～10 天之内为宜，实际上月经一来，乳腺生理性肥厚、胀感即消失，就宜于触诊了。

（3）乳头溢液：乳腺增生症伴有乳头溢液者并不十分常见，约占乳腺增生症的5%，增生症溢液常为双侧性、多孔性，淡黄浆液，量少，常挤压而出，自发溢液者不多。

（4）其他并发症：乳腺增生症还常伴有心情烦躁、急躁易怒、好生闷气、性格内向，有人还有乳房发热、发痒。或伴有月经不调、子宫肌瘤、面部黄褐斑、性欲减退等。

4. 诊断　表面上看，乳腺增生症普通而常见，诊断比较容易。但有时却相当困难，主要的难点在于乳腺增生症有时与乳癌等实难鉴别，所以需要十分慎重。临床诊断的准确性很大程度上取决于医生的个人触诊经验，经验不足的医生常把生理状态当成乳腺增生症，更危险的是把乳癌误诊为乳腺增生症。所以在临床诊断上是用所谓的"排除诊断法"，或称鉴别诊断法。既要排除生理状态，更要除外其他乳腺疾病，才能做出乳腺增生症的临床诊断，有时还要靠病理组织学检查结果才能确诊。

5. 检查

（1）钼靶 X 线检查：增生症在 X 线上表现为均匀致密的灰白色模糊影像，成团成片，或呈磨玻璃状，或呈密度不均的囊性改变。可有圆形或粗大的良性钙化点，良性钙化与乳腺癌的泥沙样钙化完全不同。

（2）彩超检查：彩超检查乳腺增生症常无特异性发现，可见乳腺组织增厚，大小不等的低回声结节，或发现囊肿或强弱回声不均现象。

（3）针吸或活检：当肿块有乳腺癌的可能时，可用针吸细胞学涂片检查，甚至做肿块区段切除活检。乳腺增生症的肿块针吸时，进出针均有阻抗感，难以刺入，抽吸几次均不易吸出细胞成分，有时可见脂性液体和少许上皮细胞和脂肪组织。手术活检应取慎重态度，除非高度怀疑乳腺癌，用其他检查方法都不能确诊时才考虑手术活检。并作好乳腺癌根治术的准备，切忌在没有乳癌根治手术准备的情况下做活检手术。

6. 治疗　乳腺增生症需要不需要治疗？何种情况下进行治疗？用什么方法治疗？这些问题还困扰着医学界。乳腺增生症的受累人群相当普遍，大城市的职业妇女 50%～70% 有不同程度的乳腺增生症，肯定没有必要都用药物治疗，目前存在着过度医疗的现象，肯定会加重医疗保险的负担。因此，必需选择治疗的适应证。对于轻度或一般性乳腺增生症，肿块软，年纪轻，没有乳腺癌发病危险因素，可不用任何治疗，调整生活方式，心理调理，定期随诊就够了。但 40 岁以上，肿块有一定硬度，尤其单发结节，应当采取积极的治疗措施，不应消极的"观察"。

经过各种疗法的对比性研究，发现中医中药治疗有显著的优势，其效果稳定，复发率低，不良反应很小，应当作为增生症治疗的首选方法。

乳腺增生症属中医"乳癖"的范畴。《外科正宗》曰："乳癖乃乳中结核，形如丸卵或重坠，或痛或不痛，皮色不变，其核随喜怒增长，系由思虑伤脾，恼怒伤肝，郁结而成"。历代医家公认乳癖乃"忧虑伤脾，恼怒伤肝，肝气不舒，气滞血淤而成"。说明本病是始于肝郁，而后血淤痰凝成块，治宜疏肝理气，活血化瘀，软坚散结，用逍遥散或丹栀逍遥散（加味逍遥散）、乳块消、小金丸等。柴胡、白芍、香附、橘叶、丹参、地龙为常用之药。

病久及肾，终必肾虚，以肾阳不足为主，表现畏寒肢冷，肿块较硬，治宜温补肾阳，可用紫草阳和汤、化岩颗粒等，像鹿角胶（或片）、附子、肉桂、仙茅、仙灵脾等即为常用。

中药周期疗法，乳腺增生症的症状与月经周期密切相关，治疗应是月经前疏肝为主，经后以补肾为主，如此周期治疗可以提高疗效。

中医外治方法很多，"中药乳罩"，选用芳香、活血的药物，置于乳罩内，使之正对人体重要穴位，如肝俞、乳根等穴，或对准乳腺肿块部位，对轻度增生病有很好的治疗效果，不失为最简单、最经济的疗法。

针灸、按摩，穴位埋线也可治疗乳腺增生症，止痛效果较为明显。

（杜玉堂）

男性乳腺发育症

1. 概述　男子乳房仅仅是胚胎发育史的残留物，只有乳头乳晕，其下只有少数导管残迹，而没有腺小叶和腺泡，一生不再发育且无功能。但有32%～65%的男性在青春期，或老年期的一段时间内有发育现象，隆起，或有肿块，多数人属于生理状态，1～2年内自行消失。但有人持续增大，导管增生甚至囊性扩张，管内可有分泌现象，伴有大量脂肪组织，外观像女性样丰满，有碍观瞻，会对心理和行为产生一定影响。因为不完全是病理状态，所以称为男性乳房发育症。发病有两个年龄高峰：一是14～24岁青少年，二是50～70岁的老年男性，以青少年居多。根据乳房内腺体与脂肪的多少，可分为腺体型、脂肪型和混合型。若发生于老年男性，应注意与男性乳癌鉴别。

2. 病因　青春期性激素分泌旺盛，垂体前叶促性腺激素刺激睾丸间质细胞，释放雌激素和睾酮。因雌激素比睾丸素较早达到男性成年人水平，故雌激素水平暂时性的高过睾酮水平，即雌激素/雄激素的比值升高，二者比例暂时失调，导致青少年男性乳房一过性增生。

50岁以上的男性，睾丸功能逐渐减退，睾酮生成减少，体内雌激素再次相对较高。老年男性逐渐发胖，脂肪组织是产生雌激素的场所，也促使老年男性乳房的增生。除了以上内源性生理性内分泌改变之外，若有持续不退的、异常显著的男性乳房增生，应当寻找其他原因。

睾丸肿瘤（特别是绒毛膜上皮癌、畸胎瘤等），睾丸发育不全、隐睾，腮腺炎后的睾丸炎或睾丸外伤后萎缩，肾上腺良恶性肿瘤，慢性肾炎，肾功能衰竭和透析疗法，生殖器官畸形，尿道下裂，肝硬化，肝功能障碍，以及支气管肺癌、肺结核、囊性肺纤维化等均可诱发。

药源性乳房增生，如洋地黄制剂、异烟肼、螺内酯、安眠镇静剂长期使用可诱发男性乳房发育。长期使用雌激素类药物，误服避孕药，可引起双侧乳房女性化。

长期服用营养保健品（如螺旋藻、蜂皇浆等）、吸毒（如大麻、海洛因等毒品）也可使男性乳腺增生肥大。

3. 临床表现　病程 1 个月到 3 年，一侧或双侧。乳晕下出现盘状肿块或弥漫性隆起，质地软韧，有弹性，肿块呈中心凹陷，边缘隆起，正对乳头或偏于一侧，可有胀痛不适感，一般双侧同时或先后交替发生，10% 始终为单侧。当弥漫性肥大隆起时，伴有脂肪组织的增加，可类似女性乳房，个别人还会有少量乳头溢液。这种男性可能有其他女性化表现，应做全面检查。

年龄较大者，如果乳晕下局部小硬结，不规则的小石子状，伴有皮肤粘连，应当警惕男性乳癌。

4. 诊断和检查　男性乳房隆起或有肿块，望诊和触诊很容易发现。问题是需要寻找具体原因，因此必须做全面的身体检查，包括外生殖器。注意有无女性化表现，有无胡须，喉结发育如何，嗓音是否尖细，说话、体态和表情是否带有女性色彩，临床实验室检查，诸如肝肾功能、性激素六项、彩超、X 线胸片等。如果发现异常，则应再进一步详细检查。在没有完全排除病理原因之前，不要贸然做乳房手术，老年男性应特别要排除乳癌。

5. 治疗　青少年的生理性乳房发育症不需任何治疗，多在一段时间后自行消退。若有疼痛，肿块明显，建议先用中药治疗，治法类同女性乳腺增生症，可服逍遥散、小金丸、夏枯草膏等中成药。如果持续 2 年以上，持续性增大，可以手术治疗，保留乳头乳晕，恢复胸部正常状态。脂肪性肥大可以吸脂或配合乳晕旁小切口的手术。老年男性应着重原发疾病的治疗，如果呈结节状，坚硬如实，位于乳晕边缘，应及时活检除外男性乳癌。

（杜玉堂）

乳头炎与乳晕炎

1. 概述　一般人多关注乳房的大小和形态，很少注意乳头乳晕是否正常。其实，乳头乳晕是乳房画龙点睛的部位，没有乳头乳晕也就不能称其为乳房。乳癌为什么提倡保乳手术，保的就是乳头乳晕。如果因为某些炎症、良性肿瘤或增生症做单纯乳房切除术，失去无辜的乳头乳晕实在有失人性化。正常乳头乳晕复合体，位于乳房巅峰之位，乳头呈圆柱体样突出，高 1.5~2 厘米，宽 1 厘米，内含 15~20 根输乳管、纤维结缔组织、平滑肌纤维，丰富的神经末梢与血管。乳晕呈正圆形，直径平均 4 厘米，颜色浅褐。人体这种褐色部位都是敏感而重要部位，真皮的生发层内含黑色素细胞较多，皮脂腺、汗腺等附属器也多，受损伤以后其修复力极强，能很快恢复原样，而且不留瘢痕。乳头发育不良，短平、内陷、内翻、分裂等畸形，乳头皲裂、湿疹等皮肤病已如前述，下面谈一种比较少见的炎症——乳头炎和乳晕炎。

乳头炎、乳晕炎、急性乳腺炎是好发于哺乳期的三种炎症疾病，均是细菌感染所致，但因感染部位不同，临床表现各异。乳头炎如果发生于非哺乳期，可能与自身免疫有关，治疗较为困难，也更为罕见。乳晕炎实际就是乳晕的皮脂腺炎，类同粉瘤样的局部感染，不及时控制，可以波及周围，外观类似乳晕旁脓肿或浆细胞性乳腺炎，但发病原理不同。

2. 病因　乳头炎、乳晕炎，多见于妊娠哺乳期，是金黄色葡萄球菌经过皮肤破损侵入乳头内部或乳晕皮脂腺所致。乳头湿疹、乳头皲裂，或婴儿咬破，细菌即可进入。婴儿口腔内、空气中都有致病菌，尤其在乳头乳晕局部潮湿或溢乳的情况下，最容易感染。

有一种很罕见的乳头炎，原因不明，乳头肿大、疼痛，持续时间很长，一般抗感染治疗无效，推测可能属于自身免疫性炎症，在我们研究肉芽肿性小叶性乳腺炎的 6 年中，曾见过 4 例，均为双侧性。

3. 临床表现　一侧或双侧乳头疼痛、肿大、发硬，乳头表面皮肤红肿，甚至有脓头。发病较快，但体温正常，即全身反应不明显，乳房其他部分正常，质地柔软，没有肿块，此系单纯的乳头局部感染。乳晕炎通常是乳晕的皮脂腺炎，局部红肿、疼痛、隆起，类似于身体其他部位的粉瘤感染。乳晕皮脂腺、汗腺较为发达和密集，感染很容易局部蔓延，但核心部位在乳晕范围内，感染部位比较浅表，一般很少累及乳房深部。注意与乳晕旁瘘管，或称 Zuska 病相鉴别，其病根在输乳管，红肿破溃在乳晕旁边，反复发作若干年。

4. 治疗　乳头炎一般局部治疗即可，碘伏消毒，外敷金黄膏等。乳晕炎因系皮脂腺炎，急性期抗感染治疗，急性炎症消退后手术切除乳晕腺即可。

5. 预防　妊娠期和哺乳期常用温水清洗乳晕乳头，保持局部清洁、干燥。哺乳期不要让婴儿含乳头而睡，及时清理溢乳，保持干燥。有乳头湿疹、皲裂及时治疗。

（杜玉堂）

急性化脓性乳腺炎

1. 概述　急性化脓性乳腺炎常发生于哺乳期，特别是初产妇产后 1~2 个月内，故又称急性哺乳期或产褥期化脓性乳腺炎，中医称为"乳痈"。初产妇急性乳腺炎的发病率高达 2%~4%，比经产妇乳腺炎多 1 倍。乳汁淤积伴发细菌感染而发病，呈急性炎症表现，红、肿、热、痛、寒战、高热，早期可以手法排乳，中药治疗，化脓以后则需要切开引流。发病后不仅产妇本人痛苦异常，而且不能继续哺乳，影响婴儿的健康，所以要从妊娠后期开始预防，做好产褥期保健，急性乳腺炎是可以预防的。

2. 病因　乳汁淤积是细菌感染的前奏和基础。乳汁过多，排乳不畅，乳汁淤积成块。淤积的乳汁是细菌最好的培养基。乳汁淤积多由哺乳经验不足或方法不当所致，致病菌多为金黄色葡萄球菌，少数为溶血性链球菌，通过乳头皮肤破损或输乳管侵入乳腺实质，大量繁殖破坏乳腺组织，形成多房性脓肿。乳头发育不良、乳头凹陷、乳头内翻或分裂时，乳腺导管排乳不通畅造成淤积。哺乳时间过长，小儿"含乳而睡"，致使乳头表面糜烂或小儿咬破乳头，细菌由破口而入；或因感冒、咽炎、细菌经血行到淤积的乳汁内大量繁殖而化脓。

产后体质虚弱免疫力下降，包裹太严，出汗较多，清洗不够，乳房局部潮湿，也为细菌的生长繁殖提供了温床。哺乳期乳房受挤压、撞击等外伤也容易诱发乳腺炎。

3. 临床表现　急性乳腺炎的临床表现，可以分为三期或三个阶段。

一期，淤奶肿块期或红肿期。主要表现是乳房的某一部分，通常是外上或内上象限突发肿硬胀痛，边界不清，多有明显的压痛。此期乳房内部的炎症呈蜂窝织炎阶段，尚未形成脓肿。乳房皮肤的颜色正常或微红、或微热。有人突然高热寒战、疼痛肿胀、局部鲜红，很快化脓破溃，多伴有胸闷头痛，食欲不振等。若有乳头皲裂，哺乳时会感觉乳头像针扎一样疼痛，乳头表面可见一两个小脓点或很小的裂口。

二期，脓肿形成期。蜂窝织炎阶段未能及时消散，炎症继续发展，组织坏死，脓肿形成在所难免。肿块逐渐增大变硬，疼痛加重，多为搏动性跳痛，甚至持续性剧烈疼痛，乳房局部皮肤发红、灼热。全身高热不退，口渴思饮，恶心厌食，同侧腋窝淋巴结肿大等。红肿热痛2~3天后，肿块中央渐渐变软，有波动感，中心红肿发亮，皮肤变薄，周边皮肤大片鲜红。穿刺会有脓液吸出。此期脓肿已成，保守治愈的时机已过。

三期，脓肿溃后期。脓肿成熟时可自行破溃，或手术切开排脓。如果引流通畅，则局部肿消痛减，体温正常，经过换药，大约1个月内破溃逐渐愈合。如果破溃后脓出不畅，肿势不消，疼痛不减，发热不退，经久不愈转成慢性乳腺炎，也会形成乳瘘，即有乳汁伴脓液混合流出。

4. 诊断　急性化脓性乳腺炎的诊断比较容易，根据穿戴严实的初产妇，乳房红肿热痛，体温高达39~40℃，血象白细胞计数增高，即可做出诊断。如果脓肿位置较深，脓腔位于腺体后间隙，皮肤红肿往往不明显，此时需要穿刺抽出脓液，才能证实。如果治疗不当，脓肿形成缓慢，局部肿块不消，皮肤红肿和全身症状不明显，形成慢性炎症，则需要与其他疾病相鉴别。

5. 检查　急性乳腺炎，一般临床的望、触即可做出诊断。最常用的实验室检查就是血象，看白细胞或中性粒细胞计数是否增高，有时候做彩超检查，以判断脓腔位置与大小。很少需要钼靶、磁共振等特殊检查。穿刺或切开时取少量脓液做细菌培养及敏试验，为应用抗生素提供依据。

6. 治疗　急性乳腺炎治疗要尽早。早期乳腺炎以淤奶炎症为主，尚未成脓，可用超短波理疗，配合中医治疗效果更好。采用清热解毒、疏肝通乳的中药配合手法排乳多在1周内消散，常用瓜蒌、公英、漏芦、山甲、贝母、鹿角霜等，低热用柴胡，高热加生石膏，便秘加牛蒡子，奶多加生麦芽120g以减少乳汁分泌。因产后体虚，禁忌苦寒过重，不宜用地丁、连翘、大黄等。服药期间可以继续哺乳或单用健侧喂奶。如果高热可以配合输液，青霉素、头孢类抗生素即可。注意不宜过早使用大量抗生素，过量或过久的使用抗生素与中药苦寒过重的结果一样，就是肿块难消，容易转成慢性。在使用抗生素期间，建议不要哺乳。

急性乳腺炎到了脓肿形成阶段，就需要及时切开引流。切口的大小和位置以保证出脓通畅为原则。因为乳房脓肿常为多房性，必需用手指分开多个脓腔的结缔组织间隔，引流才能通畅。乳房深部的脓肿，以高热、寒战为主要表现，局部红肿不明显，更无波动感，可先做穿刺抽脓试验，证实有脓后再行切开。乳房脓肿最好不要等待自行破溃，因为脓腔常为多发或此起彼伏，自溃的破口不能彻底引流。一般来说，化脓性乳腺炎只要脓液出净，发热自退，以后就进入伤口愈合期，隔日更换敷料，伤口多在1个月内愈合。

7. 预防　急性化脓性乳腺炎是可以预防的，也是应当预防的，这是产褥期妇女保健工作不可或缺的一部分。了解急性乳腺炎的病因，预防也就不困难了。关键就是两条：防止乳汁淤积，保持乳房局部的清洁和产妇的身心健康。在妊娠最后2个月，就要做好哺乳的准备。首先要保持两侧乳房的清洁，经常用清水或3%的硼酸水清洗乳头。注意不要用香皂类清洁用品去清洗乳房，因为女性在妊娠期间，乳房上的皮脂腺以及大汗腺的分泌物会增加，这些物质可使皮肤表面酸化从而起到保护作用。如果经常用香皂等洗去保护层，甚至洗去了保护乳房皮肤润滑的油脂，就很容易使乳房表面形成破损、皲裂，致病菌易于由此侵入导致感染。

争取产后30分钟内开始喂奶，俗称开奶，及早的婴儿吸吮会刺激泌乳，不仅可增加泌乳量，而且促进排乳通畅，防止淤乳，这对预防乳腺炎十分重要。

如果乳头有先天性畸形，如乳头凹陷、分裂等，在妊娠早中期就要想办法进行纠正。经常用手牵拉乳头，或用吸乳器或负压拔罐器吸出乳头，每天1~2次。睡觉的姿势以仰卧最好，以免侧身挤压乳房。选择合适的胸罩以不使乳房有压迫感为宜，平时活动时也要避免外力碰撞乳房。

在哺乳期，做好以下四方面的预防工作，对于防治急性乳腺炎尤为重要。

一是要因人而异，按需进补。有些产妇在开奶时不顺利，家人急忙炖鱼汤、猪蹄汤给产妇补身体。其实这种做法并不一定合适。首先要分清奶少的原因是什么？究竟是奶汁分泌量少，还是奶汁淤积乳管不通造成的？即辨清是属于真性乳少，还是假性乳少。因为很多情况是乳汁已经在不断分泌，在乳房内越积越多，但是由于乳腺管尚未通畅，不能顺利排出来，给人的表现是"奶不多"，也就是假性乳少，这个时候进补下奶的食物只能起到反作用，极易导致急性乳腺炎的发生。

二是要保持乳房清洁。哺乳期可以用纱布蘸温水进行清洗后再哺乳，哺乳结束后，要用温清水将乳房和乳头擦拭干净。切忌使用香皂和酒精之类的化学用品来擦洗乳头，否则会使乳头局部防御能力下降，乳头干裂导致细菌感染。

三是正确哺乳。提倡定时哺乳，每隔 2~3 小时为宜。两个乳房交替喂乳，机会最好均等，以防哺乳后两侧乳房不对称。排空乳房，不要积奶。当一侧乳房即可喂饱婴儿时要将另外一侧的乳房用吸奶器吸空，不要吝惜，因为奶是"越吃越有"，当然奶水不足时也可以放入冰箱保存。喂奶后不要让婴儿口含乳头睡觉，婴儿唾液中含有消化酶，会使乳汁形成乳酪样物，堵塞乳管口，造成排乳不畅乃至淤积。哺乳姿势要正确，最好采用坐位，少用卧姿。喂奶后应将婴儿直立抱起，让他的头靠在母亲的肩部，轻轻地拍背，这样能够让婴儿把吃奶时吸入的空气通过打嗝的方式排出，防止吐奶。哺乳后佩戴合适的胸罩，既能托起乳房，保持乳房内部血液循环畅通，也有利于矫正乳房下垂。

四是开奶按摩。剖宫产的产妇经常下奶缓慢，初期奶水不足，需要及时开奶按摩。手法排奶时间每次应以 20~30 分钟为宜，单次时间不要过长。如果一次排奶不通，单纯增加按摩时间，只能增加局部水肿的概率。按摩的正确手法是先涂上石蜡油或开塞露润滑皮肤，手指从乳房四周外缘滑向乳晕，数次后再上下提拉乳头，造成乳晕下局部负压，这样就达到类似婴儿吸吮的作用。除了按摩手法的刺激外，按摩结束后可让孩子吸吮，增加排乳反射，这样经过按摩加吸吮双重作用，效果会更好，可以减少急性乳腺炎的发生。

五是要保持环境清净，情绪稳定，避免发怒生气。产妇居室温度、湿度都要合适，一般以 22~24℃为宜，室内空气要新鲜。有人以为产妇怕风，容易出汗，受寒感冒，所以把门窗关得严严实实，室内空气污浊，这样对产妇和婴儿都不利。另外，饮食适当、大便通畅、情绪安定对产妇都很重要。中医认为，急性乳腺炎是肝郁气滞、胃火雍盛所致。肝气郁结，乳管不通。惊恐暴怒，泌乳停止。所以心情舒畅，情绪稳定，平时注意防止乳房被挤压、撞击等外伤，以上这些对防止乳腺炎十分重要。

淤奶肿块可用冰袋冷敷，而不热敷，不可随便揉按，所谓非按摩。

（杜玉堂）

乳晕旁瘘管（Zuska 病）

1. 概述　一提起"瘘管"这个词，大家都知道肛瘘，却不知道还有乳瘘。随着众多媒体的宣传，人们对乳腺增生症、乳腺癌早已耳熟能详，但是对于乳腺瘘管这种慢性乳腺炎症的了解却极少。乳晕旁瘘管的病变一般局限在乳晕周围，早期表现为慢性复发性乳晕旁脓肿，以后形成乳腺瘘管。1951 年 Zuska 报告 5 例乳晕下脓肿伴有导管上皮鳞化，所以病理学上称为 Zuska 病。大约占门诊乳腺疾病的 4%，常见于乳头内陷和乳头发育不良的年轻女性，我们的病例平均年龄不超过 30 岁（文献中是 14~66 岁，中位 40 岁）。男性亦可发病，甚至有婴儿乳瘘。治疗不当很容易导致伤口长时间不能愈合，或暂时愈合了，不久后又破溃，如此反反复复，最终形成瘘管，数年乃至 30 年都不能彻底治愈。

2. 病因　乳腺瘘管的病因是乳头内翻、分裂等发育不良，导致乳头内的输乳管扭曲变位，输乳管内鳞状上皮化生，角化物堆积，形成角栓，堵塞和腐蚀管壁，引起导管周围的化学性刺激和免疫性反应，即形成导管周围炎。发病机制类似于导管扩张症的管周炎阶段，只不过发病的部位是乳头内的输乳管而不是乳头下的集合导管，因而病变范围较小，总是围绕乳晕周围，形成乳晕旁脓肿。青春期乳腺导管发育迅速，上皮增生活跃，内翻的乳头常积存大量脱落的表皮，不易清洗，常有异味，可诱发细菌感染，造成导管口的阻塞。输乳管周围炎，继之形成乳晕下小脓肿，破溃成慢性瘘管。国外学者认为，瘘管与吸烟有关，但我们的病人均不吸烟。

3. 临床表现　乳腺瘘管临床特点如下：

（1）好发于中青年妇女，特别是未婚少女，所以可称之为姑娘的乳腺炎。男性或小婴儿亦可发病，说明这种慢性炎症与生育、哺乳没有关系。

（2）大多数乳腺瘘管的病人通常会伴有乳头发育不良或乳头畸形，如乳头内翻、乳头分裂等。乳头外观正常的人，也偶见瘘管发生。

（3）以乳腺局部症状为主，初起为乳晕旁边疼痛、局部红肿。因发病缓慢，常呈慢性或亚急性炎症，皮色暗红，炎症浅表而局限。全身反应不明显，一般不发热，白细胞计数不高，实验室检查无异常发现。不像急性化脓性乳腺炎那样高热、剧痛。

（4）当红肿破溃或者切开引流后，形成瘘管久不愈合。所以病程比较长，大多数都在半年以上，有的甚至长达30年。

4. 诊断　乳腺瘘管，或乳晕旁脓肿主要是临床诊断。根据乳头畸形，乳晕旁红肿疼痛，继之化脓破溃或切开，可以短期内愈合，以后反复发作，间隔时间不等，诊断并无困难。最后是依靠病理组织学检查结果确诊，手术切除的病灶送检，病理切片上发现输乳管上皮鳞化，角质物淤积，周围慢性炎症改变，即可诊断 Zuska 病。但如果反复破溃和手术，或取材部位不准确，典型病理改变不易找到，有时只见到浆细胞浸润，常常被诊断为浆细胞性乳腺炎，这样就与导管扩张症相混淆。国内文献报道的浆细胞性乳腺炎的病例，多把乳晕瘘管也包括在内。二者的临床过程，手术范围和难易程度相差甚远，若混在一起讨论，会导致统计资料的失真。

5. 检查　临床见乳头内陷或分裂，乳晕周围红肿或脓肿，一般不需要特殊检查即可诊断。彩超可见乳晕下炎性改变，小范围低回声及无回声，周边血流丰富。因为患者年纪较轻，一般不宜做钼靶 X 线检查。

6. 治疗　乳晕瘘管保守治疗或中医挂线疗法，很容易复发，抗生素效果不佳，所以手术是主要手段。当急性脓肿，红肿严重时，应先做切开引流，待急性炎症消退以后再行手术。如果炎症完全恢复，看不到病灶，手术失去目标，也容易失败，所以应当掌握好手术时机。手术的要点是必须切除病变的输乳管，其核心病灶很小，位于输乳管的基底部，即与集合导管结合部位，通常位于乳头的根部，需要劈开乳头才能发现，切除乳头后病变的导管，并做乳头整形术。乳晕旁弧形切口经常暴露不佳，术后难免复发。

7. 预防　乳腺瘘管与乳头先天畸形有关，所以及早纠正乳头内陷是预防瘘管的重要措施，手法按摩或负压吸引均可。另外注意保持乳头清洁，经常清洗内翻的凹陷部分，防止出汗潮湿。

（杜玉堂）

乳腺导管扩张症（浆细胞性乳腺炎）

1. 概述 浆细胞性乳腺炎，简称浆乳。1925 年 Ewing 首先提出管周性乳腺炎，1933 年 Adai 首先命名，这是一个用了 80 多年的老病名，是因大量浆细胞浸润而得名。但是浆细胞浸润在很多种乳腺慢性炎症中都很常见，并非一种病所特有，所以 1956 年 Haagensen 改称为乳腺导管扩张症，后来因其导管周围炎的征象比较突出，普遍称之为乳腺导管扩张症或乳腺导管周围炎或导管扩张综合征，而浆细胞性乳腺炎仅是其中的一个阶段而已。但是国内仍有些人习惯称为浆细胞性乳腺炎，甚至把乳腺瘘管（Zuska 病）也包括在内。但据我们最近几年的研究，同期内肉芽肿性小叶性乳腺炎（granulomatous lobular mastitis，GLM）手术 310 例，乳腺瘘管 62 例，单纯的乳腺导管扩张症（浆细胞性乳腺炎，简称浆乳）只有 17 例，说明乳腺导管扩张症的发病率远低于 GLM 和乳腺瘘管。

2. 病因 乳腺导管扩张症或乳腺导管周围炎的具体发病病因尚未明了，老年性乳腺导管管壁退行性变导致大导管管壁变薄松弛而扩张，内容物淤积阻塞，内容物外溢，引发乳腺导管周围的化学性炎症，或局部自身免疫性反应，有时伴有大量的浆细胞浸润和肉芽肿形成。这可以解释中老年人的乳腺导管扩张症，但是乳腺导管扩张症在年轻妇女中也相当常见。如果说多次生育，哺乳时间长导致导管扩张，那么现在只生育一胎的妇女导管扩张也很常见。手术和病理所见均有明显的乳腺导管扩张，伴有乳汁残留或奶油样溢出，是很常见的现象，但不一定伴发乳腺导管周围炎，即发生浆乳的情况并不是很多。

乳腺导管扩张症中大导管上皮的基本病理变化是萎缩、变平或消失，但个别地方也可有增生性改变，由于许多导管扩张成囊，切面常呈蜂窝状，腔内充满米黄色、灰褐色、深绿色的液体或油膏状物质。由于导管内容物的化学性刺激，引起管壁破损及导管周围的化学性炎症，大量淋巴细胞及浆细胞浸润，就在乳晕下或乳晕附近形成局限性肿块，直径为 1~5cm，个别的肿块可达 10~12cm。也可有的肿块距乳头较远，为一个或几个。因有慢性炎症，故肿块表面皮肤常有粘连，并有腋下淋巴结肿大。由于管壁的纤维化，导管短缩，牵拉乳头造成乳头内陷，临床表现很像乳腺癌。如果仅凭临床表现，贸然做乳腺根治切除，就会铸成大错。

3. 临床表现

（1）乳头溢液，很常见，占 35% 以上。乳头溢液往往是导管扩张症的临床前期表现，单侧或双侧，一般为粉刺样，多孔淡黄浆液性或乳汁样溢液，有时自发流出，有时挤压而出，可称之为隐匿型乳腺导管扩张症。因为不引起症状，即没有疼痛和肿块，临床不能做出正确的诊断。

（2）乳头发育畸形，乳头内陷、内翻、或分裂，是引起乳头下集合导管扭曲阻塞的原因。乳腺导管扩张症伴有乳头畸形率可高达80%，但与乳晕瘘管在发病部位和机制不同，即不是输乳管局部的阻塞和鳞状上皮化，而是较为广泛的大导管淤堵或退化性扩张。

（3）本病临床表现多样化，其始发部位很少远离中央区。一般可分三期：①急性期，红肿疼痛，但多不剧烈，多以胀痛为主，类似急性化脓性乳腺炎，但用抗生素治疗无效。化脓缓慢或不化脓，大约病程为2周；②亚急性期，主要表现为皮肤暗红，肿块有轻微触痛，全身反应不明显；③慢性期，以肿块表现为主，大小不等，边界不清，活动性差，常位于乳晕深部，质地硬韧，皮肤粘连，乳头凹陷。30%左右为无痛性肿块，故与乳癌不易鉴别。

（4）病程较长，反复发作。化脓后破溃，或切开引流后不易愈合，形成慢性溃疡或多发瘘管，乳房变形或有色素沉着的慢性炎症改变。乳腺导管扩张症可有一年以上较长时间的治愈期，即肿块和炎症完全消失，相隔数年后再次发作。

（5）全身反应不明显，一般不伴有全身关节痛、结节红斑、剧痛、发热等表现。

（6）一般来说，乳腺导管扩张症发病年龄较大，有多胎生育史、长期哺乳史。多见于40~50岁或更大。Haagensen最早报告的病例平均年龄是50岁。但我们单纯扩张症病例的平均年龄只有33岁，原因尚待研究。

4. 诊断　轻度的导管扩张症早期诊断很困难，当只有乳头溢液时，常误诊为乳腺增生症。单孔溢液常误诊为导管内乳头状瘤。以无痛肿块为主要表现时，年龄较大者，经常误诊为乳癌，甚至做乳癌根治术。当乳晕周围出现炎性肿块时，应当考虑浆乳的可能性，穿刺检查是必要的。

乳腺导管扩张症病变的主要部位在集合导管，也就是较大的导管扩张，内容物潴留，管壁破损，导管周围大片炎性细胞浸润，浆细胞、淋巴细胞最为明显，周围纤维化，也经常伴有大量炎性肉芽肿形成，所以也可归属于肉芽肿性乳腺炎的范畴，但不应与肉芽肿性小叶性乳腺炎GLM相混淆，当临床不易鉴别时只能靠病理确诊。

因病变发展过程不同，炎性反应强弱不等，或因病理取材部位不同，其病理形态很不一致，故诊断标准及疾病名称与性质目前尚有争议。病理学一般分为五期，即导管扩张期、炎症反应期、慢性炎症期、肉芽肿形成期、愈合期或纤维化期。

5. 检查　临床一般常规检验常无特异性改变，针吸细胞学检查，发现炎性细胞、坏死物碎渣。乳管造影可见乳腺导管扩张、迂曲、阻塞、变形。彩超可见明显的导管扩张、内容物淤积，甚至可见内容物流动，多发的低回声及无回声片状或条索状改变。钼靶可见片状密度增高影像，与乳癌不易鉴别。

6. 治疗

（1）中医治疗：乳腺导管扩张症或乳腺导管周围炎早期是无菌性炎症，抗生素效果不佳，所以多推荐中医治疗。慢性炎症肿块、化脓、破溃等，中医统称为疮疡。中医治疗各种疮疡历史悠久，内服外用方法很多，效果良好。中医治疗有两个目的，一是中药可以促进炎症吸收和伤口愈合，对于乳腺导管扩张症或乳腺导管周围炎可以达到长时间的治愈；二是如果不能彻底治愈，也会促进手术时机的到来，因为急性期或脓肿不宜直接做病灶清除手术。

慢性炎性肿块不红不热属于中医的"阴证疮疡"，部分皮肤暗红属于半阴半阳证，用中医外科名方"阳和汤"加减治疗。阳和汤原方出自清·王洪绪著《外科症治全生集》。

麻黄 1.5 克，熟地 30 克，肉桂 3 克（研细），鹿角胶 9 克，白芥子 6 克，炮姜炭 1.5克，生甘草 3 克。

加减化裁：有高血压、心脏病者去麻黄，加皂刺 10 克、白蒺藜 10 克。

肿块较硬，加山甲 10~30 克、鳖甲 30 克、生牡蛎 30 克、浙贝 15 克。

皮肤暗红，加丹皮 15 克、连翘 10 克。

皮色不变、舌质淡白、寒象明显者，加制附子 10 克、生黄芪 30 克。

以上的中医治疗方法，也适用于肉芽肿性小叶性乳腺炎。

（2）手术治疗：乳腺导管扩张症的彻底治疗仍需要手术，最佳手术时机是伤口愈合期，手术的方式是乳晕下集合大导管和病灶清除术，而不是简单的切开引流术。手术要彻底切除乳晕下集合导管与病灶，立即做乳房内部整形，尽量保持乳房外形的完美性。

7. 乳腺导管预防　扩张症与乳晕瘘管多与乳头畸形有关，所以及早纠正乳头内陷是很重要的。发现乳头溢液及早就诊，哺乳时间最好不要超过 2 年，过长时间的哺乳将会导致导管扩张。

（杜玉堂）

肉芽肿性小叶性乳腺炎

1. 概述　肉芽肿性小叶性乳腺炎（GLM），也称特发性肉芽肿性乳腺炎（idiopathic granulomatous mastitis，IGM），为了叙述的方便，我们简称"肉芽肿"或 GLM。病理特征是以小叶为中心的肉芽肿性炎症，其主要细胞成分是上皮样细胞、多核巨细胞、中性粒细胞等，微脓肿形成和非干酪样坏死，是多种肉芽肿性乳腺炎 GM 的一种。1972 年 Kessler 首次提出，1986 年国内才有 8 例报告，至今历史不长，以往发病率不高，所以目前还有不少的乳腺科医生，对这个病缺乏认知，经常误诊为乳腺增生症、乳癌、化脓性乳腺炎或浆细胞性乳腺炎，导致治疗的延误。以往的统计乳腺癌和"肉芽肿"的发病比例是 25∶1，但乳腺"肉芽肿"发病率近几年急速上升，明显超过乳腺导管扩张症（浆乳）和乳腺瘘管（Zuska 病）的发病率，而且治疗困难。肉芽肿 GLM 是所有慢性乳腺炎症中最需要深入研究的新课题，目前国内外对其病因、最佳首选治疗方案尚有较大争议。

2. 病因　肉芽肿 GLM 的确切病因未明，多数学者认为是自身免疫性炎症，是对积存变质的乳汁发生的Ⅳ型迟发型超敏反应。但究竟是什么原因触发了这种自身免疫性炎症反应，尚不能肯定，泌乳素可能是发病的触发器，并与哺乳障碍、饮食污染、避孕药或某些药物有关。

我们统计，78%的患者有哺乳障碍，即排乳不畅、乳汁淤积。乳汁淤积是发病的物质基础，所以GLM的病人总是那些年轻的经产妇以及1~8岁儿童的母亲。哺乳障碍的原因是多种多样的，诸如乳头内陷、无奶或奶少、有奶不喂、母子生病，抱婴儿的习惯等等。一旦受到钝性外伤，如婴儿的撞击、性爱过程中的揉、压等粗暴动作，往往就很容易使污染或变质的乳汁外溢，从而激发自身免疫性炎症。我们观察到GLM总是好发于有哺乳障碍的那侧乳腺，尤其是小儿拒绝哺乳的那一侧。在乳癌发病危险因素中，这种情况称为"拒哺乳征"；说明在GLM发病中小儿拒绝哺乳也是个危险信号。还有各种原因的泌乳素升高，抑郁症或焦虑症、精神分裂症药物，达英35、毓婷等紧急避孕药，促排卵药也能诱发，可称之为药源性GLM。

中医认为"乳汁乃饮食所化"，应该是吃什么东西产什么奶，饮食里有什么，奶里就有什么。现在滥用的激素、洗不净的农药残留、无处不在环境污染以及五花八门的添加剂等等，这些社会性的饮食污染，可能是近年来我国肉芽肿发病急剧增加的原因。据统计，南方人占65%，沿海发达城市的病人居多。流行病学研究证实，GLM多见于地中海周边和发展中国家，而英美白种人很少发病，饮食环境的污染可能是重要因素之一。

3. 临床表现

（1）多为年轻的经产妇，多在产后6年内发病，平均病程4.5个月，平均年龄为33岁，未婚育的患者多与药物或垂体泌乳素瘤有关。

（2）临床表现以乳腺肿块为主，肿块突然出现（突发性），常在一夜之间出现巨大肿块或全乳房肿大，或原有较小的肿块迅速增大。始发部位一般距乳晕较远，但很快波及到乳晕。肿块呈明显的多形性，或伪足样延伸，或通过乳晕向对应部位横向蔓延。1~2周后肿块表面出现小范围的红肿，我称其为"鹤顶红"，里面形成散在脓肿和多层窦道。

（3）多数伴有疼痛，甚至是剧痛，有人甚至是以疼痛为首发症状，数天至1个月后才发现肿块。无痛性肿块仅占9%，所以疼痛或触痛的发生率和程度明显高于乳癌。一般体温正常，个别人伴有几天的低热或高热，若穿刺后合并感染可以高热不退。

（4）病情进展非进行性，有间歇性和阶段性，可有数月的缓解期，最长可达3年。病情的自限和缓解，经常被误认为是疗效或治愈，以后在月经前、生气或劳累后突然发作。

（5）乳头正常或发病后有内陷，GLM与乳头形态无关，病变经常从周边侵袭乳晕，但很少累及乳头。

（6）切开引流后黄脓不多，多流淌黄水或米汤样、血性脓液或出血多于出脓，有别于急性化脓性乳腺炎。几次更换敷料后，伤口鲜红肉芽翻出，与结核性潜行性溃疡完全不同。

（7）30%的"肉芽肿"伴有明显的全身关节肿痛或下肢结节红斑，即有风湿样改变。部分病人抗核抗体谱异常，类风湿因子阳性。似乎支持"肉芽肿"属于自身免疫性疾病，但目前尚缺乏血清学证据。

（8）20%的病人伴有高泌乳素血症，泌乳素升高通常是一过性的，持续时间为1~2个月。推测泌乳素就是在发病之初起一个触发器或称为点火作用。

（9）有双侧发病倾向性，大约11%的病人是双侧乳腺同时或先后发病，间隔时间多在1年之内。

4. **诊断**　临床上根据"病史三个三，肿块发周边，先痛后红肿，腿上长红斑"，即病人30多岁，最小的孩子2~3岁，病程2~3个月。肿块始发部位多在乳房周边，远离乳晕。常伴有明显的疼痛，或触痛。肿块表面很快出现斑片状红肿，继而化脓破溃流脓。下肢出现结节红斑或多处关节痛等临床表现，典型的GLM临床诊断并不困难。但早期肉芽肿的诊断是很困难的，尤其那些无疼痛、无红肿的肿块，常会误诊为乳腺增生症或乳腺癌。而彩超和钼靶X线检查缺乏特异性表现，所以误诊率可高达100%。细针穿刺细胞学能做出肉芽肿诊断的病例不多，一般情况下只能帮助鉴别是癌，还是炎症。空芯粗针或麦默通活检做病理切片诊断是最好的方法，最后的诊断金标准是病理诊断。

5. **检查**　一般的常规化验发现血沉加快，个别人白细胞增多，性激素六项中20%泌乳素升高。抗核抗体谱、风湿三项、补体和C-反应蛋白等检查，目前尚未发现有诊断意义的资料，而且与结节红斑等风湿样症状没有肯定的联系。目前最有价值的检查手段是彩超，当发现多处低回声至无回声，散在脓腔，纵横交错或深浅分层的窦道，对肉芽肿的诊断帮助极大，结合病史体征经常可以直接手术。钼靶X线摄片与磁共振常无特异性改变，而且患者年龄多小于35岁，肿块巨大或出脓，均不宜做钼靶X线检查。

6. **治疗**　肉芽肿GLM的治疗方案存在分歧，目前正处在"瞎子摸象"阶段。最早盛行的是用皮质激素治疗，泼尼松每日剂量30~40克，平均用药时间4.7个月，适用于肿块直径小于4厘米的早期病例，即尚无脓肿和窦道阶段。激素治疗的特点是起效快，疗效好。一段时间后疗效减弱，减量或停药后迅速反跳，最终病情加重难以控制。文献中却有治愈的病例报告，但病例不多，随访时间不长，难以肯定远期疗效。最大问题是皮质激素的不良反应很明显，兴奋感、中心性肥胖、糖耐量降低、骨质疏松乃至股骨头坏死。超过1个月以上长期服用激素不利于伤口愈合，增加手术中出血、皮质功能低下等风险。所以，激素治疗应选好适应证，即没有脓腔与窦道的早期病例，试验治疗时间不宜超过2周，效果不好立即减量逐渐停药。皮质激素有效而且显效快，只能证明肉芽肿是自身免疫性疾病的性质，但不宜作为首选方案。现在多用于术后辅助治疗，减少复发，或用于难以控制的严重病例。

根据我们300多例的手术证实，早期手术效果很好，复发率低于2%，外形可以保证。一旦侵犯皮肤，皮肤红肿，复发率明显上升，外形损毁也较严重。GLM尽管是属于良性疾病，但局部有很强的侵袭性和复发性，零星残余病灶可以播散和种植，带有一定的局部恶性倾向。手术治疗效果与手术方法直接相关，所谓的肿块切除、区段切除、扩大切除均不适用于肉芽肿。

GLM是无菌性炎症，抗生素是徒劳无益的，但是很多医生看见红肿、出脓，习惯性思维"发炎就消炎，消炎就用抗生素"，于是盲目使用多种抗生素，甚至用到泰能，多数情况下属于滥用和浪费。只有在白细胞计数增高、发热，考虑并发感染时才适当使用抗生素。

任何一个病，当西医治疗困难时，总是推荐给中医。中医是辨证施治，"有是证用是药"是中医普遍原则，不必分清是肉芽肿还是浆乳，异病可以同治，所以中医中药有广泛的市场。中药内服或外用，确实可以减轻一部分病例的病情，甚至可以暂时治愈。在治疗方法上，应当遵照疮疡的辨证法则，疡科前辈张山雷云："疡科辨证，首辨阴阳，阴阳无缪，治焉有差"。GLM 是慢性炎性疮疡，实属阴证，或阴中有阳，而绝非阳证疮疡，不宜重剂清热解毒，有人用柴胡剂疏肝活血，久服导致病人更加倦怠乏力，雪上加霜。有人重用山甲，临床也未能证实有效。我们建议采用紫草加阳和汤化裁，阳和汤是清代王洪绪治疗阴疽的名方，紫草降低泌乳素，抑制炎症。化岩颗粒就是在本方基础上研制的，原本是治疗肾虚型乳腺增生的，2007 年用于治疗肉芽肿，发现起效很快，能缩小肿块，促进伤口愈合，能创造手术最佳时机，术后坚持服药至少半年，能减少患侧复发和对侧发病的概率，现在已经是我们的常规用药。

还有人按肺外非结核分枝杆菌感染的原则，在没有找到结核杆菌的情况下，采用抗结核三联药物试验治疗，有人报告治愈慢性窦道有效。但据我们的观察，基本是无效的，而且与用皮质激素疗法相违背，众所周知，结核是禁用皮质激素的。

7. 预防　由于 GLM 的确切病因不明，因此，很难有效的预防。但是根据多数病人的调查，非正常哺乳可能是发病重要诱因，各种原因的哺乳障碍导致乳汁淤积是发病的物质基础，饮食污染导致积存乳汁变质。所以要远离污染食品，尤其是人工饲养的海鲜。有人明确指出是吃了 8 只螃蟹后发病，有人说是吃黄鳝后发病。提倡母乳喂养，正确哺乳，哺乳时间不能少于 6 个月。避免乳房钝性外伤，防止意外撞击。纠正过敏体质，有慢性荨麻疹、湿疹的病人应积极治疗。

瘘管、浆乳、肉芽肿三种常见慢性炎症的鉴别诊断表

	乳腺瘘管 （Zuska 病）	肉芽肿性小叶性 乳腺炎（GLM）	乳腺导管扩张症或乳腺导管周围炎 [浆细胞性乳腺炎（PCM）]
好发年龄	20 岁左右	30 岁左右	40～50 岁
病程特点	反复发作为特征，病程数年，有很长的康复期	发病突然，病史仅几个月，有缓解期和阶段性	病程数年，可以间断治愈
婚育状况	与婚育无关，常是未婚少女	经产妇，1～6 岁婴幼儿的母亲（药源性除外）	多产妇，孩子已大（药源性除外）
乳头形态	先天性乳头内陷、内翻分裂、短小，发育不良	多数正常，肉芽肿病灶不累及乳头	乳头发育不良占 60%，或炎症导致乳头继发内陷
乳头溢液	溢出少量粉刺	多无溢液，若并发乳腺导管扩张则有溢液	溢液占 32%，多孔，浆液性或乳汁样
疼痛程度	局部胀痛，一般不剧烈	多剧痛难忍，少数隐痛，完全无痛者仅 8%	无痛肿块占 30%，有疼痛多为胀痛

	乳腺瘘管 （Zuska病）	肉芽肿性小叶性 乳腺炎（GLM）	乳腺导管扩张症或乳腺导管周围炎 ［浆细胞性乳腺炎（PCM）］
肿块位置与 肿块发展	总不离乳晕旁边，即总在中心区，病变范围不大	始发中央区仅10%，左侧占56%，肿块增大迅速，向心性发展至乳晕甚至全乳，或此起彼伏，多发肿块	始发中央区占63%，从中心向外发展，或病变部位不定
红肿、破溃 瘘管	开始小片红肿，破溃后形成瘘管，经久难愈。病灶局限于乳晕周围	开始不红，后来鹤顶红，破溃后难以愈合，别处又起红肿	中心区为主的红肿，化脓，破溃，形成瘘管
全身反应	无	30%的病人有下肢结节红斑，关节痛，行走困难，20%泌乳素升高	少有乳腺以外的反应
术后复发率	乳头根部的病灶切除后不复发，如果乳头下的病灶不切除，复发难免	一般性手术复发率达16%~50%，病灶残留、播散种植或全面复发	切除所有大导管，一般很少复发
病理特征	输乳管上皮鳞状上皮化，角化物阻塞，乳晕下肉芽肿性炎	小叶为中心的肉芽肿性炎，早期微脓肿形成，中性粒细胞为背景	乳腺导管扩张，乳腺导管周围炎，浆细胞浸润，也可有肉芽肿形成
疾病性质 与预防	混合感染性疾病，及早纠正乳头畸形，切除输乳管根部的病灶	属于自身免疫性疾病，远离饮食污染或发物，正常哺乳，慎用避孕药	属于反应性疾病，尚无预防措施

（杜玉堂）

结核性乳腺炎（乳腺结核）

1. 概述　人类的结核病自古就有，尽管在欧美发达国家基本灭绝，但不发达国家或地区，如南非、印度仍广泛流行，旧中国也是疫区之一。结核病是结核杆菌引起的特殊性感染，侵犯部位不同，临床表现不同，而有不同的名称，如肺结核、骨结核、肠结核、淋巴结结核等。一般多伴有全身慢性消耗性表现，如羸弱消瘦、低热盗汗、颜面潮红、倦怠乏力等。结核病是一种流行性传染病，是严重的社会问题和全民健康体质问题，贫穷与落后是结核病流行的社会基础，所以结核病在不发达地区和发展中国家得以流行，而且难以控制。以前肺结核俗称肺痨，乃不治之症。现在我国边远地区仍有结核病小范围流行，经济发展的地区也常有散发的结核病出现。

1829年Astley Cooper报道了第一例乳腺结核，至今国内仍陆续出现，尤其是边远山区的农民和农民工发病率较高。结核病常原发于肺、胸膜、肠道、颈部淋巴结等处，而较少原发于乳腺，但是最近原发乳腺结核的报告有增多之势。由于乳腺结核的临床表现多种多样而少有特异性，经常被误诊为其他疾病，而延误正规的抗结核治疗。在我国的现阶段，在人口频繁流动的情况下，对乳腺结核仍需要保持高度的警惕性。

2. 病因　乳腺结核是结核杆菌通过多种渠道感染到乳腺实质所致，来源途径有四：①直接蔓延或经乳头、皮肤破损直接侵入。例如，肺、胸膜、肋骨、胸壁结核直接蔓延侵犯到乳腺；②血行播散，例如，粟粒型肺结核、肠结核、骨结核等其他部位的结核病灶，大量结核杆菌通过血行播散至乳腺；③淋巴渠道，肠系膜淋巴结结核、纵隔、锁骨上下、颈、腋淋巴结核，结核杆菌经淋巴管逆流而来；④呼吸道传播，结核杆菌通过呼吸道进入血液，再循行至乳腺组织内，发生原发性乳腺结核。过去认为，乳腺结核多是继发于其他部位的结核病，但不一定能找到原发灶。现在发现，乳腺结核也可以作为独立病种，原发部位就在乳腺。

3. 临床表现　乳腺结核不论原发还是继发，临床表现都是多种多样，缺乏特异性。一般分为局限型、硬化型和散播型三种，以局限型最多，约占70%。硬化型多见于中老年人。现将临床表现简单归纳如下：

（1）多见于20~40岁年轻妇女，国内报道最大66岁。可发生于未婚少女或少数男性。多发于哺乳期、妊娠期妇女，可能与这个时期乳腺血流丰富或乳腺导管扩张有关。但广东惠来县报告15例乳腺结核，没有一例是妊娠哺乳期。中山大学肿瘤医院报告7例，也都是非哺乳期。

（2）起病缓慢，症状不明显，病程较长，平均4~6个月，最长9年。60%的病例有既往结核病史。

（3）30%的病例有乳头脓血性溢液，乳头内陷或粘连固定。

（4）乳房肿块或硬结，好发于中央区或外上象限，多为单侧，双侧较少。早期为孤立结节，或为多发，边界不清，大小不等，逐渐相互融合。病变开始局限，会逐渐弥漫全乳。因纤维化明显所以较早出现粘连，质地硬韧。肿块中心坏死液化后则变软，因不红不热，故称为寒性脓疡。脓肿可以在皮下、腺体内或腺体后间隙。破溃后流出米汤样稀薄脓液，含有干酪样、豆腐渣样物质。皮肤暗红，可有橘皮征出现，多伴有腋淋巴结肿大。

（5）红、肿、热、痛一般不明显，呈典型慢性炎症表现，或稍有压痛或隐痛。无痛性和粘连的肿块，与乳癌难以鉴别。注意有的乳腺结核与乳癌并发，山东蒙阴县报告的89例乳腺结核中3例并发乳癌。

（6）破溃后形成窦道，经久不愈的慢性溃疡，边缘呈潜行性，颜色晦暗，常是结核病的特征性表现。但要注意鉴别，结核性溃疡与颜色鲜红的急性化脓性乳腺炎伤口不同。也有别于肉芽肿性小叶性乳腺炎的伤口，后者肉芽鲜红而高出皮肤之外。

（7）可伴有全身结核中毒症表现：低热、盗汗、乏力、消瘦，或伴有肺结核、淋巴结核等其他部位的结核病表现。

4. 诊断　乳腺结核的初期无明显症状，或症状不典型，早期诊断相当困难，文献中的误诊率为 57%~80%，有的高达 93%。可误诊为乳腺所有的疾病，诸如增生症、纤维腺瘤、积乳囊肿、一般脓肿、乳癌等。与浆细胞性乳腺炎等急、慢性炎性疾病更容易混淆。所以要提高对乳腺结核的认识，提高警惕性。对乳腺出现的任何肿块，都应当做全面的检查，不能因为现在结核病减少了，就忽略了乳腺结核的可能。当出现慢性炎症的窦道和潜行性溃疡，阴虚内热的全身性症状，一般抗生素疗效不佳，应当考虑乳腺结核的可能。但最后的确诊，是以细菌学和病理组织学证据为准。肿块穿刺抽取液，或溃疡或窦道分泌物做涂片发现干酪样坏死或朗汉斯巨细胞，对诊断帮助很大。抗酸染色，如果发现结核杆菌，或取材活检，病理切片见到典型结核性肉芽肿性炎，中心是干酪样坏死，周边是上皮样细胞和少数多核巨细胞，再外层是淋巴、单核细胞包绕即可确诊。乳腺结核是一种典型的肉芽肿性乳腺炎，临床上经常与其他肉芽肿性炎症相混淆。遇此情况时，需要通过病理组织学检查加以鉴别。

5. 检查　常规实验室检查，发现白细胞计数不高，血沉增快，肺或其他部位发现结核灶，皮肤结核菌素试验 PPD 强阳性等，均支持乳腺结核的诊断。采用酶联免疫斑点法（ELISPOT）测定释放 γ-干扰素的 T 细胞数量，ELISPOT 与结核菌素纯蛋白衍生物（PPD）皮肤试验联合应用，敏感度可达 99%。乳头溢液或分泌物、脓液做抗酸染色，发现结核杆菌就可以确诊。彩超可作为首选的检查方法，可以发现低回声结节、囊性液区、窦道等，并可在彩超引导下做穿刺检查。钼靶 X 线摄片常发现局部致密影，皮肤增厚、窦道、钙化点。CT、磁共振检查，无特异性改变，但有助于发现或除外其他部位的病变。细菌学诊断虽然具有特异性，但灵敏度不高，即阳性率不高。结核杆菌的培养是诊断的金标准，但是周期长，条件高，成本大，一般医院难以做到。

6. 治疗　抗结核药物治疗：链霉素的发现是结核病治疗的里程碑，后续发现的有效药物，常与链霉素合用。多种药物联合而不单用，不同组合成不同方案。每日参考剂量链霉素 1 克，异烟肼 0.3 克，乙胺丁醇 0.75 克，利福平 0.45 克，吡嗪酰胺 1.5 克。但链霉素对听神经可造成永久性损害，所以临床上很慎重，而异烟肼是一线必用药。门诊常用口服三联疗法，即异烟肼、利福平、乙胺丁醇三药组合。可以前 2 个月每日 3 次冲击服药，后 4 个月每周服药 3 天维持或只用异烟肼与利福平。二线药物是卡那霉素、氟氧沙星、乙硫异烟肼胺。标准化治疗的疗程不少于 6 个月或 9 个月，甚至 1~2 年。无论何种方案均应遵照早期、适量、联合、规律、全程应用的原则规范用药。可以调整剂量或方案，但不可随意停药。服药期间观察药物的不良反应，注意肝功、视力、听力的检测。抗结核药一般多与护肝药、维生素等合用，以减少不良反应。

手术治疗：病变局限者最适用于手术疗法，彻底清除病灶和所有坏死组织，创口可以一期愈合。病灶广泛者需要做乳房切除，甚至包括感染的腋淋巴结。手术与抗结核药物常联合使用，病灶控制局限以后再进行手术。术前即使没有找到原发灶，仍建议术后药物继续治疗半年。

辅助治疗：结核病有其共同的特征，慢性消耗比较明显。中医认为气血不足，阴虚内热。可以服中药补养气血,如十全大补汤、清营汤、鳖甲汤、夏枯草汤等。另外就是加强营养,注意休息,全身的支持疗法对于结核病的早日康复是十分必要的。结核杆菌主要是空气传播,如果伴有肺结核尤其粟粒型开放性肺结核,因有较强的传染性,需要住结核病医院治疗。乳腺结核如果没有溃破、窦道,原则上是不会传染的,如果是开放的,仍要防止接触性传染,更换下来的敷料等仍需及时焚化处理,最好住单间病房,单独换药。如果是哺乳期乳腺结核应当立即停止哺乳。

7. 预防 如前所述,结核病是严重的社会问题,贫穷落后与结核病相伴而行。预防结核是全民卫生、营养、健康、教育的巨大工程。只有经济发达,生活提高,环境改善,体质健壮,全民预防接种卡介苗,才能有效预防结核病,乳腺结核也就随之消失。结核病多见于进城打工的农民工,所以对来自疫区的高危人群要重点监测,进行全面体检,排除结核病的可能。尽可能地改善他们拥挤的居住和卫生条件。对城市内散发的病例,及时做传染病报告,请结核病防疫专业人员进行流行病学调查,患者最好住结核病专科医院治疗。

(杜玉堂)

乳 房 湿 疹

1. 概述 乳房湿疹系特殊部位湿疹的一种,是由多种内外因素引起的一种急性或慢性皮肤(表皮及真皮浅层)炎症,皮疹以红斑、丘疹及丘疱疹为主的多形损害,有渗出倾向,常对称分布、瘙痒剧烈、反复发作、迁延不愈,对治疗抵抗。其病因比较复杂,一般认为多与变态反应有密切关系,常常难以确定。

2. 病因 乳房湿疹的发病原因是很复杂的,目前尚未十分明了。一般言之,大多数病例系由以下原因所引起:

(1) 内部因素

1) 慢性感染病灶:如慢性胆囊炎、齿龈炎、扁桃体炎、肠寄生虫病、营养失调、消化不良、胃肠疾病等。

2) 内分泌及代谢改变:如月经紊乱、妊娠、糖尿病等。

3) 血液循环障碍:如胸壁浅静脉炎等。

4) 神经精神因素:如忧虑紧张、情绪激动、过度疲劳、失眠、自主神经功能紊乱等。

5) 遗传因素:如具有过敏素质(即湿疹素质),而这种素质可能与遗传因素有关,其虽然起了一定的作用,但它可能随年龄和环境而改变,从而导致本病的复杂特性。

(2) 外部因素

1) 食物方面:鱼、虾、蛋、牛羊肉等脂肪类、糖类。

2) 吸入物:花粉、尘螨、羊毛、羽毛、微生物等。

3) 生活环境:日光、湿热、寒冷、干燥、搔抓、摩擦、动物皮毛等。

4) 化学物质:化妆品、肥皂、合成纤维、丝织品、毛织品、染料、油漆等。

5）感染：皮肤表面的感染、病灶等。

3. 发病机制　乳房湿疹主要是内外激发因素引起的一种迟发变态反应，但最新资料证实，本病的发生与其所产生的棘细胞层浅部的角化细胞之抗体有关，其反应过程有补体参加。

该症的免疫病理，可见表皮、真皮有大量的朗格汉斯细胞与 T 淋巴细胞浸润，特别是辅助性 T 淋巴细胞。目前，据大多数学者的观点推测，乳房湿疹的发病机制与变态反应Ⅳ型、Ⅱ型有关。

4. 临床表现　在临床上，乳房湿疹的表现是多种多样的，如潮红、斑疹、丘疹、水疱、糜烂、渗出、结痂、鳞屑、皮肤肥厚、皲裂等，但一般可按其发病过程和皮肤表现分为急性、亚急性和慢性三期。

（1）急性乳房湿疹：发病一般较迅速，皮损呈原发性和多形性，分布多对称，面积可大可小，境界不清楚。初起时，乳房皮肤表面患部发热、潮红、肿胀，并向周围蔓延，称为红斑性湿疹。随着病灶的发展，在红斑、水肿的基础上，可出现散在或密集的针头至粟粒大的丘疹，数目多少不定，有时形成大片损害，称为丘疹性湿疹。若炎症继续发展，其损害外围亦见散在的类似皮疹，呈卫星状，境界不清，且丘疹充满浆液，变为丘疱疹或水疱，称为水疱性湿疹。水疱经感染后，内容混浊，形成脓疱，且迅速蔓延，附近淋巴结肿大、疼痛，亦可见毛囊炎、疖肿或全身不适、发热等，称为脓疱性湿疹。由于剧烈瘙痒，经反复搔抓后，脓疱即破溃，则有浆液或脓汁流出，并出现湿润和糜烂面，往往散发腥臭气味，触之有痛感，称为糜烂性湿疹。当渗出液干燥后，形成黏着的痂皮，根据干涸液体内所含脓细胞数量的多少，痂皮的颜色可自透明发亮的灰黄色以至混浊污秽的黄绿色。若干涸液体内混有血液，则可形成暗红或黑色的血痂，称为痂皮性湿疹。急性湿疹如经适当、及时的治疗，各型湿疹的炎症现象逐渐减轻，皮疹可逐渐减少乃至消退，受累皮肤覆以细薄的白色糠秕状鳞屑，称为鳞屑性湿疹。

急性湿疹的瘙痒较重，可伴有灼热感，其程度可依病情轻重、患者的耐受性而有不同，尤其当沐浴、饮酒、被褥过热以及精神过劳后更加剧烈，甚至影响睡眠。不少患者由于失眠而瘙痒更重，越痒越抓，越抓越痒，因而造成恶性循环，增加精神负担。

一般的急性湿疹经数日至 2~3 周可逐渐好转，但顽固性病例则需较长时间方可治愈，治愈以后，每当某一季节或遇到以前的内外因素刺激后，可旧病复发，临床表现为急性发作，或转为亚急性或慢性湿疹。

（2）亚急性乳房湿疹：本病可由急性乳房湿疹演变而来。当急性湿疹的红肿、渗出等炎症减轻后，皮疹转变为以小丘疹、痂皮及鳞屑为主，间有少数丘疱疹、小水疱，出现少量渗出和轻度糜烂，亦可有轻度浸润，瘙痒仍然比较剧烈。

该型湿疹之病程可经数周而渐缓解以至痊愈，但若再次暴露于致敏原或遭遇新的刺激或处理不当时，可再次导致急性发作或病情加重；若经久不愈，则发展为慢性湿疹。

（3）慢性乳房湿疹：本病通常多由急性乳房湿疹或亚急性乳房湿疹反复发作后迁延而

来，或自一开始即呈慢性状态。其特征为干燥状态，呈棕红色、暗红色或污灰色，局部浸润、肥厚尤为突出，表面粗糙，呈典型苔藓样变，继发色素沉着斑或色素减退斑。慢性乳房湿疹在发病过程中，由于某种内外因素，常可出现急性化而发生渗出、溢液状况，伴有丘疹、抓痕、痂皮、鳞屑，但常局限于一个部位，外周可有丘疹、丘疱疹散在，很少继续扩大。病程不定，可延续数月至数年或更久，常呈浸润、肥厚、脱屑或结痂，对称分布，瘙痒剧烈，且呈阵发性，遇热或晚间较重，极易复发，历久不愈。还有相当一部分病例为急性湿疹改变而不断复发，在持久不愈的病例中，局部淋巴结常肿大，但不化脓。此虽可能由于病原的继续存在，而呈周期性的频发，但即使病原除去后，病损也未必即愈，这就体现了本病的长期性、复杂性、顽固性和耐药性。此时一般无全身症状，唯瘙痒有时颇为剧烈。因长期难于忍受的瘙痒，可使患者健康受到影响。

对于乳头湿疹，常有湿润和结痂倾向，自觉灼痒，因浸润之故常有皲裂，伴有痛感，因而易诱发乳房炎。在肥胖女性乳房的皱襞处，或哺乳妇女的乳头、乳晕及其周围，皮疹常对称分布，呈棕红色斑、糜烂、渗出或覆以菲薄痂皮和鳞屑，可有浸润、皲裂、瘙痒，伴有疼痛，此时需注意是否为乳房湿疹样癌（乳房 Paget 病）的先驱症状。

对于急性、亚急性、慢性乳房湿疹及其原发疹、继发疹的演变见下图。

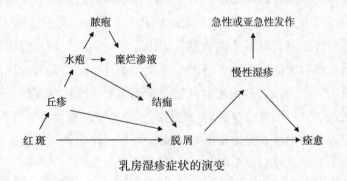

乳房湿疹症状的演变

5. 实验室检查

（1）斑贴试验：怀疑有外部因素接触者，应做斑贴试验寻找或验证变应原，一般在急性期炎症消退 2 周后或慢性期进行。

施行斑贴试验时，应选择背部或前臂内侧无皮疹处，采用 Finn 斑试小室，将试验物配成合适浓度后置入碟内，放置于受试皮肤部位上，予以固定。48 小时后取下敷贴试剂，在 72 小时后观察反应。出现红斑、丘疹或水疱则为阳性，若为阴性结果，必要时于 1 周后再观察一次。

（2）组织病理

急性期：表皮细胞间水肿，可形成表皮内水疱。真皮浅层血管周围淋巴细胞及组织细胞浸润，并可见数量不等的嗜酸性粒细胞，真皮乳头水肿，偶见血管外红细胞。

慢性期：表皮细胞亢进及角化不全，棘层肥厚，表皮突增宽下延。真皮乳头层增厚，乳头内有与表皮垂直走向的粗厚红染之胶原，浅层血管周围有淋巴细胞、组织细胞及少许嗜酸性粒细胞浸润。

6. 诊断与鉴别诊断 乳房湿疹的形态尽管千变万化，但根据其病史、形态及病程即可确诊。在病史上，该病病因常不十分明确；在形态上，依据急性期的多形性、有渗出倾向、瘙痒剧烈、对称分布，慢性期的浸润肥厚、苔藓样变等特征，诊断并不困难；在病程上，注重其可转化性，即急性期常转变为亚急性期或慢性期，愈后又易复发。

在临床上，急性乳房湿疹须与急性接触性皮炎相鉴别，慢性乳房湿疹亦应与慢性单纯性苔藓相鉴别。

急性湿疹与急性接触性皮炎鉴别

	急性湿疹	急性接触性皮炎
病因	复杂，多属内因，常查不清	多属外因，多有接触史
好发部位	对称	局限于接触部位
皮损特点	多形性，炎症较轻	单一形态，可有大疱及坏死，炎症较重
皮损境界	不清楚	清楚
自觉症状	瘙痒，一般不痛	瘙痒、灼热或疼痛
病程	较长，屡有发生	较短，病因去除，迅速自愈
斑贴试验	常阴性	多阳性

慢性湿疹与慢性单纯性苔藓鉴别

	慢性湿疹	慢性单纯性苔藓
病史	由急性湿疹发展而来，有反复发作的亚急性史，急性期先有皮疹后有瘙痒	多先有痒感，搔抓后出现皮疹
病因	各种内外因素	神经精神因素为主
皮疹特点	圆锥状，米粒大灰褐色丘疹融合成片，浸润肥厚，色素沉着	多角形扁平丘疹，密集成片，苔藓样变，边缘见扁平发亮的丘疹
演变	可急性发作，湿性倾向	慢性，干燥
血管反应	红色划痕反应，为交感神经兴奋	白色划痕反应，为副交感神经兴奋

7. 治疗

（1）一般治疗原则

1）针对病因治疗：接诊后要对患者进行必要的系统查体，包括全身状况、生活习惯、生活环境、职业、既往病史、过敏状态、治疗经过等，作一全面的分析研究，尽量找出可能的病因，然后针对其主要致病原因进行对因治疗。

2）避免刺激因素：要耐心劝告患者避免搔抓和用热水烫洗、肥皂擦拭等，对毛皮过敏者，应避免穿用丝毛织品、皮衣、皮裤等。对其他物质有敏感者，亦应避免直接接触。

3）忌食致敏食物：若在饮食方面发现有致敏感和刺激性食物，如海鲜、牛奶、酒、辣椒及腥膻食品，应禁忌食用。与此同时，应及时提醒患者平时宜注意观察饮食习惯，对某些可使疾病加重或者复发的食物，应绝对避免食用。

4）清除慢性病灶：对于全身性疾患，如精神神经异常、肠寄生虫、便秘等疾病，宜进行彻底治疗。只有清除慢性病灶，乳房湿疹亦可好转以至痊愈。

5）加强医患配合：必须使患者认识和了解乳房湿疹的发病因素、发展规律和防治方法，并保持皮肤清洁，主动配合治疗。

（2）全身疗法

1）抗组胺制剂：抗组胺药作为组胺受体的反向激动剂，具有抗炎、抗过敏效应，故其在湿疹类疾病的临床治疗中具有举足轻重的地位，主要作用是和组胺争夺 H_1 受体，使组胺不能和 H_1 受体结合，从而减少或削弱了组胺引起的平滑肌收缩、毛细血管扩张和渗透作用。所以作为非特异性脱敏疗法，抗组胺药对于抗原抗体反应释放出来的组胺具有特殊的靶向作用，因而在临床使用中可取得较好的疗效。

但是新近的研究成果显示，很多抗原抗体反应所释出的还有迟缓反应物质和激肽等，所以抗组胺制剂就不能起到特异性抗过敏作用，故其临床效能尚有瑕疵，临床意义尚有争议，这就有待今后需要大量设计合理、科学的临床试验予以进一步的评价。

因本制剂能抑制中枢神经系统，常产生镇静、安眠、嗜睡、头晕等反应，以及轻度阿托品样作用，以致驾驶员、高空作业者、机器操作者不宜应用本药，故限制了其使用范围。近年来，经过医药科学工作者的不懈努力，一大批不易透过血脑屏障、对中枢神经系统影响较小、不产生或仅有轻微的嗜睡作用的抗组胺药物相继问世，从而拓宽了该药在临床上的应用空间。

在此需要说明的是，在治疗慢性乳房湿疹的过程中，因需较长时期服药，可以出现对一种药物产生耐受的情况，此时，应更换另外一种药物交替使用，或两种抗组胺药物同时应用，以取得良好的治疗效果。

目前，临床上常用的抗组胺制剂分为组胺 H_1 受体拮抗剂和 H_2 受体拮抗剂两大类。组胺 H_1 受体拮抗剂有苯海拉明、马来酸氯苯那敏、曲吡那敏、异丙嗪、羟嗪、去氯羟嗪、桂利嗪、美喹他嗪、美克洛嗪、布克立嗪、二甲替嗪、高氯环嗪、西替利嗪、苯噻啶、二苯环庚啶、氯雷他定、非索非那定、特非那定、曲普利定、二甲茚定、阿司咪唑、咪唑斯汀、阿伐斯汀、氮䓬斯汀、司他斯汀、依匹斯汀、富马酸氯马斯汀、阿伐斯汀、曲尼司特、奥沙米特、酮替芬、苯茚胺等，组胺 H_2 受体拮抗剂有西咪替丁、雷尼替丁、法莫替丁、尼扎替丁、罗沙替丁等，组胺 H_1、H_2 受体拮抗剂有多塞平等。

2）钙制剂：钙制剂可影响组织液中盐代谢平衡，增加毛细血管的致密度，降低细胞渗透性，有抗炎、消肿和抗过敏作用。临床常用的有乳酸钙、溴化钙、氯化钙和葡萄糖酸钙等，本品禁用于心功能不全者和正在使用洋地黄类药物者。

3）硫代硫酸钠：10%硫代硫酸钠 10ml，或硫代硫酸钠 0.64g 溶解在 10ml 注射用水中，缓慢静脉注射，每日 1 次，有抗过敏和解毒作用。

4）封闭疗法：普鲁卡因 150mg 加入 5% 葡萄糖注射液 500ml 中静脉滴注，每日 1 次，每 3 日增加普鲁卡因 150mg，直至 450～600mg/d 为止，10 次为 1 疗程。该疗法有明显止痒和缓解病情的作用，但必须注意，治疗前必须做普鲁卡因皮试，一般无明显不良反应。

5）抗生素：当乳房湿疹继发感染时，应在抗过敏同时服用抗感染药物，必要时做细菌培养和药敏试验，然后选择有效抗生素予以治疗。

（3）局部疗法

1）急性期（无渗出阶段）：炉甘石洗剂每日多次外涂患部，或 3% 硼酸溶液或生理盐水冷湿敷，待炎症控制后改用皮质类固醇霜剂外用。为避免含氟的高效激素长期外用发生的不良反应，近年来主张应用 0.1% 17-丁酸氢化可的松霜或 0.1% 糠酸莫米松霜外用，其作用强、疗效好，而且不良反应小。

2）急性期（渗出阶段）：宜局部采用开放性冷湿敷法，常用的湿敷液有 3% 硼酸溶液、0.1% 利凡诺溶液、1：20 醋酸铝溶液、1：（5 000～8 000）高锰酸钾溶液、生理盐水等。可选择以上任何一种做开放性冷湿敷，湿敷间歇期可用氧化锌油外涂，以减少皮损之干燥不适感。当渗出减少后，可外用氧化锌糊剂。

3）亚急性期：有少量渗出时应继续开放性冷湿敷，待皮疹干燥结痂后，选用黑豆馏油糊剂、糠馏油糊剂、氧化锌糊剂或皮质类固醇霜等制剂中的任何一种每日 2～3 次外涂，也可在上述药物中加入新霉素或氯霉素等以控制继发感染。此时必须注意，当亚急性乳房湿疹不能耐受糊剂、霜剂时，仍可继续施行开放性冷湿敷。

4）慢性期：此期以软膏剂型外用为宜，常用焦油类药物，如 5%～10% 糠馏油软膏、煤焦油软膏、黑豆馏油软膏，每日 2～3 次。皮质类固醇制剂对此期亦有较好疗效，如氢化可的松霜、醋丙氢化可的松霜、丁酸氢化可的松霜、氟美松霜、丙酸倍氯米松霜、氟轻松霜、曲安奈德霜、哈西奈德霜、氯倍他索霜、糠酸莫米松霜、卤米松霜、双醋二氟松霜、戊醋二氟可龙霜、泼尼卡酯霜、苯酰胺异丁酸氨苄曲安西龙霜等。若皮损伴发细菌或浅部真菌感染，可选用含有抗炎、抗过敏、抗细菌、抗真菌的复方制剂，如复方酮康唑霜、复方益康唑霜、复方曲安奈德霜、复方卤米松霜等。若皮损呈现局限性的浸润肥厚、苔藓样变时，可应用疗肤膜、乐肤液外用，或采用肤疾宁贴膏、皮炎灵硬膏敷贴。对于高度浸润肥厚的斑块，可应用皮质类固醇予损害内注射，即以去炎松混悬液或醋酸泼尼松龙混悬液加 2% 利多卡因适量，分点施行皮损处皮内或真皮浅层注射，每次用量根据损害大小决定，每周 1 次。共 4～6 次，但不宜长期使用，以免发生皮肤萎缩、毛细血管扩张、毛囊炎等不良反应。对于顽固性、面积较小的乳房慢性湿疹，用其他方法治疗无效时，可采用浅层 X 线放射治疗或应用境界线治疗，亦可试行放射性核素 ^{32}P、^{90}Sr 敷贴疗法。

（4）中医药疗法

1）内治法：临床上常分三种证型予以辨证论治。

湿热并盛证：证见局部潮红，瘙痒剧烈，舌红，苔黄腻，脉弦滑数，治宜清热除湿，方选龙胆泻肝汤、萆薢渗湿汤、消风导赤散等。

脾虚湿盛证：证见皮损淡红，渗出结痂，舌胖苔腻，脉滑。治宜健脾利湿，方选除湿胃苓汤、消风散等。

血虚风燥证：证见皮损肥厚脱屑，状如皮革，舌淡苔薄，脉沉。治宜养血熄风，方选四物消风散、地黄饮子等。

2）外治法

急性湿疹：渗出多者可用马齿苋60克、黄柏30克、苦参30克，煎汤放凉后湿敷患处，每次30分钟，每日2~3次；无渗液者外用除湿止痒软膏。

亚急性湿疹：将青黛散与甘油调成糊状，厚敷于患处。

慢性湿疹：外涂天麻膏、黄连膏等。

3）针灸疗法：针刺曲池、合谷、足三里、三阴交、委中、血海等穴，或应用耳穴压豆疗法，即用医用胶带将王不留行籽贴在相应耳穴上，以手按揉耳穴产生酸痛感，从而达到祛风通络、化瘀止痒的作用，常用穴位有肺、枕、内分泌、肾上腺、大肠、皮质下、神门和相应部位，也可用艾卷熏灸等方法治疗。

（卢勇田）

乳房瘙痒症

1. 概述　乳房瘙痒症系指临床上无原发性皮肤损害而以瘙痒为主的皮肤病，简言之就是乳房皮肤仅有瘙痒的主觉症状，而无任何原发皮疹，亦无任何其他皮肤病同时存在。

2. 病因　乳房瘙痒症常为染料、丝织品、绒毛织品等物的致敏感作用，局部的摩擦、刺激或多汗亦可导致本病的发生。本病由外因引起者居多，如清洁卫生习惯不良、皮肤积垢、洗澡过多、摩擦过度、用劣质肥皂、有刺激的扑粉、消毒剂和外用药等，但夏季潮湿、冬季干燥亦可致痒。另外，神经功能失调、精神状况不稳定，也可引起本病的发生，但也有很多瘙痒病很难找出具体的原因。

3. 发病机制　瘙痒为皮肤病最常见的主觉症状，痒的感受如同其他感觉一样呈点状分布于皮肤，但没有特殊感受器，这些痒点在真皮乳头中受互相连结或重叠的神经纤维所支配。痒感各人不同，各部位亦不同，而乳房、肛门、生殖器、外耳道、眼周、鼻腔最易瘙痒，在这些易痒的部位受任何刺激，均可产生激肽通过蛋白酶的活动引起瘙痒。

痒点感受刺激后经表皮下无髓鞘慢传导C组神经纤维、表皮下神经丛脊髓感觉神经、前外侧脊髓丘脑束、丘脑到皮层中央后回感觉区，产生痒觉。

抓擦可以减痒或由于打乱了神经冲动传入脊髓的节律，并减少局部激肽；冷或热的减痒，可能是影响脊髓或更高的中枢；精神状态也可能影响痒觉的轻重，烦躁焦急之时可使痒觉加剧。

4. 临床表现　病变仅限于双侧乳房皮肤，由于经常抓擦，皮损呈灰白色，可造成表皮剥脱、鳞屑附着，抓痕呈线状，可见浸渍、糜烂、浆痂、血痂、浸润肥厚、辐射状皲裂、苔藓样变和色素沉着等继发性损害。

5. 诊断与鉴别诊断 根据皮肤只有瘙痒症状和继发性皮疹，而无原发性皮疹，诊断不难。但应详询病史进行必要的全面检查，尽可能寻找病因及原发病。

本病须与慢性乳房湿疹、慢性乳房单纯性苔藓等鉴别。慢性乳房湿疹有原发皮损及病情的演变过程，而慢性乳房单纯性苔藓之苔藓样变明显出现较早，故比较容易鉴别。

6. 治疗

（1）全身治疗

1）首先应找出引起乳房瘙痒的原发病因并进行相应治疗，是防治本病的关键。若因任何全身疾病造成者，治疗原发病后，瘙痒随之而愈；若因衣服、文胸、卧具积垢等所致，或扑粉、劣质肥皂，或滥用刺激药品等引起，则加以纠正后即可获愈；若因精神因素造成者，就必须施行情绪疏导和心理干预。

2）一般可口服抗组胺药及镇静剂。抗组胺药可起到止痒镇静的作用，常一种或两种合用（可参阅"乳房湿疹"相关部分）。如有失眠等神经衰弱症状者，可服用地西泮等。

3）瘙痒剧烈者，可采用普鲁卡因封闭或硫代硫酸钠或钙剂、维生素 C 静脉注射（可参阅"乳房湿疹"相关部分）。

4）老年患者，可酌情使用性激素。男性应用丙酸睾丸酮 25mg，肌注，每周 2 次；女性服用己烯雌酚 0.5 毫克，每日 2 次。

5）忌服辛辣发物，戒掉搔抓习惯，忌用碱性肥皂及热水洗烫。

（2）局部治疗

1）外用药：对没有糜烂、渗出者，可选 1%石炭酸或 1%麝香草酚炉甘石洗剂、1%达克罗宁洗剂或霜剂；对皮肤干燥者，可外用 2%樟脑霜、1%薄荷脑软膏、5%苯唑卡因软膏、1%冰片乳剂；对皮肤浸润肥厚者，可选用 5%～10%糠馏油或黑豆馏油软膏；苔藓化的皮肤可用 0.025%辣椒辣素霜或皮质类固醇霜。

2）局部封闭：以 2%利多卡因 5～10 毫升，或同时加入醋酸泼尼松龙混悬液 25 毫克局部封闭，每周 1 次。

3）物理疗法

①沐浴（泡澡）：每周用温水浸泡 1 至数次，每次 30 分钟。沐浴时切忌水温过高，泡后可涂搽一层润肤剂以保持表皮的含水量，对皮肤有安抚作用，而达到止痒目的。

②糠浴：用细稻糠或麦麸 1 公斤装入布袋中，以水煎后，将水倒入浴水中，并将糠袋于浴水中轻轻揉搓，并敷于乳房皮肤上，具有收敛、止痒及镇静作用。

③放射性核素或浅层 X 线放射治疗。

4）中医药疗法

①内治法：根据中医辨证，夏季可选用荆防汤或消风散加减，冬季可选用养血润肤汤加减，亦可口服秦艽丸、除湿丸。

②外治法：可用苦参、地肤子、苍耳子、蛇床子、白鲜皮、百部、徐长卿、艾叶、川椒各 20 克，煎汤熏洗。

③针灸疗法：取穴足三里、合谷、风池、血海、曲池、肾俞等穴，耳针取肺、大肠、神门、肾上腺、皮质下等穴。

（卢勇田）

乳腺良性肿瘤、乳腺叶状肿瘤

乳腺纤维腺瘤

1. 概述 乳腺纤维腺瘤俗称乳腺"纤维瘤",是女性最常见的一种良性肿瘤,10%以上的女性一生之中患过此病。可发生于青春期及其后的任何年龄,以20岁左右的年轻女性最好发。30岁后新发的乳腺纤维腺瘤多不是真正意义上的纤维腺瘤,而是乳腺增生症的表现之一,严格的称谓是"纤维腺瘤形成(趋势)"。绝经后的女性很少新发此病。另外的名字还有乳腺腺纤维瘤、乳腺腺瘤等。这些名称的变化是构成肿瘤的纤维成分和腺上皮成分增生的轻重程度不同所致。当肿瘤的构成以腺上皮增生为主,而纤维成分较少时称为纤维腺瘤;如果纤维组织在肿瘤中占多数,腺管成分较少时,则称为腺纤维瘤;当肿瘤组织绝大部分由腺管成分组成时,则称为腺瘤。上述不同名称肿瘤的临床表现、治疗及预后并无差别,所以准确分类并无必要,可以统称为乳腺纤维腺瘤。

有三类不同的乳腺纤维腺瘤:①普通型纤维腺瘤:此型最多见,瘤体小,一般小于3厘米,生长较为缓慢;②青春型纤维腺瘤又称幼年型纤维腺瘤:较少见,月经初潮前后发生者较多,也可见于青年女性,肿瘤生长速度快,瘤体大多在5cm以上,甚至20厘米以上,导致乳房外观改变,但肿瘤的界限仍然很清楚。病理学上有一定的特征;③巨纤维腺瘤:中年妇女多见,可见于妊娠、哺乳、绝经前后妇女,肿瘤生长速度快,短时间内可达到5厘米以上,甚至达10厘米或更大,因其细胞数量较多,又称为多细胞性纤维腺瘤。要与叶状肿瘤相鉴别。

乳腺纤维腺瘤单发为多,也可多发。"多发性乳腺纤维腺瘤"是指乳房一侧或双侧有2个及以上的纤维腺瘤,好发于20~39岁之间的女性,少数患者的乳房内可布满大小不等的肿瘤,称为"乳腺纤维腺瘤病"。

乳腺纤维腺瘤的发病原因可能与体内内分泌激素紊乱有关,总体来说有两种机制:①雌孕激素分泌失衡:雌激素水平相对或绝对升高,雌激素的过度刺激可导致乳腺导管上皮和间质成分异常增生,形成肿瘤;②局部乳腺组织对雌激素过度敏感:乳腺不同部位的腺体组织对雌激素敏感性不一,敏感性较高的乳腺组织易发生纤维腺瘤。不同妇女乳腺组织对雌激素刺激的敏感性不同,易感女性患病概率大大增加。饮食及身体因素,如高脂肪高热量饮食、肥胖、肝功能障碍等，精神抑郁或脾气暴躁等都通过上述 2 个机制增加乳腺纤维腺瘤的发病机会；③遗传倾向，20%～30%的乳腺纤维腺瘤患者存在基因异常。

关于乳腺纤维腺瘤是否会恶变，是许多患者最关心的问题。文献报告乳腺纤维腺瘤发生恶变的概率很低，仅 0.002%～0.2%，常在妊娠或哺乳期发生，或发生在年龄较大、病史较长的患者，多数为肉瘤变，少数为癌变。其实，笔者认为，乳腺纤维腺瘤发生恶变是个伪命题，有些所谓的恶变是本身就是肉瘤或癌，但先前误诊为纤维腺瘤；还有些所谓的恶变是因为患有纤维腺瘤的患者乳腺癌的发生率要比普通人高一些，乳腺癌随机地刚好发生在纤维腺瘤内的上皮，就成为了纤维腺瘤恶变，假如癌随机地发生在纤维腺瘤以外的乳腺上皮，自然地就被认为是独立发生。所以，如果乳腺纤维腺瘤诊断基本明确，不必过于紧张，特别是 20 岁左右的年轻女性，更没有必要为纤维腺瘤而苦恼。

2. 临床表现和诊断　乳腺纤维腺瘤多见于青年女性。患者常在无意中发现自己乳房内有无痛性肿块，可以单侧或双侧发生，一侧乳房可以有单个或多个肿块，不痛或仅有轻微的胀痛、钝痛，这种疼痛和大小与月经周期无关。普通型的纤维腺瘤一般生长较缓慢，大多数长到一定大小后会停止生长，直径一般不超过 3 厘米。肿瘤外形多为圆形或椭圆形，结节状，质地韧实，表面光滑，大多数边界清楚，活动度良好，触诊有滑动感，也有少数肿瘤与周围组织分界不很清楚，活动受限。切除后的大体标本上常伴有包膜。乳腺纤维腺瘤一般与皮肤和深部组织不粘连。在妊娠期、哺乳期，随着体内激素水平的变化，肿瘤可出现乳腺导管增生并形成腺泡，导致瘤体迅速增大，甚至有乳汁产生。在绝经后乳腺纤维腺瘤可与周围腺体一样退化萎缩。

疑似乳腺纤维腺瘤的患者建议避开月经前期行乳房专科体检及影像学检查。根据病史及体检，乳腺纤维腺瘤的诊断准确性为 50%～70%。对年轻人出现的乳房肿块，B 超是首选检查方法，无创，妊娠期也可以做，有经验的 B 超医师对纤维腺瘤的诊断准确率可达 90%以上。B 超检查能显示乳腺各层次组织结构及肿块的形态、大小和回声状况。纤维腺瘤多表现为圆形或椭圆形低回声区，边界清晰整齐，内部回声分布均匀，呈弱光点，后壁线完整，有侧方声影。肿瘤后方回声增强，如有钙化时，钙化点后方可出现声影。

乳房钼靶 X 线摄片检查：乳腺内脂肪较丰富者，纤维腺瘤表现为边缘光整、锐利的类圆形阴影，密度均匀，有的在瘤体周围见一层薄的透亮晕。少数肿瘤发生钙化，可为片状或轮廓不规则的粗颗粒钙化灶，与乳腺癌的细砂粒样钙化完全不同。致密型乳腺者，由于肿瘤与乳腺组织密度相似，在 X 线片上显示不清，对于年轻女性，由于乳腺腺体结构相对致密，如无特殊必要，可不行钼靶 X 线摄片检查。

乳腺的磁共振检查不能替代乳腺 X 线摄片和乳腺及相应淋巴引流区域的超声检查，费用也较高，但能检出 X 线摄片和 B 超不能查出的病变，同时能进行立体测量及功能诊断，大大提高了诊断准确率。

当临床包括影像学检查不能明确诊断时，可考虑穿刺活检。常用的有细针穿刺细胞学检查和空芯针穿刺组织学检查，细针穿刺细胞学检查的创伤小，诊断符合率也可达 90%以上。空芯针穿刺组织学检查准确性更高。真空辅助乳腺活检系统（麦默通或埃可）可以对体积较小肿瘤进行微创切除活检，兼顾了诊断和治疗的作用。

3. 治疗

（1）手术治疗：对明确诊断的普通型纤维腺瘤可不行手术治疗，但需要严密观察，定期复查。提高乳腺纤维腺瘤诊断准确性是减少手术率的关键。

较早期的乳腺癌临床上也常常表现为无痛性的乳腺肿块，超声或钼靶 X 线表现也无特异性。对拟诊特殊型纤维腺瘤以及拟诊普通型纤维腺瘤但不能明确诊断者，或者过于紧张焦虑的患者，或者肿瘤短时间内增大较明显者，或者有乳腺癌家族史者，或者绝经后女性的新发乳腺肿块，须及时手术治疗。

手术是乳腺纤维腺瘤最有效的治疗手段，无论是普通型纤维腺瘤还是幼年型、巨纤维腺瘤等特殊型纤维腺瘤，只要完整切除都可使其治愈。单发性乳腺纤维腺瘤的手术治疗容易，但多发性乳腺纤维腺瘤手术治疗就困难些。对于散在分布的多发性乳腺纤维腺瘤，如果全部切除，乳腺上满布切口，显然是难以接受的，可考虑选择较大的或者有怀疑恶性的肿块予以切除，而对那些典型纤维腺瘤肿块予以观察，在观察过程中，如发现肿块增大较快、或不能除外恶性，可及时再行手术治疗。

部分患者完整切除后仍在原手术部位或乳腺其他部位甚至对侧乳腺再出现新的肿瘤，这并不是原来肿瘤的真正复发，而是第二原发肿瘤的缘故。所谓"切除了乳腺纤维腺瘤会导致另外肿瘤的发生"的说法是没有任何依据的。

1）手术时机：①对未婚女性，诊断基本明确者可在严密随访下，根据患者的意愿考虑婚前或婚后择期手术切除；②对婚后拟妊娠生育的患者，多建议在计划妊娠前手术切除有助于避免妊娠哺乳期手术，因妊娠和哺乳均可使肿瘤生长加快；③妊娠后发现肿瘤者，宜在妊娠 4~6 个月间行手术切除；④对于在无妊娠、哺乳、外伤等促使肿瘤生长的情况时，肿瘤短期内突然生长加快，应及时手术；⑤手术时间最好避开月经前期及月经期。

2）手术方式：①传统手术切除：根据美学和手术完整切除的便利性选择手术皮肤切口，沿乳晕边缘的弧形切口愈合后瘢痕小且在视觉上不那么明显，多发者可考虑行乳房下缘皱褶处切口。手术时要贯彻分层切开的原则，皮肤及皮下层可顺皮纹方向，而乳腺腺体层需行以乳头为中心的放射状切开以减少乳腺导管的损伤。手术要完整切除整个肿瘤。传统手术的缺点是会留下皮肤切口瘢痕，影响乳房美观。对于肿瘤大切除范围较大影响乳房美容效果者，可以酌情考虑在切除乳腺肿瘤的同时一并行乳房成形重建术；②微创手术切除：一般选择乳腺纤维腺瘤诊断明确者。是在腋下或乳晕等隐蔽的地方戳孔（约 3 毫米），在超声或钼靶 X 线影像的引导下应用麦默通或埃可乳腺肿瘤真空辅助旋切系统将肿物旋切出来，一次进针多次切割，痛苦小，术后只留下一个 3 毫米左右的孔痕，恢复快，切口不需缝合所以不用拆线。可以通过一个切口一次性同时切除多个肿瘤，临床摸不到的微小肿瘤特别适合采用这种手术。缺点是费用较高，易出现局部出血、皮下淤斑，有时不能保证完全切除。

　　因为存在临床误诊漏诊的可能性，所以手术切除的标本应常规行病理检查。根据病理检查的结果给予相应的处理。对于传统手术切除的标本也可以先行术中冷冻快速切片病理检查。

　　乳腺纤维腺瘤术后，乳腺其他部位依然有相似概率再生长纤维腺瘤。因此，术后依然要重视定期体检和影像学检查。

　　（2）药物治疗：一般不能使已有的乳腺纤维腺瘤消失，但可以抑制肿瘤的生长及新发肿瘤的产生。可考虑中医药治疗，中医治则是疏肝解郁、化痰散结。可用于小的基本确诊的患者或多发性乳腺纤维腺瘤患者选择性切除术后。一般不建议用内分泌药物治疗。

　　4. 预防　预防乳腺肿瘤要做到：①饮食要有规律，少吃油炸、油腻的食物及反季节蔬果、快速催熟的禽畜肉及其制品；②控制饮食、保持适量的运动以避免肥胖；③慎用含雌激素类的保健品、美容化妆品、丰乳产品，少用一次性塑料制品；④保持良好的心态和健康的生活节奏；⑤少穿束胸或紧身衣，选用型号合适、柔软、透气、吸水性强的棉制文胸，睡眠时可去除文胸；⑥适度规律的性生活能促进乳房的血液循环，有利于女性乳房的健康；⑦进入青春期后，建议女性朋友坚持每月正确的乳房自查；⑧建议 30 岁以上的女性每年到乳腺专科进行一次体检，40 岁以上的女性每半年请专科医生体检一次，有必要时可定期做乳腺 B 超和 X 线摄片检查，未绝经的女性朋友在月经干净后 3~4 天最佳；⑨正确对待乳腺疾病，发现乳房有肿块等问题应及时就诊，以利于早期诊断、早期治疗。

（杨红健）

乳腺导管内乳头状瘤

　　1. 概述　女性乳腺有 15~20 个乳腺导管，开口于乳头。乳腺导管内乳头状瘤是指发生在乳腺导管上皮的良性肿瘤，其发病率仅次于乳腺纤维腺瘤和乳腺癌。根据 2003 年世界卫生组织（WHO）乳腺肿瘤分类，将乳腺导管内乳头状瘤分为中央型和外周型。中央型乳头状瘤多发生在乳管壶腹以下大约 1.5cm 的 1、2 级乳管（壶腹是指乳管接近乳头膨大成囊状的部位），又称大乳腺导管内乳头状瘤，位于乳腺中央区乳晕下方，一般认为其不增加乳腺癌的风险。外周型乳头状瘤是指终末导管-小叶系统发生的多发性乳腺导管内乳头状瘤，曾使用过"乳头状瘤病"的名称，位于乳腺的周围，一般认为是癌前期病变，癌变率为 5%~12%。乳腺导管内乳头状瘤多见于产后妇女，以 40~50 岁者居多，是临床上常见的乳腺良性肿瘤。

　　2. 病因　病因尚不明确，多数学者认为主要与雌激素水平增高或相对增高有关。由于雌激素的过度刺激，引起乳腺导管扩张，上皮细胞增生，形成乳腺导管内乳头肿瘤。

　　3. 临床表现

　　（1）乳头溢液：乳头出现血性、浆液血性或浆液性溢液，溢液可为持续性或间断性。有些患者在挤压乳腺时流出溢液，也有些患者是无意中发现自己内衣或乳罩上有溢液污迹。个别患者可出现疼痛或有炎症表现。中央型乳腺导管内乳头状瘤较易出现乳头溢液，而外周型乳头状瘤很少出现溢液。

（2）乳腺肿块：由于乳腺导管内乳头状瘤瘤体小，多数情况下临床查体摸不到肿块。有些中央型乳头状瘤可在乳晕附近摸到结节状或条索状肿块，质地较软，轻压肿块时可引出溢液。外周型乳头状瘤发生在乳腺周围，若能触及肿块可在乳腺周边部位。

4. 诊断

（1）中老年妇女乳头经常有血性溢液，或在内衣、乳罩上发现血性溢液污迹；在乳晕处可触及 1 厘米以下肿块，质软，按压肿块可引出溢液；具有以上临床表现者可考虑患乳腺导管内乳头状瘤的可能性。可采用乳管镜、乳管造影、彩超、乳头溢液细胞学涂片、针吸或手术活检等检查方法明确诊断。

（2）因乳腺导管内乳头状瘤的主要临床表现是乳头溢液，故应与产生乳头溢液的乳腺疾病鉴别，如乳腺导管内乳头状癌、乳腺导管扩张症、乳腺囊性增生症等。

1）与乳腺导管内乳头状癌鉴别：乳腺导管内乳头状癌归于导管原位癌范畴，发生于乳腺导管内。导管内乳头状癌以血性溢液为主，多为单侧单孔溢液。乳腺导管内乳头状癌若可触及肿块多位于乳晕区外，质地较硬，表面不光滑，活动度差，肿块常大于 1 厘米，同侧腋窝淋巴结肿大。辅助检查可用于鉴别诊断，明确诊断应以病理学检查为准。

2）与乳腺导管扩张症鉴别：乳腺导管扩张症是一种慢性良性疾病，病程可持续数月数年之久。发病较长时间后，分泌物在乳管内潴留导致导管扩张，可相继出现导管周围性乳腺炎、浆细胞性乳腺炎及黄色肉芽肿等病呈组织学变化。病情反复发作者，乳腺可出现 1 个或多个边界不清的肿块，多位于乳晕区，位置与导管内乳头状瘤相同但肿块较大，质地坚实，与皮肤粘连者皮肤可出现橘皮样改变，乳头回缩甚至乳头变形，腋窝可触及肿大淋巴结。乳腺导管造影可显示大导管明显扩张、迂曲，失去正常的树枝状影像。

3）与乳腺囊性增生症鉴别：乳腺囊性增生症是乳腺小叶、小导管及末梢导管高度扩张形成囊肿，同时伴有其他结构不良，它与单纯性增生病的区别在于该病伴有不典型增生。乳腺囊性增生症出现乳头溢液可为单侧或双侧，多为浆液性或浆液血性，纯血性者较少。乳腺囊性增生症常以单侧或双侧乳腺肿块来院就诊，肿块大，有的可累及大部分乳腺，多靠近乳腺边缘，可呈孤立的圆球形或为多发性囊性肿块。乳腺囊性增生症常出现周期性疼痛，疼痛与月经有关，月经前加重，且囊性肿块似有增大；月经后疼痛减轻，肿块亦缩小。辅助检查亦可协助与乳腺导管内乳头状瘤鉴别。

5. 检查

（1）乳管镜检查：从溢液乳腺导管口处放入纤维乳管镜，借助电视屏幕可直接观察溢液乳腺导管的上皮及管腔内的情况，极大地提高了乳腺导管内乳头状瘤的诊断准确性，并可置入金属定位线，为需要手术的患者提供肿瘤的准确定位。

（2）乳腺导管造影检查：乳腺导管造影是将造影剂注入溢液导管后摄片，乳腺导管内乳头状瘤显示导管突然中断，断端呈弧形杯口状影像，管壁光滑完整，可见到圆形或椭圆形充盈缺损，远侧乳腺导管可扩张。由于乳腺导管造影不能直接观察导管上皮及导管腔内的病变，故目前医院使用率有所下降，诊断乳腺导管内病变通常采用乳管镜检查。

（3）乳腺超声检查：对较大的乳腺导管内乳头状瘤彩超可见到扩张的导管和肿瘤影像。

（4）脱落细胞学或针吸细胞学检查：乳头溢液细胞学涂片检查是通过采集乳头溢液，制成细胞学涂片，经显微镜观察，了解病变的细胞学特征，如能找到瘤细胞则可明确诊断，阳性率较低但可重复进行，临床医生应客观分析涂片结果。对查体可摸到肿块的病例，可进行针吸细胞学检查。最后确诊还应以石蜡切片为准（组织学诊断）。

6. 治疗　乳腺导管内乳头状瘤最有效的治疗方法为手术切除。临床体检能触及肿块者，手术切除病变导管送检即可，待病理回报。对临床体检摸不到肿块的患者术前必须对病灶定位，如术前靠乳管镜定位可在皮肤上进行标记，还可在乳管镜检查时置入"金属定位线"，一是为术中引导手术切除病灶；二是在手术中找到溢液乳管开口放入探针或注入蓝色染料（亚甲蓝），术中利用探针或蓝染的区域引导切除病灶送检。靠手术中定位的患者术前应嘱患者不要挤压乳房，以免溢液排净，导致术中难以定位。对中央型导管内乳头状瘤手术切除范围合理，一般很少复发；但可在同侧乳腺的其他乳腺导管或对侧乳腺导管再发。对周围型导管内多发乳头状瘤，若手术切除不彻底，会导致肿瘤残留，手术应切除病变所在的腺叶，术后定期复查。对病变范围较广、病理检查提示伴不典型增生者，如患者年龄较大，也可考虑行乳房单纯切除加即刻乳房重建手术

7. 预防　乳腺导管内乳头状瘤病因尚不十分明确，故目前还没有行之有效的预防措施，推荐乳腺自我检查结合定期体检。乳腺自查可及时发现乳头溢液、结节等乳腺异常及时就诊。乳腺自查应每月1次，最佳时间应选择在月经过后或两次月经中间，此时乳房比较松软，无胀痛，容易发现异常，对已停经的妇女可选择每月固定的时间进行自查。有条件的妇女积极参加乳腺癌筛查，防患于未然。

（张保宁）

乳腺脂肪瘤

1. 概述与病因　乳腺脂肪瘤是一种发生于乳房内的无痛性、生长缓慢的良性肿瘤，很少发生恶变。其发病原因目前尚不清楚。

2. 临床表现　乳腺脂肪瘤发病率较低，曾有报道乳腺脂肪瘤占乳腺肿块的0.99%。可发生于任何年龄，但多见于40~60岁较肥胖的妇女。生长缓慢，绝大多数无不适症状，多在无意中或体检时发现，有些是在进行乳腺其他手术时发现。

肿块直径多在5厘米以下，多为圆形、椭圆形或不规则分叶状肿块，边界清楚，质地软，可有假性波动感，一般无压痛。肿块位于乳腺表面者比较容易发现，但如果位于乳腺深面，则不容易触及。

3. 辅助检查

（1）乳腺超声检查：肿块的回声与周边正常脂肪组织相似或稍高于正常脂肪组织，边

界清楚，可呈分叶状。典型的脂肪瘤可见菲薄的包膜，内部一般无血流信号。脂肪瘤的形态可随着超声探头压力的改变而变化，即具有可压迫性。肿块可位于皮下脂肪层、腺体层或腺体深层，其中以皮下脂肪层多见，可为多发性。由于肿块一般较小，如果乳腺体检时注意力集中在腺体层，检查者容易漏诊。仔细询问病史，认真检查，可减少漏诊率。

（2）乳腺钼靶X线检查：肿块呈圆形或椭圆形，边界清楚，典型者周边可见纤细的包膜。腺体退化比较完全者，肿块密度与皮下脂肪密度相似；如果肿块位于腺体层，由于和小叶组织等重叠，则密度高于脂肪组织而低于腺体组织。

4. 诊断　根据病史、年龄、乳腺触及圆形或椭圆形肿块、质地柔软、有假性波动感，结合乳腺超声和X线检查，一般不难诊断。

5. 鉴别诊断　本病需与乳腺囊性肿块相鉴别：乳腺囊性肿块质地软，可触及波动感或囊性感，因内容物不同，超声检查可为无回声或低回声。有些脂肪瘤也可有假性波动感，可发生混淆。如果不能与囊性肿块区别，可以做细针穿刺检查，如果抽出淡黄澄清样淋巴液，应考虑乳腺淋巴管瘤。如肿块位于腺体内，穿刺抽出淡黄色浆液性液体，则乳腺囊性增生病可能性大。如果抽出乳酪样物，可诊断为积乳囊肿。

6. 治疗　乳腺脂肪瘤，如同体表其他部位脂肪瘤一样，生长缓慢，极少发生恶变，对机体危害不大。瘤体不大，无压迫症状，诊断明确者，不必手术，定期随访即可；如果实施乳腺其他手术时发现脂肪瘤可一并切除；如果瘤体较大，压迫周围组织，或不能除外恶变者，需要手术切除。

7. 预防　乳腺脂肪瘤单发较多，也可能是全身多发脂肪瘤的局部表现。发病原因不详，多发生于肥胖体质者。控制饮食，防止肥胖，有可能减少本病的发生。如果脂肪瘤诊断明确，一般定期复查即可。

（马祥君）

乳腺平滑肌瘤

1. 概述与病因　乳腺平滑肌瘤发生于乳头、乳晕区内的平滑肌以及乳腺内血管平滑肌组织，生长缓慢，可对周围组织产生压迫。一般分为乳头平滑肌瘤和乳腺内平滑肌瘤，后者又分为浅表型、血管型和腺型。

乳腺平滑肌瘤的确切发病原因目前尚不清楚。

2. 临床表现

（1）乳头平滑肌瘤：肿瘤起源于乳头的平滑肌组织，多数单发，多发偶见，20~40岁好发。生长缓慢，可有疼痛，肿块一般小于1厘米，质地较硬，活动不佳。如在哺乳期，可压迫乳腺导管引起乳汁淤积，进而可引发急性乳腺炎；在非哺乳期，压迫乳腺导管致乳管内分泌物不能及时排出，也可发生非哺乳期急性乳腺炎。

（2）乳腺内平滑肌瘤：本病少见，发生于乳腺除乳头以外的任何部位，生长缓慢，无疼痛，肿块一般为圆形或椭圆形。分为三型：

1）浅表型：发生于乳晕区真皮层，局部隆起呈结节状。

2）血管型：发生于乳腺血管平滑肌组织，肿瘤一般小于 2.5 厘米，边界清。

3）腺样型：由平滑肌细胞和上皮细胞构成，肿瘤一般小于 3 厘米。

3. 辅助检查

（1）乳腺超声检查：表现为边界清楚的低回声肿物，密度比较均匀，后方无明显衰竭，内部血流信号不明显。

（2）乳腺钼靶 X 线检查：主要表现为良性肿块特点，圆形或半圆形肿块影，或条状致密影，多孤立存在，边界清，密度比较均匀，可压迫推移周围组织。

4. 诊断　乳头平滑肌瘤发生于乳头内，生长慢，常有疼痛感，质地硬，可引发哺乳期或非哺乳期急性乳腺炎。发生于乳腺其他部位的平滑肌瘤一般小于 3 厘米，生长缓慢，边界清，无疼痛。乳腺超声和 X 线检查为良性肿瘤表现。病理检查，血管型平滑肌瘤由平滑肌及厚壁的血管构成，腺样型平滑肌瘤由平滑肌和腺上皮细胞构成。

5. 鉴别诊断　乳腺内平滑肌瘤主要与乳腺纤维腺瘤相鉴别。二者均表现为乳房内生长缓慢的肿瘤，边界清楚，圆形或椭圆形。但纤维腺瘤多发生于年轻女性，一般质地韧或偏软，而乳腺内平滑肌瘤质地偏硬。二者最终鉴别诊断依据靠病理学检查。

6. 治疗　手术切除是唯一有效的治疗手段，手术切除后很少复发，预后良好。

7. 预防　乳腺平滑肌瘤乳房常可触及包块，多数位于乳头乳晕区，少数发生在乳腺内，生长缓慢，可伴有疼痛。乳腺自查中或无意中发现乳房包块，应去医院检查，医生将进行鉴别诊断，并给予合理、及时的治疗。

（马祥君）

乳腺错构瘤

1. 概述　乳腺错构瘤是由乳腺组织中多种成分组成，是临床上比较罕见的乳腺良性肿瘤。乳腺最具代表性的错构瘤为腺脂肪瘤，还有腺冬眠瘤和黏液样错构瘤等变型。主要发生于分娩后或绝经期妇女，其发生的年龄跨度较大，青少年也有发生。由于肿瘤边界清楚，手术切除完整，预后良好。

2. 病因　乳腺错构瘤与其他部位的错构瘤一样，可能是胚胎期乳腺组织结构错乱，导致乳腺正常结构比例改变，残留的乳腺管胚芽及纤维、脂肪组织出生后异常生长，形成一种良性瘤样增生。肿瘤发展到一定程度，其生长速度会明显减慢或停止。有学者认为本病的发生与妊娠和哺乳等所致体内激素变化有一定关系。

3. 临床表现　乳腺错构瘤常为单发圆形、卵圆形或扁圆形肿物，边界清楚，质软，若周围有纤维组织包绕，会触之较硬。肿物大小据文献报道为 1～20 厘米，活动度好，与周围无粘连。生长缓慢，无不适，患者常无意中发现。

4. 诊断 乳腺错构瘤临床体征较为典型，乳腺多可触及柔软的、边界清楚的、可活动的肿块。乳腺 X 线摄影可显示特异性征象，乳腺可见圆形或椭圆形肿块影，中央密度不均，边缘光滑且伴有一圈透明带（脂肪晕）。乳腺超声显示乳腺组织内界限较清楚的类圆形肿物，有包膜，内部回声不均。确诊应依据病理组织学诊断。由于乳腺错构瘤由多种成分构成，切面可与正常乳腺组织、脂肪瘤或纤维瘤相似，本病变的组织学特征是既有导管成分又有小叶成分，而一般纤维腺瘤小叶成分很少或几乎没有。

5. 检查 乳腺发现无痛性肿物来医院就诊，医生查体是首要检查。结合影像学检查：乳腺 X 线摄影、乳腺超声等。最终诊断应依据病理组织学检查。

6. 治疗 乳腺错构瘤应积极采取手术切除，待石蜡切片明确诊断，术后一般无复发，预后好。

7. 预防 乳腺错构瘤的病因尚不完全清楚，目前还没有确切的预防方法，在此推荐以下三点措施供读者结合自身情况采用。

（1）掌握乳腺自我检查的方法，养成每月一次的乳腺自查习惯，发现异常及时就诊。

（2）定期去医院体检。

（3）积极参加乳腺癌筛查。

（张保宁）

乳腺神经纤维瘤

1. 概述 神经纤维瘤是发生在神经干或神经末梢的良性肿瘤，是一种周围神经组织肿瘤。该肿瘤可单发或多发，多发性神经纤维瘤常伴有其他系统疾病，临床上称为神经纤维瘤病。乳腺神经纤维瘤多发生于乳晕附近的皮下组织中，任何年龄均可发生，发生率极低。

2. 临床表现 乳腺神经纤维瘤多发生在女性乳晕区或附近的皮肤或皮下，可凸出皮面，呈圆形、结节状或梭形，直径多为 1~2 厘米，边界清楚，质地有软有硬，多数较软。乳腺神经纤维瘤多数没有症状，仅少数伴有压痛，生长缓慢。

3. 诊断 乳腺神经纤维瘤主要临床表现为乳腺皮肤无痛性小结节，应注意与以下疾病相鉴别。

（1）神经纤维瘤病：是一种具有家族倾向的先天性疾病。其特征性的皮肤病变是咖啡牛奶色素斑（此斑色棕，有如咖啡牛奶色而得名），多数患者在出生时或婴儿期就能被发现，儿童期以后可出现多发的皮肤结节，呈圆形或椭圆形，有的结节隆起形成赘生物，质地软硬兼有，多数较软，少则几个，多则数百上千难以计数。神经纤维瘤多发生于躯干，也有的发生于四肢及面部，患者除多发神经纤维瘤外尚伴有周围神经、中枢神经、骨骼、肌肉和内分泌器官的病变。神经纤维瘤病无法彻底治愈，手术切除仅限于那些引起疼痛，影响功能与美容，或疑有恶变的肿瘤。

（2）乳腺皮肤转移癌：最常见的临床表现为乳房皮肤结节，其色泽可与正常皮肤相同，也可为红色、浅红色或紫红色，质地较硬、韧，可与皮下组织粘连，少有破溃。乳腺皮肤转移癌可出现在原发肿瘤确诊后，多为恶性肿瘤发展到晚期的临床表现；也可为首发症状，发现皮肤转移结节时尚未确定原发肿瘤。因此，对确诊的肿瘤患者乳房发现皮肤结节应重视，若乳房发现有原因不明的无痛性皮肤结节，应及时进行活检获得病理组织学诊断。

（3）与伴有乳腺肿物的其他乳腺疾病相鉴别，如乳腺增生、乳腺囊肿、乳腺纤维腺瘤、乳腺癌等。可进行乳腺影像学检查，确诊必须依据病理学诊断。

4. 检查 乳腺神经纤维瘤是指发生在乳腺的神经纤维瘤，应注意收集病史并进行乳房体检，辅助乳腺超声、乳腺 X 线检查、乳腺磁共振（MRI）检查等，病理学检查是确诊的主要依据。

5. 治疗 乳腺神经纤维瘤是良性肿瘤，位于乳晕附近皮肤或皮下组织，手术切除为主要治疗，切除标本应行病理学检查确诊。

6. 预防 乳腺神经纤维瘤病因尚不清楚，病例极少见，在此推荐三点措施：①掌握乳腺自我检查方法，养成每月一次的乳腺自查习惯，若发现原因不明的无痛性皮肤结节，应及时去医院诊断，必要时行结节活检；②定期去医院体检；③积极参加乳腺癌筛查。

（张保宁）

乳腺神经鞘瘤

1. 概述 神经鞘瘤属于周围神经组织肿瘤，又名施万细胞瘤（旧称雪旺氏细胞瘤），少数患者可伴发神经纤维瘤病。发生在乳腺的神经鞘瘤有良、恶性之分，乳腺良性神经鞘瘤罕见，乳腺恶性神经鞘瘤更为罕见，本节将介绍乳腺良性神经鞘瘤。乳腺良性神经鞘瘤好发于 30~50 岁，肿瘤常为单发结节型，瘤体生长缓慢，通常无自觉症状，一般不会引起患者重视，致使病程较长。手术切除为本病的主要治疗。

2. 病因 神经鞘瘤的病因目前尚不清楚，是一种周围神经鞘起源的肿瘤。多数学者认为是源于神经鞘的施万细胞，也有学者认为是源于神经鞘的成纤维细胞。神经鞘瘤可自然发生，也可能与外伤或其他刺激有关。

3. 临床表现 乳腺良性神经鞘瘤多为单发性肿瘤，大小不一，大者可达数厘米，常无明显不适，瘤体生长缓慢，病程较长。乳房查体可触及圆形、椭圆形或梭形肿物，边界清楚，表面光滑，可活动，质韧，瘤体较大时可伴发出血、黏液变性或囊性变，触诊时可有囊性感。

4. 诊断 乳腺神经鞘瘤非常少见，常为无痛性肿物，生长缓慢，可伴发神经纤维瘤病，病史采集时要仔细，应考虑到周围神经组织肿瘤的可能性。神经鞘瘤质韧，若瘤体内发生出血、黏液变性或囊性变触诊时可呈现囊性感，诊断时应结合乳腺影像学检查。临床上需与乳腺纤维腺瘤、神经纤维瘤、脂肪瘤、乳腺囊肿、叶状肿瘤、外伤性脂肪坏死、乳腺癌等可触及乳腺肿物的疾病进行鉴别，有时本病类似血管瘤或机化的血肿，也应引起注意。乳腺神经鞘瘤的确诊需要病理组织学诊断。

5. 检查　常规乳房体检。乳腺影像学检查，包括乳腺超声、乳腺 X 线检查、乳腺磁共振（MRI）检查等。病理组织学诊断是确诊的主要依据。

6. 治疗　乳腺神经鞘瘤边界清楚，有完整包膜，手术需彻底切除肿瘤，不必切除过多的邻近组织。手术切除标本需经病理学检查确诊，乳腺良性神经鞘瘤手术切除后预后良好，很少再发。

7. 预防　乳腺神经鞘瘤病因尚不清楚，病例极为少见，又多为无痛性肿物，常不会引起患者的重视，故在此推荐三点意见：①掌握乳腺自我检查方法，养成每月 1 次的乳腺自查习惯，若发现原因不明的无痛性皮肤结节，应及时去医院诊断，必要时行结节活检；②定期去医院体检；③积极参加乳腺癌筛查。

（张保宁）

乳腺血管瘤

1. 概述与病因　乳腺血管瘤是以血管组织为主的先天性血管畸形，主要发生于乳房皮肤或皮下，发生于腺体组织内者少见。本病可发生于任何年龄，肿瘤大小、深浅不一，没有包膜，可单发或多发，生长缓慢，很少恶变。

本病仅占乳腺肿瘤的 0.03%，其病因可能与雌激素增高有关。根据组织结构和形态特点分为毛细血管瘤和海绵状血管瘤。

2. 临床表现　乳腺海绵状血管瘤发生于皮下，一般无症状，常以乳房肿块就诊。多为乳腺体表稍隆起的圆形肿块，大小不一，最大径可达 8cm，边界不甚清楚，瘤组织软，状如海绵有压缩性，表面皮肤正常。若肿瘤位置浅表，可透过皮肤看到蓝色或青紫色肿瘤团块。常与毛细血管瘤并存，构成混合性血管瘤，穿刺可抽出血性液体。

3. 辅助检查

（1）乳腺超声检查：表现为无回声或低回声影，大小不一，边界清楚或不甚清楚，在无回声区内可见到细小点状低回声缓慢流动，探头加压病灶可缩小。若伴有钙化，其内可见小的强回声。彩色多普勒检查，其内可见彩色血流信号。

（2）乳腺钼靶 X 线检查：病灶局限者，可见圆形或分叶状高密度肿块影，边界清，可有钙化。退化型乳腺内，可见一血管与病变相连。病灶弥漫者，病灶可占据患侧乳房大部，致患侧乳房明显大于健侧，肿块边界大部分不清，呈移行状态，部分边界尚清，周围组织受压。

4. 诊断　依据乳腺内无痛性肿块，生长缓慢，质地软，状如海绵，或通过皮肤看到蓝色肿块，结合超声、X 线检查以及穿刺抽出血性液体，一般可作出诊断。

5. 鉴别诊断

（1）乳腺脂肪瘤：乳腺脂肪瘤常以无痛性肿块就诊，质地柔软，尤其肿块较大且发生于乳腺较深位置时，二者有相似之处。乳腺脂肪瘤常发生于肥大乳房，一般很少超过 5cm。超声检查为等回声，不会出现无回声。乳腺 X 线检查为脂肪密度肿块影。穿刺不会抽出血性液体。

（2）乳腺错构瘤：乳腺错构瘤多见于中青年或闭经后妇女，生长慢，一般无痛。肿块质地软，或有囊性感。超声检查为等回声或低回声，多分叶状，内部回声不均质。乳腺 X 线检查为乳腺内圆形或椭圆形肿块，边界清，内部密度不均，周围可见一圈透亮的狭窄带。

（3）乳腺血管肉瘤：本病少见，主要表现为乳腺内生长迅速的无痛性肿块，边界不清，弥漫性肿大。乳腺 X 线检查为边界不清的分叶状高密度肿块。乳腺超声检查为分叶状低回声或无回声区，不均质。穿刺可抽出血性液体。本病在术前极易误诊，主要靠术后病理检验确诊。

6. 治疗

（1）硬化剂治疗：应用 5% 鱼肝油酸钠或 5%~10% 高渗盐水 0.5~1ml，注射于肿瘤的周围及基底部，每周注射 1 次，需要连续注射 3~5 次。注意不要将硬化剂注射于肿瘤内部或上部皮下。

（2）放射治疗：一般应用浅层 X 线治疗机，每周照射 1~2 次，每次（1.29~2.58）× 10^{-2}C/kg，总量一般达到 0.2~0.26C/kg。海绵状血管瘤对 X 线敏感，放射治疗效果良好。

（3）手术治疗：可切除的肿块首选手术治疗。如果血管瘤较大，为减少术中出血量，缩小手术范围，可先选择硬化剂治疗，再行手术切除。如果血管瘤巨大，手术切除后影响乳房外形，可行保留乳头乳晕的乳腺单纯切除术，同时行乳房成形手术，亦可取得较满意的效果。手术中注意止血，同时注意辨别肿瘤边界，适当切除部分正常乳腺组织，防止术后复发。

7. 预防

乳腺血管瘤为良性肿瘤，有些可停止生长或缩小，所以婴幼儿期的乳腺血管瘤可以密切观察，不宜过早进行放射治疗或硬化剂治疗，以免对身体造成伤害或影响乳房的发育，一般在少年期治疗为宜。如果乳腺血管瘤快速生长，不能除外恶性变时，需要及时处理。

（马祥君）

乳腺颗粒细胞瘤

1. 概述与病因

颗粒细胞瘤是可发生在身体任何部位的软组织肿瘤，大多数病例位于头颈部，尤其是舌，其次分布于躯干和四肢，也可发生于消化道、呼吸道、泌尿生殖系统等，表现为黏膜下或皮下缓慢生长的孤立性小结节。过去认为很少发生于乳腺，但迄今报道例数超过 1500 例。女性多于男性，可发生于任何年龄，但以 30~60 岁多见。

最初曾认为是肌母细胞瘤，后来经过形态学研究发现肿瘤组织与神经有密切联系，并通过免疫组化及电镜证实其来源于神经鞘的施万细胞。

乳腺的颗粒细胞瘤是源自乳腺区的软组织，并非来自腺体本身。

2. 临床表现　多在无意中发现乳腺皮下或乳腺实质内的单发、无痛性肿块，大小一般为 0.5~2.0cm，圆形，表面可呈分叶状，质硬，较固定，多见于乳腺的内上象限。表浅的肿瘤可以导致皮肤皱缩，甚至乳头内陷，而位于乳腺深部肿瘤可累及胸肌筋膜。因此，本病在临床上很容易与乳腺癌混淆。

3. 辅助检查

（1）乳腺超声检查：表现为不规则低回声肿块，多数边界不清，后方有明显衰减，一般无边缘水肿带，其内很少出现钙化。

（2）乳腺钼靶 X 线检查：表现为边缘清楚或不清的结节或肿块，边缘可呈星芒状，一般无钙化。X 线征象很难与乳腺癌相鉴别。

4. 诊断　根据乳腺无痛性肿块，结节状或分叶状，质地硬，尤其是生长在乳腺皮下，结合乳腺 X 线和乳腺超声检查，应考虑乳腺颗粒细胞瘤的可能。术前行空芯针活检有助于明确诊断。

5. 鉴别诊断

（1）乳腺癌：乳腺颗粒细胞瘤一般为分叶状肿块，质地硬。乳腺超声检查为不规则低回声肿块，后方有衰减。乳腺 X 线检查肿块边缘呈星芒状，因此在取得病理结果前临床上很难鉴别。乳腺颗粒细胞瘤常生长在乳腺皮下，乳腺超声检查肿块边界不清，但与乳腺癌向周围组织浸润有区别，一般不会出现坏死性液性暗区，CDFI 不能探及异常血流信号。

（2）乳腺恶性颗粒细胞瘤：乳腺恶性颗粒细胞瘤极为罕见，表现为乳腺皮下无痛性的孤立性结节或肿块，生长迅速，但最终诊断仍需依靠病理学检查。

6. 治疗　乳腺颗粒细胞瘤为良性肿瘤，治疗方法为肿块切除术或乳腺区段切除术，术后一般不会复发。

如果肿块有浸润、转移等恶性肿瘤特征，则需要按照恶性肿瘤治疗方式综合处理。

（马祥君）

乳腺淋巴管瘤

1. 概述与病因　淋巴管瘤多发于儿童，偶见成人，以颈部及腋部常见，发生于乳腺者较少见。组织学上分为毛细淋巴管瘤、海绵状淋巴管瘤及囊性淋巴管瘤三种，亦可为混合型。

淋巴管瘤系先天性病变，即一种先天性良性错构瘤，而非真正意义的肿瘤，是胚胎发育过程中某些部位的原始淋巴囊与淋巴系统隔绝后所发生的肿瘤样畸形，由增生、扩张、结构紊乱的淋巴管所组成。淋巴管瘤可向周围呈浸润性生长，但不会发生癌变。

2. 临床表现　淋巴管瘤多见于青少年，男女发生率相仿。初期淋巴管发生扩张，出现 1~3cm 大小念珠状小球囊，内含淋巴液。一般生长缓慢，疼痛不明显，界限多不清楚，无压缩性，与皮肤无粘连。可发生囊内出血，使瘤体迅速增大，张力增高致疼痛，压迫周围组织器官可产生相应症状。易并发感染，有些在感染后因囊壁内皮细胞被破坏而自行消退，或者在发展过程中因栓塞而缩小或消退。

生长在乳腺真皮层的淋巴管瘤生长缓慢，大小不一，与周围组织边界不清，质地柔软，有些可自行停止生长。

3. 辅助检查　乳腺超声检查：表现为乳腺内多房无回声肿块，内部可见纤细分隔，形成"蜂窝状"的特征性图像，可有一定的包膜，薄壁，后方回声增强，彩色多普勒观察，肿块内部一般无血流信号。合并感染时，肿块囊壁可增厚、不光滑，囊内可出现点状回声及透声减低；合并出血时，囊内可见絮状弱回声凝血块。

4. 诊断　青少年期发病，乳房内出现 1~3cm 大小念珠状小球囊，生长缓慢，无明显疼痛，无压缩性，乳腺超声检查提示多房无回声肿块，内部可见纤细分隔，形成"蜂窝状"的特征性图像。穿刺可抽出淡黄色水样淋巴液。

5. 鉴别诊断　主要与乳腺血管瘤相鉴别，二者常合并存在致鉴别困难。乳腺血管瘤的瘤组织软，状如海绵有压缩性，若肿瘤位置浅表，可透过皮肤看到蓝色或青紫色肿瘤团块，超声检查为无回声或低回声影，多可探及血流信号，穿刺可抽出血性液；乳腺淋巴管瘤多发生于青少年期，可有迅速增大的病史，超声检查见乳腺内多房无回声肿块，一般无血流信号，穿刺可抽出淋巴液。

6. 治疗　淋巴管瘤可以生长到很大，可发生感染、破溃、局部肿胀等，应积极治疗。

毛细淋巴管瘤可以采用冷冻疗法或激光治疗。

对于海绵状淋巴管瘤及囊性淋巴管瘤应采用手术治疗，海绵状淋巴管瘤手术治疗时需切除其周围部分正常组织以防复发。囊状淋巴管瘤瘤体较大，壁薄而软，多向各方向延伸，手术分离比较困难，手术时难以彻底切除，易破裂或伤及邻近组织、并发感染等，较大的囊状淋巴管瘤尚需分次切除。国外学者采用博来霉素治疗囊状淋巴管瘤取得满意效果，总有效率达 89.7%，治愈率为 55.2%。国内采用平阳霉素治疗淋巴管瘤，主要对囊状淋巴管瘤疗效显著，总有效率为 99%~100%，治愈率为 78%~94%。

淋巴管瘤并发感染时须先控制感染，然后再考虑手术治疗。

（马祥君）

乳腺大汗腺腺瘤

大汗腺腺瘤是由衬以大汗腺化生的上皮细胞组成密集小管而形成的乳腺良性肿瘤。

1. 临床表现　乳腺的大汗腺腺瘤极为罕见，1976 年 Hertel 等首次描绘此病。主要发生在女性，发病年龄 14~72 岁。肿瘤一般较小，直径多为 1~2cm，质地偏硬，边界清楚，活动度好，无压痛。

2. 辅助检查

（1）乳腺 X 线检查：为良性肿瘤表现，缺乏特征性改变。乳房内肿物，边界清楚，密度稍高或等密度。易误诊为纤维腺瘤。

（2）乳腺超声检查：表现为乳房内低回声肿物，边界清楚，后方无衰减，内部血流信号不丰富。与 X 线检查类似，为良性肿瘤表现。

3. **诊断**　本病无论病史、临床检查，还是影像学检查，均表现为良性肿瘤，临床上多诊断为纤维腺瘤，需要病理检查才能做出正确诊断。

4. **治疗**　手术切除。手术后预后良好，无复发及转移。

（马祥君）

乳 头 腺 瘤

1. **概述**　乳头腺瘤是乳头泌乳导管上皮细胞乳头状瘤样增生和腺病混合存在的一种良性肿瘤，发生在乳头内或乳晕下方，其发病率不足乳腺良性肿瘤的 1%。男性亦可罕见乳头腺瘤。乳头腺瘤可发生在任何年龄，文献报道 40~50 岁患者居多。

2. **病因**　病因尚不明确，多数学者认为主要与雌激素水平增高或相对增高有关。由于雌激素的过度刺激，引起乳管扩张，上皮细胞增生，形成乳管内乳头肿瘤。

3. **临床表现**　乳头腺瘤临床表现为乳头溢液（浆液性或血性），乳头糜烂、结痂或溃疡形成，呈现乳头湿疹样改变，乳头肿大变硬，乳头或乳晕下方可触及肿块。

4. **检查**　常见症状为乳头溢液及乳头糜烂，乳头、乳晕下可触及肿块，故临床查体易发现异常。乳腺影像学检查可帮助诊断和鉴别诊断。确诊需要行病理组织学检查。

5. **诊断**　乳头腺瘤位于乳头或乳晕下方，一般在 2cm 以下，与周围组织分界清楚，体检和影像学检查均可发现异常，但确诊需依靠病理组织学检查。大体可见乳头肿大，乳头皮肤可见糜烂性溃疡，病变乳管扩张，其内可见实性乳头状肿瘤。组织学表现为乳管内乳头状瘤、腺病、上皮过度增生等病变的复合性病变，需与乳腺佩吉特病（湿疹样癌）、乳头乳晕下癌及导管内乳头状瘤相鉴别。

6. **治疗**　乳头腺瘤是良性肿瘤，治疗以手术切除乳头部位及其下方的肿瘤为主，预后好。

7. **预防**　①建立乳房自我检查的良好习惯。乳头腺瘤是一个渐进的慢性过程，伴有典型的临床体征，发现异常及时到医院就诊；②积极参加乳腺癌筛查；③定期进行乳腺体检，防患于未然；④学习乳腺疾病科普知识，提高对乳腺疾病的正确认识。

（张保宁）

乳腺叶状肿瘤

1. **概述**　乳腺"叶状肿瘤"或称"分叶状肿瘤"，是纤维与上皮两种成分的混合性肿瘤，由 Müller 于 1838 年首先描述并且命名为"叶状囊肉瘤"，是一种少见疾病，发生率占乳腺肿瘤的 0.3%~0.9%。曾经的名字有分叶状囊肉瘤、假性肉瘤样腺瘤、腺黏液瘤、乳头状囊肉瘤、巨大乳腺黏液瘤、乳腺混合瘤等达 60 余种。

"叶状肿瘤"这个名字提示肿瘤像叶片一样的生长。总体来说是一种交界性肿瘤，有人将其细分为交界性良性、交界性和交界性恶性三种。也有人将交界性良性者称为分叶状纤维腺瘤，交界性恶性者称为叶状囊肉瘤。

2003 年世界卫生组织制定的组织学分类将叶状肿瘤根据其组织学特点分为良性、交界性、恶性三类。但组织学的分类有时与其临床表现及预后并不完全一致。

女性各年龄段均可发病，平均年龄 40 岁，较纤维腺瘤稍大。发病原因可能与体内内分泌激素紊乱有关。本病是否可能在纤维腺瘤的基础上形成存在很大的争议，有些貌似由纤维腺瘤变成叶状肿瘤的病例，可能一开始就是叶状肿瘤误诊为纤维腺瘤，也可能是两种肿瘤伴发。

2. 临床表现与诊断　主要表现为无痛性肿块，偶尔伴有疼痛。许多患者的肿块持续生长，也有些患者肿块长期稳定，也有些患者短期内肿块迅速增大。大的肿瘤可造成皮肤紧绷伴浅表静脉曲张，但一般活动度好，侵犯胸肌和皮肤少见，溃疡罕见，乳头回缩少见。淋巴结转移少见，少数发生血道转移，复发后的肿瘤一般更容易转移。

小的乳腺叶状肿瘤临床诊断比较困难，常易误诊为纤维腺瘤。如肿块较大，或原先一直大小变化不大的肿块忽然长大，要考虑本病的可能。

乳腺高频超声及乳腺 X 线检查都没有特异性。超声检查多表现为类圆形或分叶状边界清晰的中低回声肿块，也可包含散在囊性区域，可见包膜和侧方声影。肿物内部可有较丰富的血流信号。乳腺 X 线表现多显示为圆形或卵圆形或分叶状实性高密度肿块影，边缘多清晰，光整，密度均匀，少数伴有微小或粗大的钙化。肿块较大者可见由于膨胀性生长对周围乳腺腺体压迫而形成的低密度晕征。部分肿块可边界不清，但无周边腺体结构紊乱、扭曲和邻近皮肤增厚等征象，即使是位于乳晕后的病变，皮下脂肪间隙仍然清晰可见，也不引起乳头乳晕回缩、内陷。乳腺叶状肿瘤组织学上的良恶性与肿块大小、分叶程度及有无钙化无明显关系。

乳腺磁共振检查也没有特异性，但可以帮助制定手术计划。

细针穿刺由于组织量比较少，假阴性和假阳性较高，难以鉴别叶状肿瘤和纤维腺瘤，其结果与病理诊断符合率仅为 50%左右。冷冻切片病理检查确诊率可达到 70%以上，但有时仍不能很好地区分叶状肿瘤和纤维腺瘤，还可能误诊为乳腺癌。

空芯针穿刺术前诊断乳腺叶状肿瘤的准确性可达 80%以上。对于临床上怀疑叶状肿瘤时，可首选空芯针穿刺活检明确诊断，以便根据诊断结果决定适当的手术方式，可有效减少再次手术及过度治疗的可能。

切除活检是最准确的诊断方法，肿块的不同切片甚至同一切片的不同区域变异很大，应该对整个肿物进行检查，多部位取材，多切片，以免漏诊。

病理诊断若为叶状肿瘤，病理医生一般会根据肿瘤的生长方式是膨胀性生长还是浸润性生长、肿瘤的边界是否清楚、肿瘤内的出血坏死情况、肿瘤细胞分裂速度快慢、间质分布、间质细胞的形态和异型性、上皮细胞的多少等情况进行组织学分类（良性、交界性、恶性）。

可能有人看到病理报告上写着良性叶状肿瘤，会认为其一定是"良性"的，其实不然。穿刺活检因为取到的组织较小，不能代表肿瘤的全貌，容易低估。即使是切除活检行病理检查，病理组织学上的分类也可能与生物学行为不一致，不排除远处转移的可能性。

3. 治疗及治疗后的随访　乳腺叶状肿瘤是交界性或潜在恶性的肿瘤，处理原则与纤维腺瘤不同，原则上要行手术治疗。叶状肿瘤常用的手术术式是广泛切除术，切除肿物及其周边至少1cm范围内的正常乳腺组织。如果紧贴肿块切除或切缘仅有几毫米，易复发。建议术中行快速冷冻切片检查切缘，如切缘阳性，应行补充切除直至切缘阴性。如果肿瘤切除后预计乳房美容效果不理想，建议同时行乳房成形或重建术。

对于之前行肿物切除活检证实为叶状肿瘤的患者，可能需要再次手术行肿物周围组织的广泛切除。也有人认为，如果病理报告为良性叶状肿瘤且再切除困难或易致乳房变形，也可考虑采取"等待并观察"的策略。

如果肿瘤较大并且/或者乳房很小，行广泛切除术后很难保持乳房可接受的自然外形，也可行乳房切除术，可考虑同时行乳房重建术。

叶状肿瘤一般不需行腋窝手术。对有腋窝淋巴结异常肿大的患者也可行腋窝淋巴结活检术。如果乳腺叶状肿瘤术后局部复发，治疗手段包括较大范围的再次广泛切除或全乳切除术±乳房重建术，特别对反复复发者更倾向于全乳切除术。

一般不行术后化疗等全身治疗。术后放疗的作用现在还未明确，对原发叶状肿瘤一般不行术后放疗，但有人认为，对于局部复发的患者可在二次手术切除后行局部辅助放疗，因为侵袭性较强的病变二次或三次局部复发可能是破坏性的。

5%以下的叶状肿瘤会发现远处转移。组织学分类为良性的叶状肿瘤也有可能发生远处转移，虽然其发生率更低些。远处转移后的治疗方式没有形成较一致的意见，可能包括化疗、手术和放疗等，应根据具体情况，参照肉瘤或癌肉瘤转移的治疗原则，制定个体化的治疗方案。

叶状肿瘤治疗后应进行定期随访。一般5年内每年2次，5年后每年1次。如果原肿块生长较快，可缩短首次随访复查距术后的时间间隔。随访的主要内容包括临床乳腺检查及影像学检查。影像学检查一般采用超声检查，超声容易发现肿瘤残腔位置肿瘤的复发。如果乳腺腺体致密且丰富，可考虑行乳房MRI检查，及时发现可能出现的局部复发。术后1~2年内复发的风险较高，是随访工作的重点。有症状的患者可以根据症状行相关部位的进一步检查。

（杨红健）

乳腺癌、乳腺肉瘤、乳腺淋巴瘤

乳腺癌的发病概况

全球乳腺癌发病率自 20 世纪 70 年代末以来一直呈上升趋势。2002 年全球乳腺癌新发病例 115 万，2005 年超过 120 万，2010 年达到 140 万。全球乳腺癌发病率北美、西欧、北欧、大洋洲、以色列犹太人居住区为高发地区，东欧、南欧及拉丁美洲其次，亚洲、非洲发病率最低。在美国 8 名妇女一生中就会有 1 人患乳腺癌。中国不是乳腺癌的高发国家，但不宜乐观，近年我国乳腺癌发病率的增长速度却高出高发国家 1~2 个百分点。一个国家内的不同地区乳腺癌发病率也不尽相同，经济发达地区往往高于经济欠发达地区，城市高于农村，经济欠发达地区的居民移居到发达地区生活，其乳腺癌发病率也会逐渐升高。据中国国家癌症中心、卫生计生委疾病控制局最新数据显示，乳腺癌位居女性恶性肿瘤的首位，2010 年全国肿瘤登记地区女性乳腺癌发病率（粗率）全国合计为 32.43/10 万。城市为 39.47/10 万，农村为 25.28/10 万。全球乳腺癌死亡率自 20 世纪 90 年代已呈现下降趋势，主要由于乳腺癌高发国家开展了乳腺癌筛查，使早期病例比例上升；其次是乳腺癌综合治疗的开展，提高了疗效。但我国乳腺癌死亡率并未显示明显下降。中国最新数据显示，2010 年乳腺癌死亡率为 8.65/10 万，位居全国女性恶性肿瘤死亡率的第 6 位。努力做好乳腺癌的早期发现、早期诊断、早期治疗，对易感高危人群进行规范化的筛查与监测，才能有效地遏制我国乳腺癌的发展势头，减少和控制乳腺癌的发病与死亡。

（张保宁）

近年我国乳腺癌发病率上升的影响因素

我国不是乳腺癌的高发国家，但不宜乐观，近年我国乳腺癌发病率的增长速度却高出高发国家。究其原因：随着人民生活水平的提高，营养状况的改善，女性初潮时间有所提前。女性首次月经称初潮。营养不良的女性初潮时间可推迟，营养过剩的女性初潮时间可提前，一般讲多在 12~14 岁，近年来很多女性十一二岁就来了月经，初潮早（<12 岁）是乳腺癌发病的危险因素之一。营养丰富肥胖体型的人增加，这里指的是绝经后肥胖。女性

的雌激素主要由卵巢提供，身体的脂肪组织可以产生少量的雌激素，但绝经后卵巢萎缩了，不再产生雌激素，而脂肪组织产生的雌激素对身体雌激素水平的影响增大了，构成乳腺癌发病的危险因素。近年来绝经后妇女替代性服用雌激素的比例也明显增加，长期服用外源性雌激素也是乳腺癌发病的危险因素。我国目前许多大城市生活节奏快，人们的精神、心理经常处于紧张状态，导致内分泌紊乱，乳腺增生的发生率增加。独身、晚婚、晚育、哺乳时间短甚至不哺乳、不生育现象增多。饮酒现象增多。以上均构成我国乳腺癌发病率上升的影响因素。

（张保宁）

哪些人易患乳腺癌

乳腺癌的病因尚未完全清楚，研究发现，乳腺癌的发病存在一定的规律性，具有乳腺癌高危因素的女性易患乳腺癌。所谓高危因素是指与乳腺癌发病有关的各种危险因素，而大多数乳腺癌患者都具有的危险因素就称为乳腺癌的高危因素。据中国肿瘤登记年报显示，女性乳腺癌年龄别发病率 0~24 岁年龄段处于较低水平，自 25 岁开始快速上升，55~59 岁组达发病高峰，之后呈下降趋势。乳腺癌家族史是乳腺癌发生的危险因素，所谓家族史是指一级亲属（母亲、女儿、姐妹）中有乳腺癌患者。近年发现，乳腺腺体致密也成为乳腺癌的危险因素，最能显示乳腺密度的是乳腺影像学检查，尤其是乳腺 X 线摄影片。乳腺癌的危险因素还有月经初潮早（<12 岁），绝经迟（>55 岁）；未婚，未育，晚育，未哺乳；患乳腺良性疾病未及时治疗；经医院活检（活组织检查）证实患有乳腺非典型增生；胸部接受过高剂量放射线的照射；长期服用外源性雌激素；绝经后肥胖；长期过量饮酒；以及携带与乳腺癌相关的突变基因。需要解释的是乳腺癌的易感基因欧美国家做了大量研究，现已知的有 BRCA-1、BRCA-2，还有 p53、PTEN 等。具有以上若干项高危因素的妇女并不一定患乳腺癌，只能说其患乳腺癌的风险比正常人高，中国妇女乳腺癌的发病率还是低的。

（张保宁）

更年期妇女长期行激素替代疗法患乳腺癌的风险增加

1. 概述　更年期妇女由于卵巢功能衰退，体内雌激素分泌量减少，有些妇女会出现"更年期综合征"的表现，如月经紊乱、烦躁易怒、精神疲乏、头晕耳鸣、心悸失眠、烘热汗出等，严重者出现性格改变及轻度精神失常。更年期是由壮年向老年过渡的时期，是一特殊的生理变更时期，应做好充分的身心准备。

国外比较盛行在更年期服用激素替代剂，以缓解更年期综合征的表现，国内也开始有使用激素替代剂者。雌激素替代治疗提高了一部分老年妇女的生活质量。服用激素替代剂可以补充更年期妇女内源性激素的不足，有效地缓解更年期综合征的各种症状，并可预防妇女在绝经后由于雌激素分泌锐减而发生的冠心病、骨质疏松症等。因此，应该说服用激素替代剂对处于更年期的女性是有一定益处的。但是，服用激素替代剂会否导致乳腺癌的问题，近年来引起了国内外学者愈来愈多的关注。更年期妇女是否应该服用激素替代剂是有一定争议的问题。

2. 乳腺癌风险　激素替代风险最大的当数乳腺癌。研究认为，连续5年以上的激素替代治疗使患乳腺癌的危险仅轻度增加，并随用药时间的延长，危险性仍有缓慢增加的趋势。但另外一些研究表明，激素替代治疗并未增加乳腺癌的危险性。虽然没有证据表明，有乳腺癌家族史的妇女接受激素替代治疗会增加乳腺癌发生，但仍应持谨慎态度。

国外最新的研究提示，服用激素替代剂可使妇女患乳腺癌的危险性增高，且这种风险可能持续存在；服用激素替代剂的时间愈长，其患乳腺癌的危险性愈高。而对于乳腺癌患者，术后若使用激素替代疗法癌症可能更易复发。目前公认的观点是，有乳腺癌病史的妇女，应禁用雌激素替代治疗；有乳腺癌家族史的妇女，应慎用雌激素替代治疗。因为乳腺是雌激素的敏感器官，雌激素可促进乳腺癌病灶的生长，使乳腺癌复发增加、复发时间缩短、生存率下降。值得一提的是，接受替代治疗后出现的乳房胀痛并非乳腺癌征兆，而可能是乳腺充血所致，通常6个月的适应或调整用药方案即可缓解，不必有过多的顾虑。因此我们认为，更年期妇女服用激素替代剂应慎重。绝经后使用激素替代疗法，改变体内激素水平，可能加大女性患乳腺癌的风险，因此，要慎用补充激素的激素替代疗法来缓解更年期综合征的症状，否则得不偿失。如果无明显的更年期综合征的表现或仅有较轻程度的不适感，则可不服用激素替代剂而使用其他方法，如积极锻炼身体，参加丰富多彩的社会活动，以保持良好的心境和身体状况。确有明显症状者，可服用中药，或在医生指导下少量、短期服用激素替代剂。而对乳腺癌患者，不应使用激素替代疗法。

3. 子宫内膜癌风险　子宫内膜也是雌激素的靶器官。单纯的雌激素替代治疗会增加患子宫内膜癌的危险，即使是小剂量也会增加患子宫内膜癌的危险性。但未行子宫切除术的妇女，在接受替代治疗时，一定不要嫌加用孕激素麻烦，因为孕激素是子宫内膜的忠实卫士；在孕激素参与替代治疗后，患子宫内膜癌的概率与不用替代治疗的概率几乎一致。

4. 其他器官风险　没有证据表明激素替代治疗与阴道、宫颈和卵巢等其他妇科肿瘤有关。国外的资料还表明，激素替代治疗明显改善了上皮性卵巢癌病人的生活质量，而且未缩短他们的生存时间。国外的研究还发现，激素替代治疗使妇女患直肠癌和结肠癌的危险降低。

因为激素替代治疗使医生和更年期妇女的联系更为紧密，医生可以早期发现异常情况，所以即使在接受替代治疗的同时患上癌症，也可能因得到早期、及时的治疗，从而有比较良好的结局。当然，服用激素类药物一定要在医生指导下进行。

（刘　健）

乳腺癌患者另一侧乳腺患癌的风险比常人高

乳腺癌是女性最常见恶性肿瘤，随着乳腺癌患者生存率的提高和检查手段的改进，初发乳腺癌治疗后再发对侧乳腺癌的病例逐年上升。对侧乳腺癌与原发乳腺癌之间存在共同的危险因素，如乳腺癌家族史等，但某些是对侧乳腺癌独立危险因素，如放疗。乳腺癌患者中 2.0%~11.0% 将会发生对侧乳腺癌，初次乳腺癌再发对侧乳腺癌的概率是普通女性人群发生乳腺癌的 2~6 倍。一些研究结果显示，10 年对侧乳腺癌发生率为 1.0%~14.0%，平均为 9.5%，随着随访时间的延长，对侧乳腺癌的发生率逐步升高。

对侧乳腺癌发生的高风险与乳腺癌家族史、原发乳腺癌确诊年龄小于 45 岁、组织学呈髓样变、未采取内分泌治疗以及接受乳腺内放疗相关。乳腺癌家族史是乳腺癌的独立危险因素，同时家族史也是对侧乳腺癌发生的重要危险因素，浸润性小叶癌容易发生对侧原发性乳腺癌，放疗也是对侧发生原发性乳腺癌的危险因素

（刘　健）

乳腺癌家族聚集倾向

乳腺癌发病的两大重要原因为环境和遗传，虽然环境因素扮演着主要角色，但仍有 5%~10% 乳腺癌的发病与乳腺癌易感基因的缺陷直接相关。遗传性乳腺癌表现为家族聚集性、发病早、双侧和多中心病灶等特点。大部分遗传性乳腺癌都具有家族聚集性，属于家族性乳腺癌。大部分遗传性乳腺癌与乳腺癌易感基因 BRCA-1 和 BRCA-2 有关。BRCA-1 和 BRCA-2 都是抑癌基因，其编码的蛋白在 DNA 损伤修复中发挥重要作用。在 BRCA-1 和 BRCA-2 突变细胞中，由于 DNA 损伤的修复无法正常进行，DNA 的差错在细胞内不断累积，就容易导致细胞癌变。

乳腺癌患者的一级亲属与一般人群相比，患乳腺癌的危险性增加 2~3 倍。母亲和姐妹中有一个患乳腺癌的妇女，患该病的危险性非常高。对某些家族疾病谱的研究表明，该病在一定程度上有遗传倾向，某些家族中一级亲属的危险性高达 50%，这与染色体的显性遗传概率相一致。乳腺癌在某些家族中有聚集现象，在一级亲属中危险性高，家族中较远的亲属危险性小。同时，研究表明，这种遗传倾向在绝经前患者比绝经后者高，在双侧乳腺癌患者比单侧高。绝经前乳腺癌患者一级亲属的危险性比对照组增加了 3 倍，而绝经后一级亲属的危险性为 1.5 倍。双侧乳腺癌患者，一级亲属的危险性增加 5 倍。如果绝经前妇女患双侧乳腺癌，其一级亲属危险性增加 9 倍，而同样情况对绝经后妇女的一级亲属危险性增加为 4 倍。

寻找遗传的特异标志以区别引起家族聚集性的环境因素和遗传因素作用，尽管对遗传基因的研究目前已取得了一些进展，如 BRCA 等基因的研究可对这一问题作出一定的解释，

但多数研究表明，环境因素比遗传因素更为重要。总之，乳腺癌的家族聚集性现象可能与遗传因素和环境因素均有关，用单一的遗传因素或是环境因素都不能圆满地解释乳腺癌在家族中的聚集倾向。

（刘　健）

乳腺癌癌前病变

1. 概述　癌的形成要经历漫长的演变过程，局部组织某些特定形态改变，由轻到重，最终发展成具有明显恶性特征的病理表现。这种发生于癌之前的局部组织形态异常的前驱表现，称为癌前病变。

关于乳腺癌癌前病变，迄今并未明确。国内外学者大多认为单纯的乳腺增生症并不发生癌变。上皮高度增生及非典型增生属于癌前病变。也有认为良性乳腺病有上皮增生者，不论是否伴有不典型病变，均可使患乳腺癌危险性升高。一些学者认为导管内乳头状瘤及乳腺大囊肿亦有较高的癌变率。因此，可以认为乳腺癌癌前病变是指乳腺小叶或导管系统上皮细胞的高度增生及非典型增生性病变。

2. 病因　乳腺癌前病变中的全部生长可以简单的看作是细胞增殖和细胞死亡之间的平衡。细胞增殖和死亡之间平衡的紊乱是由于几个正常的生长调节机制改变而产生的，包括那些涉及到的性激素、癌基因、肿瘤抑制基因和很多其他的仍未知的基因以及遗传外的变异。所有类型癌前病变中的细胞增殖要快于正常细胞，导致了生长的失衡，即较低的凋亡比率和较高的增殖比率。

雌激素通过雌激素受体介导在正常乳腺上皮细胞的生长和分化调节当中起到了重要作用，它刺激细胞增殖并调节其他基因的表达，包括孕酮受体。孕酮受体介导具有促进有丝分裂作用，进一步促进增殖。有研究评价了正常乳腺上皮和癌前病变中雌激素受体的表达，正常平均大约30%的细胞表达雌激素受体，并随月经周期而改变，卵泡期大约比黄体期高2倍，绝经后女性雌激素受体表达的阳性细胞的平均比率为50%~60%，有研究报道，在普通类型的增生半数以上病变中超过90%的细胞表达这种受体，也有报道导管非典型增生中超过90%的病变中几乎所有细胞中都高水平表达，很多研究评价导管原位癌中大约所有病例的75%表达受体，而且其表达随组织学分化而变化，非粉刺样病变中最高，超过90%的细胞100%的表达受体，而在粉刺样病变中最低，仅在少数细胞中有大约30%表达。90%的小叶原位癌中几乎所有细胞都高水平表达雌激素受体。

雌激素暴露是发展为乳腺癌的重要风险因子，几乎所有的癌前病变中都存在高水平的雌激素受体，使得它们对任何水平的雌激素甚至在绝经后女性见到的低浓度产生敏感，从而提高细胞的增殖比率。一个研究在30%的增生性乳腺病变中发现雌激素受体的体细胞突变，将其转染到乳腺癌细胞系后，在低浓度雌激素下，显示出比野生型更高的转录和增殖活性，与这种突变相关的雌激素的超敏感性可能在乳腺癌前病变的早期发生和进展中具有重要作用。

癌基因（erb-b2）在 20%～30% 的乳腺癌中扩增或过表达，这些异常与增殖的加强、不良的临床转归和对各种类型辅助治疗反应性的改变有关。erb-b2 基因可以促进细胞的运动性，其提高了肿瘤细胞的侵袭和转移的能力，erb-b2 的变异是早期恶性转化中的重要因素。目前还未观察到正常细胞或早期增生中存在 erb-b2 基因的过表达或扩增。扩增或过表达的平均发生率在非粉刺样病变中大约为 10%，而在粉刺样病变中为 60%。erb-b2 基因的变异从在低分级的导管原位癌中非常低的水平到高分级病变中的高水平，过表达的比率在全部导管原位癌中为 30%～40%。

抑癌基因（TP53）在大约 30% 的乳腺癌中存在突变或失活，这通常与侵袭性的生物学特征和不良的临床转归有关。TP53 的变异似乎在乳腺癌前病变的演变中具有重要作用，大多数癌前病变的研究采用免疫组织化学方法来评定 TP53 蛋白状态。在低分级的非粉刺样病变中相当稀少（大约 5%）而在高分级的粉刺样病变中相对常见（约为 40%）。小叶原位癌中 TP53 的变异仅大约为 5%，与不典型增生相似。TP53 突变对乳腺癌前病变发生和进展可能通过几个机制发生作用，包括通过细胞周期 G_1 期检测点的丢失来干扰 DNA 修复从而导致被损的 DNA 模板复制和基因不稳定性，也可能通过抑制细胞程序性死亡而导致克隆膨胀。

大量研究证实了生物学特征在人类乳腺癌前病变演变中的重要性。研究显示正常细胞到癌变的癌前病变的组织学连续谱系上，增殖逐渐增加而凋亡逐渐减少，导致了渐进性的生长。大多数情况下雌激素受体的表达在几乎所有的癌前病变中突然提升到非常高的水平，增强了它们对雌激素促有丝分裂作用的反应，即便是在非常低的雌激素水平。erb-b2 基因的激活和 TP53 基因的失活是导管原位癌的突出特征，提示这些变异在癌前演变的后期是重要的。近期更多的评价等位基因失衡的研究证实癌前病变中存在大量的遗传多样性。

来自杂合性丢失和比较基因组杂交分析研究提示乳腺癌前病变中存在等位基因失衡。有研究显示 50% 的导管非典型增生与同时发生的乳腺癌共享它们的杂合性丢失表型，说明导管非典型增生是侵袭性乳腺癌的直接的前驱病变。也有研究提示细胞周期蛋白 D1 的变异是从导管非典型增生到导管原位癌进展过程中的重要因素。端粒酶活性是永生化的新生物/癌细胞无限增殖特征所必需的，从增生到导管非典型增生，再到导管原位癌，最后到侵袭性乳腺癌的连续谱系中其活性逐渐增高到非常高的水平。简而言之，从导管原位癌到侵袭性乳腺癌进展过程中涉及到的生物学改变是多步骤的过程，包括肿瘤细胞间黏附的减低或改变、降解和通过基底膜迁移以及最后通过细胞外基质侵袭步骤等。

随着新的被称为高通量技术的出现，在过去的几年里这些情况发生了令人瞩目的变化，这种技术可以在很小的标本上同时评价数千个基因和蛋白，并重新兴起了对于利用细胞系和动物模型模仿人类癌前病变重要特征的兴趣和可行性。有个研究采用基因表达的连锁分析比较了在正常乳腺上皮和 DCIS 中转录的 50 000 个基因，在正常上皮和导管原位癌中存在巨大差异，9 个特定的基因在高分级的导管原位癌中显著提高。最引人注意的基因似乎与细胞生长、存活和分化有关，这可能都是促成侵袭性的因素。采用 DNA 微阵列方法来研究人类癌前病变演变过程中的基因表达。在识别的两组中表达水平显著差异的 69 个基因中最突出的与细胞周期调节相关的激酶和与血管生成有关的一种蛋白，在高分级的导管原位癌中上调。一个相似的初步研究，采用微阵列方法比较了导管原位癌和侵袭性乳腺癌中 12 000 个转录产物，发现两组中存在超过 200 个表达有差别的基因。有 26 个基因在导管原位癌和侵袭性乳腺癌中的表达具有 4~10 倍的差别。另外，细胞的功能是通过蛋白质来完成的而不是编码它们的基因，新颖的高通量技术也正在人类乳腺癌前病变的研究中也用于评价蛋白质的表达。

3. **临床表现**　有研究认为，乳腺癌是从良性病变经过长期发展而来的，女性乳腺良性病变很多，但仅少数属于癌前病变，如导管非典型增生、小叶非典型增生、小叶原位癌和导管原位癌。其他一些病变是否恶变还不确定，包括普通类型的增生、导管硬化性腺病等。病理学家观察到，乳腺癌患者的乳腺组织中连续性比非癌的乳腺更为常见。研究显示，既往活检中存在这些病变病史的女性发展为乳腺癌的风险增加，如普通类型的增生、导管硬化性腺病风险约增加 2 倍，导管非典型增生、小叶非典型增生为 5 倍，小叶原位癌和导管原位癌为 10 倍。风险在双侧乳腺是均等的，常常是多灶和双侧的，所以它们有可能既是风险因子又是前驱病变。近期的实验室研究证明，癌前病变与同时发生的乳腺癌具有相同的基因异常，来自异种移植和基因工程动物模型显示类似的组织学演变。

癌前病变发展成癌的过程：正常终末导管–小叶单位的干细胞增生，发展为非典型增生，进一步发展为原位癌，最终进展为侵袭性和转移性病变。这一过程有两个不同途径：一是小叶非典型增生和小叶原位癌顺序的发展为小叶浸润癌，占 10%~20%；二是普通类型的增生、导管硬化性腺病、导管非典型增生和导管原位癌发展为导管浸润癌（包括管状的、黏液性的、髓样的和最大的"非特殊类型"），占 80%~90%。

新的高通量技术，如 DNA 微阵列近期开始研究，包括了标准的生物标志物。各种技术用以测定癌前病变中的细胞增殖数量，增殖比率随月经周期波动，黄体期大约比卵泡期高 2 倍，说明了雌激素和孕酮对正常乳腺上皮细胞促分裂的重要性，正常终末导管–小叶单位增殖评价约 2%，有研究报道普通类型增生的增殖比率约为 5%，比正常高 2~3 倍。导管非典型增生约为 5%，组织学低分级的"非粉刺样"导管原位癌中平均为 5%，而在高分级的"粉刺样"导管原位癌中为 25%~30%。增殖在组织学的连续谱系中与分化是成比例的，在低分级中比率为 1%，而在最高分级的病变中高于 70%，导管原位癌中平均增殖比率约为 15%。

4. **诊断**　癌前病变非常常见，由于公众意识的提高尤其是乳房 X 线普查的开展，使得癌前病变的诊断更为频繁。通常癌前病变的组织学特征易于阐明，但因流行病学证据不足而难以估计。

5. **预防**　不同癌前病变亚型发展为乳腺癌的生物学差异，为识别癌前病变生物学预后因素的研究开拓途径，乳腺癌前病变的预后因素已得到确立。有希望的作用是识别可以从激素治疗中获益的高危的癌前病变患者。如 NSABP-1 化学预防临床试验中，具有导管非典型增生病史并接受三苯氧胺治疗的患者其乳腺癌的发生率下降 85%，令人瞩目。导管非典型增生表达非常高水平的雌激素受体，提示高度雌激素受体阳性的癌前病变可能是抗雌激素治疗的易感者。因此，以癌前病变的生物学变异为目标是乳腺癌化学预防的合理策略。

（刘　健）

乳腺癌病理组织学分类

乳腺癌的病理组织学分类与患者预后有关，对不同组织学类型的患者所采取的治疗方案也不同。乳腺癌的组织形态较为复杂，类型繁多，大体分为非浸润性癌、原位癌早期浸润、微浸润性癌和浸润性癌。非浸润性癌有导管原位癌、小叶原位癌、乳腺佩吉特病。导管原位癌是指癌细胞仅限于导管内，没有间质浸润。小叶原位癌是指病变位于末梢导管-小叶单位。乳腺佩吉特病又名湿疹样癌，是指单纯乳头乳晕病变者，在乳头、乳晕鳞状上皮内出现恶性腺上皮细胞；若乳腺佩吉特病非单纯乳头病变，伴有乳腺内肿块，且肿块病理证实为浸润性癌，则归类为浸润性癌类型。原位癌早期浸润是非浸润性癌向浸润性癌过度的中间阶段，即癌细胞开始突破基底膜，分为导管原位癌早期浸润、小叶原位癌早期浸润。微浸润性癌是非浸润性癌向浸润性癌过度的又一个中间阶段，是指在原位癌背景上，显微镜下小叶间质内出现一个或几个明确分离的微小浸润灶。浸润性乳腺癌则具有累及周围组织和转移到其他部位的倾向，有许多病理组织学类型。浸润性乳腺癌包括浸润性导管癌、浸润性小叶癌、小管癌、浸润性筛状癌、髓样癌、分泌黏液的癌、神经内分泌癌、浸润性乳头状癌、浸润性微乳头状癌、大汗腺癌、化生性癌、富脂质癌、分泌型癌、嗜酸性细胞癌、腺样囊性癌、腺泡细胞癌、富糖原透明细胞癌、皮脂腺癌、炎性癌。浸润性乳腺癌中一些特定的组织学类型预后较好，如小管癌、浸润性筛状癌、黏液癌和腺样囊性癌、管状小叶癌和浸润性乳头状癌。浸润性微乳头状癌复发转移率高，预后较差。炎性乳腺癌属于局部晚期乳腺癌，预后差。

（张保宁）

乳腺癌临床分期（TNM 分期）

TNM 分期是目前国际上最为通用的分期系统。是由法国人 Pierre Denoix 于 1943~1952 年间提出，后来美国癌症联合委员会（AJCC）和国际抗癌联盟（UICC）逐步开始建立国际性的分期标准，并于 1968 年正式出版了第一版《恶性肿瘤 TNM 分类法》手册。目前它已经成为临床医师和医学科研人员对恶性肿瘤进行分期的标准方法。TNM 分期系统是基于肿瘤（tumor）的范围，淋巴结播散情况（node），是否存在远处转移（metastasis）确定的。T、N、M 分别为肿瘤、淋巴结、转移三个英文单词首写字母，T、N、M 确定后就可以得出相应的总的分期，即Ⅰ期、Ⅱ期、Ⅲ期、Ⅳ期等。Ⅰ期的肿瘤通常是相对早期的肿瘤，预后较好，级别越高分期越晚预后越差。

乳腺癌的 TNM 分期如下：

1. 原发肿瘤 T（用 T 来代表）　定义原发肿瘤的分期，不管是临床还是病理都是一样的。如果肿瘤的大小由体检得到，可用 T_1、T_2 或 T_3 来表示。如果是依靠其他测量方法，如乳腺 X 线摄片或病理学测量得到的，那么可用到 T 的亚分类。肿瘤大小应精确到 0.1cm。

Tx　原发肿瘤不能确定。

T_0　没有原发肿瘤证据。

Tis　原位癌。

Tis（DCIS）导管原位癌。

Tis（LCIS）小叶原位癌。

Tis（Paget）乳头佩吉特病，不伴有肿块（注：伴有肿块的佩吉特病按肿瘤大小分类）。

T_1　肿瘤最大直径≤2cm。

T_1mic　微小浸润癌，最大直径≤0.1cm。

T_1a　肿瘤最大直径>0.1cm，但≤0.5cm。

T_1b　肿瘤最大直径>0.5cm，但≤1cm。

T_1c　肿瘤最大直径>1cm，但≤2cm。

T_2　肿瘤最大直径>2cm，但≤5cm。

T_3　肿瘤最大直径>5cm。

T_4　无论肿瘤大小，直接侵及胸壁或皮肤。

T_4a　肿瘤侵犯胸壁，不包括胸肌。

T_4b　乳腺皮肤水肿（包括橘皮样变）或溃疡，以及限于同侧乳腺的皮肤卫星结节。

T_4c　同时包括 T_4a 和 T_4b。

T_4d　炎性乳腺癌。

2. 区域淋巴结 N（用英文单词首写字母 N 来代表）

Nx　区域淋巴结无法评估（包括曾有切除史）。

N_0　区域淋巴结无转移。

N_1　同侧腋窝淋巴结转移，可活动。

N_2　同侧腋窝淋巴结转移，固定或相互融合；或缺乏同侧腋窝淋巴结转移的临床证据，但临床上发现（指影像学检查、临床体检或肉眼可见的病理异常）有同侧内乳淋巴结转移。

N_2a　同侧腋窝淋巴结转移，固定或相互融合。

N_2b　仅临床上发现 * 同侧内乳淋巴结转移，而无同侧腋窝淋巴结转移的临床证据。

N_3　同侧锁骨下淋巴结转移伴或不伴有腋窝淋巴结转移；或临床上发现同侧内乳淋巴结转移和腋窝淋巴结转移的临床证据；或同侧锁骨上淋巴结转移伴或不伴腋窝或内乳淋巴结转移。

N_3a　同侧锁骨下淋巴结转移。

N_3b　同侧内乳淋巴结及腋窝淋巴结转移。

N_3c　同侧锁骨上淋巴结转移。

3. 远处转移 M（用英文单词首写字母 M 来代表）

Mx　远处转移无法评估。

M_0　无远处转移。

M_1　有远处转移。

4. 临床分期标准

0 期	$TisN_0M_0$
Ⅰ期	$T_1N_0M_0$
ⅡA 期	$T_0N_1M_0$
	$T_1N_1M_0$
	$T_2N_0M_0$
ⅡB 期	$T_2N_1M_0$
	$T_3N_0M_0$
ⅢA 期	$T_0N_2M_0$
	$T_1N_2M_0$
	$T_2N_2M_0$
	$T_3N_1M_0$
	$T_3N_2M_0$
ⅢB 期	$T_4N_0M_0$，$T_4N_1M_0$，$T_4N_2M_0$
ⅢC 期	任何 T，N_3M_0
Ⅳ期	任何 T，任何 N，M_1

（张保宁）

乳腺癌组织学分级

乳腺癌的组织学分级与预后有着十分密切的关系，1925 年 Greenough 首次阐述了乳腺癌形态学特征的分级。根据：①细胞的组织结构；②细胞及细胞核大小的一致性、核染色及核分裂的程度。将乳腺癌分为三级。之后，关于不同组织学分级方法的多项研究陆续发表。Bloom 和 Richardson 将形态学分成独立的三部分，即腺管形成、细胞核的多形性、核分裂计数。

虽然这些分级方法不同程度地反映了乳腺癌的预后信息，但它们之间缺乏一致性，使临床研究之间难以进行比较。另外，分级也带有一定的主观性，尽管使用相同的分级系统，在评估时仍可产生较大差异。为解决观察者之间的一致性问题，Elston 和 Ellis 修改了 Bloom 和 Richardson 系统，使分级标准更加量化。肿瘤的分级由形态学特征决定（包括腺管形成的程度、细胞核的多形性以及核分裂计数）。每项评分从 1 分（良好）至 3 分（差），然后将 3 类分数相加，评出 3 个等级：3~5 分为 1 级，6~7 分为 2 级，8~9 分为 3 级。改良后的分级系统称为 Nottingham 联合组织学分级（Scarff-Bloom-Richardson 分级系统的 Elston-Ellis 修正版），见下表。

乳腺癌的组织病理学分级

G 分级	组织病理学级别	经 Eiston-Ellis 修改的 Scarff-Bloom-Richardson 分级系统评分
Gx	无法评估	
G_1	低度恶性（分化好）	3~5 分
G_2	中度恶性（分化中等）	6~7 分
G_3	高度恶性（分化差）	8~9 分

（张保宁）

乳腺癌免疫组化检测

1. 什么是免疫组化　乳腺癌的组织病理学检查应包括一系列免疫组化（IHC）指标的检测。这些 IHC 指标对应的是一些在肿瘤发生、发展过程中起重要作用的物质，反映肿瘤增殖、转移风险、预后情况及对一些治疗方法的敏感性等。那什么是 IHC 呢？它是怎样检测到这些物质的呢？

IHC，全称为免疫组织化学，是应用免疫学的基本原理——抗原抗体反应，即抗原与抗体特异性结合的原理，通过化学反应使标记抗体的显色剂显色来确定组织细胞内抗原，对其进行定位、定性及定量的研究。IHC 的目的是检测细胞或组织中我们所需要了解的物质是否存在，以及存在的量。

肿瘤的 IHC 检测通常利用肿瘤组织的石蜡切片，石蜡切片中需要检测的物质是抗原，用已经做好标记的抗体去寻找结合抗原。一种抗体只能结合一种或一类抗原。抗原抗体结合后形成抗原抗体复合物。由于抗原抗体复合物是无色的，因此还必须借助于组织化学的方法将抗体标记的部位显示出来。

IHC 检测的结果，根据抗原在肿瘤细胞中表达的强度，按照从无到有、从少到多的顺序依次标识为（0）、（1+）、（2+）、（3+）；按照一定的强度作为阳性标准，计数一定数量细胞的阳性情况，根据阳性细胞占总数的比例来显示百分比。

2. 常用的乳腺癌免疫组化检测指标及其临床意义　常用的乳腺癌 IHC 检测指标包括二大类，第一类是可以帮助病理科医生鉴别非癌与癌、原位癌与浸润癌、癌的组织学来源等的指标。第二类是反映乳腺癌生物学特性，有助于判断预后及预测治疗反应的指标。目前第二类中获得普遍认同的最重要指标有四个：雌激素受体（ER）、孕激素受体（PR 或称 PgR）、人表皮生长因子受体（HER-2 或称 CerbB-2）、细胞核增殖相关抗原 Ki-67。根据这四个指标的检测结果，可以替代基因分析近似地将乳腺癌区分为四种不同的分子分型：LuminalA 样型、LuminalB 样型、HER-2 阳性型和三阴性型，从而协助指导制定个体化的治疗方案并判断预后。以下重点介绍这四个指标及其意义。

（1）ER 与 PR 免疫组化检测及其意义：乳腺是雌激素作用的重要靶器官。ER 和 PR 合称为"激素受体"（HR），是细胞内存在的可与雌激素和孕激素相结合的蛋白质。大多数正常乳腺上皮细胞内存在 ER、PR，接受人体雌激素和孕激素的调控。雌激素是直接刺激乳腺生长、发育的最重要的激素，孕激素通常在雌激素作用的基础上产生效应。在雌激素的作用下，乳腺导管增生、延长，乳腺间质组织增生，但腺体小叶尚未充分形成，孕激素使乳腺导管进一步增生、延长，而且促使腺泡和腺小叶的形成。雌孕激素需要适当的比例，乳腺发育才正常。在正常生理状态的月经周期中，雌激素和孕激素会呈现周期性变化。月经来潮之前，雌激素和孕激素水平会达到周期性的高峰，正常乳腺细胞会增大、增生；月经结束后，雌激素和孕激素水平会明显下降，正常乳腺细胞会萎缩、腺体会变软。

乳腺上皮细胞发生癌变后，部分乳腺癌细胞可以保留全部或部分激素受体，并具有与正常乳腺激素受体相似的功能，该乳腺癌细胞的生长、增殖仍受体内雌激素和孕激素的调控，这类乳腺癌称为激素依赖性乳腺癌（HR 阳性乳腺癌），占 60%~70%。而有些乳腺癌细胞丧失了全部或大部分激素受体，其生长、增殖与体内激素水平无明显关系，这类乳腺癌称为非激素依赖性乳腺癌（HR 阴性乳腺癌）。

乳腺癌组织中 ER、PR 的 IHC 染色阳性细胞百分比能较好地判断患者的预后。无论是绝经前还是绝经后的患者，ER 阳性者预后明显好于 ER 阴性者。ER 水平与总生存（OS）、无病生存（DFS）、无复发生存（RFS）、至治疗失败时间（TTF）等呈正相关。PR 也是乳腺癌复发的独立预后因子，PR 高表达较低表达者有更好的预后。乳腺癌复发时 ER 及 PR 表达可能降低。

ER、PR 的表达情况能很好地预测内分泌治疗的疗效。乳腺癌的内分泌治疗也称为激素治疗，其历史可以追溯到 1896 年。20 世纪 70 年代，随着口服内分泌药物他莫昔芬（三苯氧胺）的问世，内分泌治疗已经成为手术、放疗和化疗之外乳腺癌治疗不可替代的重要组成部分。无论绝经前还是绝经后乳腺癌患者，ER 和（或）PR 阳性者均对内分泌治疗敏感，而且 ER 表达水平越高，内分泌治疗越有效。乳腺癌一线内分泌治疗，ER、PR 均为阳性者的有效率为 60%~70%，ER 阳性、PR 阴性或 ER 阴性、PR 阳性者的有效率为 30%~50%，而 ER、PR 均为阴性者的有效率仅为 5% 左右，虽然 ER、PR 均阴性者内分泌治疗有效率仍有 5% 左右，但是权衡考虑内分泌治疗所带来的不良反应，弊大于利，一般不建议对早期乳腺癌患者在 ER、PR 均阴性时使用内分泌治疗。所以激素受体检测结果是乳腺癌患者选择是否行内分泌治疗的重要依据。ER、PR 的表达情况还能预测化疗及靶向治疗的疗效。所以，ER、PR 的表达情况也是制订乳腺癌综合治疗方案的重要依据。

美国临床肿瘤学会（ASCO）与美国病理医师学会（CAP）组成的国际专家组 2009 年更新了《ASCO/CAP 乳腺癌激素受体 IHC 检测指南》。《指南》指出：IHC 是确定 HR 状态的最佳方法。适宜检测的人群包括：①所有新诊断的浸润性乳腺癌患者；②对于同时多发性癌，应至少对其中一个病灶进行检测，以最大者为佳；③对复发病例应再行检测，以便验证之前结果的可靠性或评估肿瘤生物学是否发生了变化；④对于新诊断的乳腺导管原位癌（DCIS）也可检测，具有一定的价值，但不作正式推荐。

由于大规模研究已表明，HR 水平在肿瘤细胞低水平表达（1%）时即与临床疗效显著相关。基于他莫昔芬和其他内分泌治疗药物在降低死亡率方面的确切作用及其相对低毒的特点，专家组认为，在低水平 ER 状态下即可考虑采用内分泌治疗，因此将 ≥1% 阳性细胞作为阳性界值（<1% 为阴性界值）。专家组意识到，新界值的启用将会使内分泌治疗的应用比例轻度上升，因此同时推荐，对于 ER 低水平表达（1%～10% 阳性）的患者，肿瘤医师可与其讨论内分泌治疗的利弊，从而制定最佳的平衡方案。

专家组强调 IHC 检测中组织处理的标准化、检测方法的标准化及结果判读的标准化。激素受体的检测结果至少应包括阳性百分比与阳性强度两部分。对于一些通常呈 HR 阳性的组织学类型，如小管癌、黏液癌，当检测结果为阴性时，应重复检测及在报告中给予特殊提示。

（2）Ki-67 免疫组化检测及其意义：Ki-67 抗原（简称 Ki-67）是一种细胞核增殖相关抗原，存在于增殖的细胞中，通常在增殖分裂的细胞中可以检测到，而在静止期的细胞中不能测到。Ki-67 能反映正常和病变细胞的增殖活性，Ki-67 比例是衡量肿瘤细胞增殖活性的最可靠指标之一。

Ki-67 表达的高低情况可作为鉴别乳腺良恶性肿瘤的一个辅助指标。恶性肿瘤组织往往要比良性肿瘤组织生长的快，主要是因为组织中处于增殖期的细胞比例要比良性肿瘤组织中高得多，所以 Ki-67 阳性细胞的比例较高。需要指出的 Ki-67 并不是恶性肿瘤所特有的特异表达产物，它的表达还受很多因素的影响，所以 Ki-67 这个指标不要单独使用，应与其他指标联合检测。

乳腺癌组织中 Ki-67 阳性细胞的比例越高，说明肿瘤中处于增殖期的细胞越多，肿瘤生长也就越快，所以 Ki-67 阳性比例高是乳腺癌预后不良的指标。但是对肿瘤化疗敏感的细胞往往处于细胞增殖周期，那些处于静止期的细胞一般对化疗没有什么反应，所以，Ki-67 比例高的肿瘤往往对化疗敏感，化疗效果好。

大量研究表明，Ki-67 比例与乳腺癌细胞分化程度及肿瘤的浸润、转移、预后及对化疗的敏感性密切相关。

由于不同实验室之间条件不一致，对于 Ki-67 "高表达" 与 "低表达" 的切割点有

14%、20%等不同的标准。对于 ER 阳性、PR≥20%、HER-2 阴性的淋巴结阴性早期乳腺癌，Ki-67 "低表达" 还是 "高表达" 是选择是否行化疗的重要依据。

（3）HER-2 免疫组化检测及其意义：原癌基因 HER-2 也称为 CerbB-2 或 neu 基因，是人类维持机体正常生命活动所必需的一种基因，它与细胞的增殖相关，在正常乳腺组织中呈低表达。当机体受到体内外某些因素刺激后，HER-2 基因会扩增，其产物 HER-2 蛋白会过度表达，可导致细胞调控失常而无节制地生长，产生癌变。

HER-2 蛋白又称 P185 蛋白，是一种跨膜糖蛋白，其结构与表皮生长因子受体（EGFR）有高度的同源性，具有内在酪氨酸激酶活性，可以促进细胞分裂和蛋白水解酶的分泌，并增强细胞的运动能力，从而促进肿瘤的侵袭和转移。

目前临床上常用的有两种检测方法来评定肿瘤细胞的 HER-2 状态，一种是 IHC 法，另一种是荧光原位杂交（FISH）检测法。IHC 法是被广泛应用的检测方法，它通过测定肿瘤细胞表面的基因产物 HER-2 蛋白的数量来反映 HER-2 基因的表达情况。IHC 法的优点是操作方便、费用低廉，对于仪器设备要求较低。因为技术水平、采用的试剂、判读标准的不同，不同医院 IHC 检测的结果会有较大的差别，所以最好选择卫生部认证的标准实验室进行检测。

IHC 检测的结果，根据抗原在肿瘤细胞中表达的强度，按照从无到有、从少到多的顺序依次标识为（0）、（1+）、（2+）、（3+）。IHC 检测结果为（3+）可直接判定为 HER-2 阳性。IHC 检测结果为（0）或（1+）可按规定判读为阴性。如果 IHC 检测结果为（2+），则需要重复检测或进一步行 FISH 检测。

HER-2 的 FISH 检测及 HER-2 检测的临床意义见下节。

（杨红健）

乳腺癌 HER-2 检测的临床意义

1. 乳腺癌组织 HER-2 的检测方法　目前临床上常用两种检测方法来评定肿瘤细胞的 HER-2 状态，一种是 IHC 法，另一种是荧光原位杂交（FISH）检测法。IHC 法检测及其结果判读标准见上节。

FISH 检测是近几年开始应用的一种检测方法，它是一种在肿瘤组织切片上对基因进行定性、定量研究的分子生物学方法。FISH 技术是在 DNA 水平检测 HER-2 基因，与 IHC 检测蛋白质相比，DNA 更加稳定，具有灵敏度高、特异性强、直观等优点。但是 FISH 法检测的费用较高、耗时长，对实验室设备和技术要求比较高，限制了在基层医院的广泛开展。

目前进行 HER-2 基因 FISH 检测的试剂盒多使用双色探针，也就是说同时标记 HER-2 基因和 HER-2 基因所在的 17 号染色体着丝粒（CEP17）。检测结果可以得到 HER-2 和 CEP17 数目的比值。ASCO/CAP 2013 年更新前的标准为：HER-2/CEP17<1.8，提示 HER-2 基因不扩增，FISH 阴性；HER-2/CEP17=1.8~2.2 代表临界值；HER-2/CEF17>2.2，提示

HER-2 基因扩增，FISH 阳性。2013 年更新后的标准为：HER-2/CEP17≥2.0 即可判定为 HER-2 阳性；HER-2/CEP17 比值<2.0，平均 HER-2 拷贝数≥6.0 个，直接判定为 HER-2 阳性；HER-2/CEP17 比值<2.0，平均 HER-2 拷贝数 4.0~6.0 之间，还需进行 IHC 再检测；HER-2/CEP17 比值<2.0，平均 HER-2 拷贝数<4.0 个，判读为 HER-2 阴性。

检测乳腺癌组织中 HER-2 基因的表达还有一种目前临床上使用相对较少的检测方法叫做显色原位杂交（CISH）法。CISH 法操作与 FISH 法有一定的相似之处，与 FISH 相比，CISH 优点在于操作过程简单、耗时短、价格便宜、检测结果可长期保存。但是 CISH 的灵敏度比 FISH 法低，会出现假阴性的检测结果。

2. 乳腺癌 HER-2 检测的临床意义　20%~30% 的乳腺癌组织中有 HER-2 蛋白的过度表达。HER-2 蛋白的过度表达在乳腺癌的发生发展中起到重要的作用。HER-2 蛋白的阳性表达与乳腺癌恶性程度高、易复发转移、生存期短、对化疗容易耐药密切相关，可作为判断乳腺癌预后的一个独立指标。表达率越高，预后可能也就越差。

HER-2 表达状态对于指导治疗方法的选择具有重要的意义。HER-2 阳性是接受分子靶向药物治疗的关键指标。分子靶向药物是将肿瘤特异性表达的基因或基因产物作为靶点，设计出相应的抗肿瘤药物，这些药物能够像导弹一样十分精准高效的到达肿瘤部位，杀伤肿瘤细胞，而不损伤正常的组织，这是传统的化疗药物很难达到的境界。随着 HER-2 在乳腺癌发生、发展中的作用逐渐被揭示，科学家们将肿瘤细胞过度表达的 HER-2 基因产物作为靶点，通过转基因技术制作出人源化单克隆抗体，其能够和 HER-2 基因表达的蛋白质特异性结合并灭活使其不起作用，从而达到杀伤肿瘤细胞的作用。已经得到广泛应用的这种乳腺癌分子靶向药物叫做曲妥珠单抗（赫赛汀），其显著的疗效完全改变了 HER-2 阳性乳腺癌患者预后差的老观念。临床研究表明，1 年的赫赛汀治疗可以使 HER-2 阳性的早期乳腺癌患者复发风险降低 39%~52%，能显著延长复发转移的 HER-2 阳性乳腺癌患者的生存时间，同时临床试验还发现，赫赛汀不仅本身具有抗肿瘤作用，还能显著增强常规化疗药物的抗肿瘤作用。我国的乳腺癌治疗指南对 HER-2 阳性且淋巴结阳性或肿瘤>1cm 的患者推荐曲妥珠单抗的治疗，对 HER-2 阳性、淋巴结阴性、肿瘤在 0.5~1cm 之间的患者可考虑使用曲妥珠单抗治疗。新的针对 HER-2 靶点的药物也不断被开发。由于肿瘤的发生是涉及多个基因突变的多环节过程，仅针对单个基因的靶向治疗难以完全控制肿瘤，靶向药物与传统抗肿瘤药物的联合使用能使疗效得到增强。

HER-2 阳性与否还能预测某些化疗及内分泌治疗的疗效。

另外需要指出的是，导管内癌等乳腺原位癌 HER-2 阳性不作为曲妥珠单抗治疗的依据。

只有 HER-2 阳性的乳腺癌患者使用赫赛汀才可能起到治疗效果，HER-2 阴性的患者使用曲妥珠单抗治疗一般无效。目前 1 年赫赛汀治疗的费用要在 30 万元以上，而且国内大多数地区医保不能报销，所以一定要对患者的肿瘤标本进行严格的标准化检测，确保患者体内的癌细胞确实是具有 HER-2 基因的扩增或蛋白的过度表达，存在赫赛汀作用的靶点，才能使如此昂贵的药物达到最佳效果，并能准确地评估预后。

乳腺癌血中肿瘤标志物的检测及其意义

1. 概述　肿瘤标志物是指在肿瘤的发生和增殖过程中，由肿瘤组织本身所产生的或者是由机体对肿瘤细胞反应而产生，反映肿瘤存在和生长或与肿瘤存在密切相关的一类特殊物质，可作为肿瘤存在和发展的标志，包括蛋白质、激素、酶、多胺及癌基因产物等。肿瘤标志物可存在于细胞、组织、血液及其他体液中，很多肿瘤标志物可以在血液中被检测到。检测肿瘤标志物的目的是希望有助于肿瘤的早期发现、辅助诊断和鉴别诊断、疗效及肿瘤进展的监测及预后的评价。但是，目前还没有找到一种可以单独用于乳腺癌早期诊断的特异性肿瘤标志物。因为敏感性及特异性较低，现有的乳腺癌肿瘤标志物单独用于疗效及肿瘤进展的监测评价时效果也有限，通过肿瘤标志物的联合检测，可以提高其应用有效性。

理想的血中肿瘤标志物应该具备以下条件：①高度特异性，主要作用于特定肿瘤；②高度敏感性，即使微小肿瘤亦可显示血中标志物的量变；③肿瘤细胞的减少与死亡直接影响血中标志物的含量；④检测方法简便，可重复性强。

根据肿瘤标志物的理想程度可以将肿瘤标志物分为二类：①密切相关肿瘤标志物：某种癌症的大部分病例都会出现某项肿瘤标志物的明显升高而其他癌症或未患癌症者该项肿瘤标志物一般不高，亦即该项肿瘤标志物特异性很强且具有一定的敏感性，对该种癌症的诊断有重要的参考价值，如甲胎蛋白对肝癌，前列腺特异抗原对前列腺癌，人绒毛膜促性腺激素对绒毛膜细胞癌，这一类肿瘤标志物可用于肿瘤普查、高危人群的筛查、诊断与鉴别诊断、确定不明来源的转移癌的原发部位；②一般相关肿瘤标志物：某种癌症中仅一部分病例某项肿瘤标志物会明显升高，但其他癌症或未患癌症者因为各种各样的原因该项肿瘤标志物也会明显升高，亦即该项肿瘤标志物的特异性不强，最多只能用于肿瘤治疗后疗效的评价、肿瘤复发转移的监测和预后判断。目前发现的乳腺癌肿瘤标志物都是一般相关肿瘤标志物，用于诊断乳腺癌的价值不大。体格检查、影像学和病理学检查才是诊断乳腺癌的重要步骤。

血液及其他体液中肿瘤标志物浓度的变化受到很多因素的影响。一般来说，肿瘤越大，肿瘤细胞数目越多，释放到血液或体液中的肿瘤标志物就越多，检测结果可能越高；肿瘤生长越快，细胞合成和分泌肿瘤标志物就越多，检测结果可能越高；肿瘤组织的血液供应越好，血液循环中肿瘤标志物的浓度就越高。肿瘤细胞的分化程度越差，恶性程度越高，产生的肿瘤标志物越多，检测结果可能越高。所以，当血中肿瘤标志物不断升高，要考虑肿瘤进展或复发转移的可能性。但以上结论并不是绝对的，当对敏感性肿瘤给予化疗、放疗等时，肿瘤细胞大量坏死后，释放出大量肿瘤标志物，可使肿瘤局部和血液中肿瘤标志物迅速升高，此时肿瘤标志物的升高并不代表肿瘤进展。还有一些肿瘤并不表达或分泌某种肿瘤标志物，或肿瘤存在异质性，只有小部分区域的肿瘤表达或分泌某种肿瘤标志物，这种情况下，即使肿瘤进展很快，血液循环中肿瘤标志物的浓度也不明显或进行性升高。另外，血液循环中肿瘤标志物的浓度还受到其在体内降解和排泄速度的影响：若肝、肾功能差，排泄速度慢，肿瘤标志物在体内可不成比例升高。如果肝、肾功能改善则肿瘤标志物浓度很快下降。

2. 常用的乳腺癌血中肿瘤标志物 现有的乳腺癌的肿瘤标志物共有 10 大类几十种。

（1）经典的肿瘤标志物

癌胚抗原（CEA）：CEA 是一种细胞膜糖蛋白，主要存在于胚胎组织及胃肠道肿瘤、肺癌、肝癌和乳腺癌中，但在其他疾病如肠炎、肝炎、肝硬化、乳腺良性疾病、肺部良性疾病及直肠息肉以及某些正常人群中也会升高，缺乏特异性。乳腺癌患者血清中 CEA 水平增高的百分比随乳腺癌的转移部位而异，骨髓内脏转移者增高大于软组织转移者。CEA 含量正常的乳腺癌转移患者较 CEA 含量异常的生存期明显延长。CEA 可用于结肠癌和肺癌的早期诊断及乳腺癌等的治疗后监测。CEA 对早期乳腺癌的诊断意义不大。

肿瘤相关抗原（CA153）：CA153 是一种类粘蛋白跨膜型糖蛋白，对乳腺癌来说特异性较强的肿瘤标志物，但也存在于肺、卵巢和胰腺的恶性肿瘤中。CA153 属于肿瘤相关抗原，在约 90% 的乳腺癌中过表达，随着肿瘤的生长，CA153 可脱落释放到血液中，进而血液中的浓度增高。在乳腺癌疾病的早期，甚至在临床尚无症状的时候，在血液中就能检测到该标志物。术前 CA153 水平的高低与乳腺癌术后的整体存活及无病间隔有相关性，曾有实验证实 5 年总生存率在 CA153 高者为 67%，低者为 83%。虽然如此，CA153 对早期乳腺癌的阳性诊断率比较低。如果乳腺癌患者在治疗前 CA153 升高，经治疗后患者血中 CA153 的含量逐渐下降，提示治疗有效，所以，手术前后检测血清 CA153 水平对手术疗效及预后的评估可能有一定价值。检测血清 CA153 升高能较早地（早于影像学方法）发现乳腺癌复发或转移，其水平与乳腺癌病情变化及治疗效果平行性较好，有助于乳腺癌的疗效监测及预后评估，是一个独立预测指标，其敏感性和特异性均优于 CEA，如果与 CEA 联合监测效果更好。

肿瘤相关抗原 CA199：CA199 也是一种糖类抗原。主要用于消化道肿瘤的检测，胰腺肿瘤阳性率最高，其他如结直肠癌、胆囊癌、胆管癌、肝癌和胃癌阳性率也较高。特异性较差。可作为监测乳腺癌病情进展、评估疗效及预后的指标，但通常都需要和其他指标联合检测。

肿瘤相关抗原 CA125：CA125 也是一种糖类抗原。是一种广谱的肿瘤标志物。主要用于妇科肿瘤（卵巢和子宫肿瘤）的检测，卵巢肿瘤阳性率最高，也存在于乳腺癌、肺癌、胰腺癌等恶性肿瘤中。肝炎、妊娠及某些妇科炎症也可致血清 CA125 升高，故存在一定的假阳性。CA125 对乳腺癌的早期诊断临床价值不高，可以作为监测乳腺癌病情进展、评估疗效及预后的参考指标之一，但单独应用时敏感性低。

CA125 检测应避免在月经期内采血，因月经期体内 CA125 会升高 2~3 倍。

（2）其他肿瘤标志物

CK-19：CK-19 是上皮组织特有的成分，理论上在正常的血中无表达。乳腺癌细胞属于上皮来源的恶性肿瘤，因此，在原发性乳腺癌的患者中，如果在血中检测到 CK-19mRNA，则要考虑到发生血道微转移的可能性。但存在一定的假阳性，可能是采血时将皮肤上皮细胞带入标本中，或者按摩促使上皮细胞发生异位的原因。乳腺癌远处转移患者中血清 CK-19 诊断的敏感性可高达 72%，且比影像学检查早 2~6 个月发现，可作为判断乳腺癌预后的一个独立敏感指标。

人表皮生长因子受体 2（HER-2）：HER-2 基因又称为 C-erbB-2 或 neu 基因是人类的一种正常的基因，当机体受到体内外某些因素刺激后，会出现 HER-2 基因结构或表达调控失常，基因产物增多或活性增强，造成 HER-2 蛋白的过度表达，引起细胞无节制的生长，产生癌变。HER-2 在 15%~30% 的乳腺癌组织中过表达。乳腺癌组织中 HER-2 检测对乳腺癌治疗方法的选择和预后判断有着重要的意义。HER-2 的胞外结构域经水解后可释放到血液循环中，可在血中进行检测，血清中 HER-2 检测可以作为监测 HER-2 阳性乳腺癌病情进展、评估疗效及预后的参考指标之一。

miRNA：miRNA 是一类内源性的具有调控功能的非编码 RNA。参与调控转录后水平的基因表达。可在血中进行检测，可用于乳腺癌的早期诊断及预后评估。

循环肿瘤细胞（CTC）：CTC 是从肿瘤中脱离而进入血液内的一种细胞。CellSearch 是检测血液中 CTC 的一种试剂盒。高的循环肿瘤细胞计数可能提示肿瘤正处在生长过程中。

其他：其他的血中乳腺癌肿瘤标志物还有 CA27、CA29、CA724、nectins-4、人乳腺珠蛋白；铁蛋白；降钙素等。

3. 乳腺癌血中肿瘤标志物检测的意义

（1）血中肿瘤标志物检测可能的作用：血中肿瘤标志物检测具有简便、迅速、损伤小的优点，可能的作用包括：①肿瘤风险评估；②辅助早期诊断；③辅助肿瘤分类；④预测药物敏感性指导个体化治疗；⑤监测疾病进展；⑥判断预后等。

（2）肿瘤标志物的联合检测：一种肿瘤可分泌多种肿瘤标志物，而不同的肿瘤或同种肿瘤的不同组织类型可有相同的肿瘤标志物，而且在不同的肿瘤患者体内，肿瘤标志物的质和量变化也较大。因此，单独检测一种肿瘤标志物，可能会因为检测方法的敏感性不够而出现假阴性，联合检测多种肿瘤标志物有利于提高检出的阳性率。

目前发现的乳腺癌肿瘤标志物大都存在灵敏度及特异性不高的问题，多种标志物的联合检测较单一标志物可大大提高检测水平。例如，在辅助乳腺癌早期诊断上，有研究表明，CA153 特异性高达 94% 而敏感性只有 57%，采用 CEA 与 CA153 联合检测可将敏感性提高至 83%。CA125 有较高的灵敏度但特异性只有 41%，CA153、CA125 和 CEA 的联合检测可将敏感性和特异性分别提高至 91% 和 84%。临床上结合体检及影像学手段，可对患者的病情发展进行准确预测，并针对患者间的个体差异采取个性化治疗改善预后。

（3）现有的乳腺癌血中肿瘤标志物检测的意义：目前，尚未发现一种具备高度敏感性及特异性的可作为乳腺癌早期诊断的标志物，因此，检查血中肿瘤标志物可能对乳腺癌的诊断有所帮助，但尚不能作为诊断的依据，临床应正确使用并正确看待肿瘤标志物检测结果。

虽然乳腺癌血液标志物检测方法简单，且有一定的意义，但是它的结果也并非绝对性的。当检查结果为阴性时，并不一定表示您体内就没有乳腺癌，而乳腺肿瘤标志物检测结果升高也不一定就代表肿瘤进展，所以，乳腺肿瘤标志物检测结果升高尚不能单独作为实行或改变治疗方案的依据，有时，肿瘤标志物的连续动态监测有助于提高应用价值。而且，利用肿瘤标志物检测结果来发现乳腺癌的转移并不能改善生存。所以，无论对初始的病人，还是治疗后的病人，是否需要常规检测肿瘤标志物，还存在较大的争议。

积极寻找对乳腺癌特别是早期乳腺癌具有高度敏感性和特异性的理想标志物，是今后乳腺癌研究的一个重要方向。

乳腺癌综合治疗

乳腺癌综合治疗是根据肿瘤的生物学行为和患者的身体状况整体考虑，联合运用多种治疗手段，以期提高疗效和改善病人的生活质量。随着生物学和免疫学研究的深入，20世纪70年代美国肿瘤学家Fisher首先提出，乳腺癌从一开始就是一种全身性疾病，盲目扩大手术切除范围并不能改善患者的预后。早在就诊时一部分乳腺癌患者就已经发生了血性转移，只不过是当时的检测手段尚不能检出而已，原发肿瘤虽然被切除，但隐匿在体内的微小转移灶仍继续发展。治疗乳腺癌，必须同时针对原发肿瘤和血性转移采取局部和全身治疗相结合的综合治疗。自20世纪90年代以来全球乳腺癌死亡率开始出现下降趋势，取决于乳腺癌的筛查和综合治疗的开展。

外科手术在乳腺癌的诊断、分期和综合治疗中发挥着重要作用。具体术式将取决于患者年龄、肿瘤大小、肿瘤部位、是孤立病灶还是多中心病灶；能否行保乳手术，还是需要切除乳房，是否考虑行即刻乳房重建，还需要结合患者的意愿。保乳手术后一般都需要行术后放疗；改良根治术后若肿瘤>5cm，或腋窝淋巴结转移数≥4个，也需要术后放射治疗；若腋窝淋巴结转移1~3个，可选择高复发风险患者做术后放疗。化疗是一种全身性辅助治疗，有新辅助化疗（即手术前化疗）和辅助化疗。新辅助化疗大多选择肿瘤较大，病期较晚，或争取肿瘤缩小后能保乳的患者。具体化疗药物与周期将依据病理诊断及身体状况确定。内分泌治疗用于激素受体阳性的患者，绝经前采用他莫昔芬（三苯氧胺，TAM）或托瑞米芬（法乐通），绝经后可采用他莫昔芬，也可用芳香化酶抑制剂，临床对照研究显示对绝经后患者芳香化酶抑制剂优于他莫昔芬。目前使用较多的第三代芳香化酶抑制剂有阿那曲唑（瑞宁得）、来曲唑、依西美坦（阿诺新）……。分子靶向治疗是近年来最为活跃的研究领域之一，与化疗药物相比，是具有多环节作用机制的新型抗肿瘤治疗药，适用于HER-2检测阳性的患者。采用免疫组化（IHC）检测结果为（3+）或采用荧光原位杂交（FISH）检测结果为扩增，均表示HER-2阳性，适合于靶向治疗，通常采用赫赛汀（herceptin）治疗。中医中药治疗是乳腺癌的辅助治疗。中医的辨证施治有助于减少化疗和放疗的不良反应，巩固和加强肿瘤的治疗效果，提高患者的生活质量；中医中药还可针对晚期乳腺癌对症治疗，缓解症状，减轻痛苦，延长生命。治疗手段的选择是依据患者肿瘤的生物学行为及身体状况，要因人而异。乳腺癌的综合治疗进一步体现了人性化和个体化理念。乳腺癌的手术和放疗，由"可耐受的最大治疗"转化为"有效的最小治疗"；化疗也由"最大耐受剂量的治疗"过渡到"最低有效剂量的治疗"。规范化的综合治疗是乳腺癌治疗成败的关键。

　　由于科普知识宣传不够，有些患者和家属对乳腺癌知识了解较少，容易进入某些"误区"：①乳腺癌是不治之症，患上乳腺癌就等于"死亡"，丧失了生存的信心和勇气；且不知道乳腺癌是疗效最佳的实体肿瘤之一，如能接受规范化的治疗很多患者都是可以治愈的；②认为乳腺癌就是手术治疗，只要切除肿瘤就可万事大吉，其他的治疗可有可无。一些早期患者不知道还有保乳手术，即便听说了也不放心，总认为不切除乳房就不是彻底治疗，造成本可以保乳的却偏要切除乳房；③全身化疗会使患者出现严重的不良反应，常常因难以坚持而放弃化疗，对疗效有很大影响。化疗所产生的不良反应是一过性的，化疗结束后不良反应就会消失，身体会逐渐恢复；④乳腺癌手术后的治疗均属于预防性治疗，不是所有患者初始治疗方案完成后就不需要任何治疗了，更不是治疗一结束就不需要再上医院了；正确的做法是治疗结束后要定期到医院复查随诊，不能大意，一旦发现复发、转移还需要接受进一步治疗。

（张保宁）

乳腺癌手术的历史变迁

　　19世纪末美国肿瘤学家 Halsted，通过研究认为乳腺癌的发展规律：是先有肿瘤细胞的局部浸润，后沿淋巴道转移，最后出现血行播散，即在一定时间内，乳腺癌是一种局部疾病，若能将肿瘤及区域淋巴结完整切除，就可能治愈。于是他创立了乳腺癌根治术，即切除肿瘤在内的全部乳腺、胸肌、腋窝淋巴结，以及相当数量的乳房皮肤，被誉为"经典"的乳腺癌根治术。20世纪50年代 Halsted 手术受到了"扩大"手术的冲击。在 Halsted 手术切除范围的基础上又增加了切除内乳淋巴结、锁骨上淋巴结、纵隔淋巴结的各种扩大术式。但后来的许多前瞻性随机对照研究结果表明，乳腺癌的扩大根治术与根治术的疗效无统计学差异，加上放、化疗水平的不断提高，乳腺癌的扩大手术在历史的进程中逐渐被摒弃，结束了其对 Halsted 学派的冲击。

　　随着生物学和免疫学研究的深入，20世纪70年代肿瘤学界逐渐认识到，乳腺癌一开始就是一种全身性疾病，对原发病灶和区域淋巴结的处理方式不会影响患者的生存率。大量的临床观察显示，乳腺癌术后进行综合治疗，能有效提高生存率，而患者受到的治疗风险，却远远小于单纯扩大切除范围所造成的伤害，使 Halsted 手术受到"缩小"手术的挑战，出现了保留胸大肌及保留胸大、小肌的乳腺癌改良根治术。前瞻性随机对照研究比较了改良根治术与根治术的疗效，随访 10~15 年，两组结果没有统计学差异，但形体效果和上肢功能，改良根治术优于根治术。

然而"缩小"手术的浪潮并没有停止在改良根治术上，而是向保留乳房的各种"缩小"手术方向发展，包括乳房的象限切除、区段切除、病灶切除，加腋窝淋巴结清扫。保乳手术不仅考虑患者的生存率和复发率，还兼顾了术后上肢功能和形体效果。全球多项极具代表性的前瞻性随机对照研究，对乳腺癌保乳手术与切除乳房手术的疗效进行了比较，均证实了保乳手术的可行性，同时也肯定了保乳术后放疗的必要性。

目前乳腺癌保乳手术在美国占全部乳腺癌手术的 50% 以上，中国占不到 10%，明显低于欧、美国家，究其原因与患者就诊时的病期、治疗观念、医疗技术、放疗设备以及患者的经济状况等诸多因素有关。近年中国少数三甲医院完成保乳手术的例数已接近全部乳腺癌手术的 30%。展望明天，保乳治疗必将成为中国早期乳腺癌的主要治疗模式。

（张保宁）

乳腺癌外科手术

乳腺癌外科手术是综合治疗中的重要组成部分，就手术范围讲包括了乳房手术和腋窝淋巴结手术两部分。乳房手术有乳房肿瘤切除术和全乳房切除术。腋窝淋巴结手术有前哨淋巴结活检和腋窝淋巴结清扫，除原位癌外均需要了解腋窝淋巴结状况。选择手术术式时应综合考虑肿瘤的临床分期和患者的身体状况。

1. 乳房手术

（1）乳房切除手术：适应证为无手术禁忌的所有乳腺癌患者，即 TNM 分期中 0、Ⅰ、ⅡA、ⅡB 或ⅢA（仅 T_3、N_1、M_0）。主要采用保留胸肌的乳腺癌改良根治术；由于切除全部乳腺、胸大小肌及腋窝淋巴结的 Halsted 根治术创伤大，随机对照研究显示较改良根治术未能提高患者生存率，故目前多数医院已放弃；还有占比例很小的乳房单纯切除术。

（2）保留乳房手术：乳腺癌保乳手术适用于患者有保乳意愿；乳腺肿瘤可以完整切除，达到阴性切缘，并可获得良好的美容效果；年轻不作为保乳手术的禁忌，≤35 岁的患者有相对高的复发和再发乳腺癌的风险，选择保乳时，应向患者充分交代可能存在的风险。保乳手术的绝对禁忌证包括既往接受过乳腺或胸壁放射治疗；妊娠期需放射治疗；病变广泛，无法完整切除；最终切缘阳性。相对禁忌证包括肿瘤直径大于 5cm 和累及皮肤的活动性结缔组织病，尤其是硬皮病和狼疮。

（3）乳房修复与重建手术：乳腺癌手术应严格遵循肿瘤学治疗原则，在规范化综合治疗的基础上，充分与患者及家属沟通，若患者有乳房修复或重建的需求，可开展乳腺癌根治性手术加即刻（Ⅰ期）乳房修复与重建或延迟（Ⅱ期）重建。

2. 腋窝淋巴结手术

处理腋窝淋巴结是浸润性乳腺癌标准手术中的一部分。其主要目的是为了了解腋窝淋巴结的状况，确定分期，选择最佳治疗方案。

（1）前哨淋巴结活检（SLNB）：通过切除前哨淋巴结（最早发生肿瘤转移的淋巴结），经病理组织学、细胞学和分子生物学诊断来了解腋窝淋巴结的状况，减少因腋窝淋巴结清扫导致的上肢淋巴水肿等并发症的发生率。前哨淋巴结的示踪剂有放射性胶体、蓝色染料和自发荧光物质。对于临床检查腋窝淋巴结无明确转移的患者，可以前哨淋巴结活检替代腋窝淋巴结清扫。若前哨淋巴结活检阳性，可进行腋窝淋巴结清扫或腋窝部位放疗；若前哨淋巴结阴性，则腋窝不需要再手术。近期有报道，保乳手术行前哨淋巴结活检，若只有1~2枚前哨淋巴结转移，在后续辅助治疗规范的前提下，也可免除腋窝淋巴结再手术，此观点值得商榷。

（2）腋窝淋巴结清扫（ALND）：应切除背阔肌前缘至胸小肌外侧缘（Level Ⅰ）、胸小肌外侧缘至胸小肌内侧缘（Level Ⅱ）的所有淋巴结。清扫腋窝淋巴结的数目最好在 10 个以上，以保证能真实地反映腋窝淋巴结的状况。在切除的标本中尽量寻找淋巴结，逐个进行组织学检查。保乳手术清扫腋窝淋巴结因切口小，解剖范围广，手术操作应精细。

（3）乳腔镜腋窝淋巴结清扫：腋窝淋巴结清扫除常规的外科开放手术外还可借助乳腔镜进行操作。乳腔镜腋窝淋巴结清扫术（MALND）是继保乳手术和前哨淋巴结活检之后，同时兼顾疗效、形体效果和生活质量的又一体现。乳腔镜技术是通过向腋窝注入脂溶液，使脂肪溶解，吸脂后放入 trocar 注气，充起气腔，使原本实性的腋窝变得似蜘蛛网状结构，肿大的淋巴结就像蜘蛛挂在网上一样，通过特殊器械将其清除。中华医学会外科学分会内分泌外科学组制定了《乳腺疾病腔镜手术技术操作指南》（2008 年版），规范了技术操作，明确了手术适应证，提出了手术并发症的预防及处理。由于乳腔镜手术临床应用时间尚短，需要继续进行临床研究和探索。

（张保宁）

乳腺癌根治术（Halsted 手术）

19 世纪末 Halsted 通过大量的临床观察和病理解剖学研究认为，乳腺癌的发展规律是先有肿瘤细胞的局部浸润，后沿淋巴道转移，最后出现血行播散，即在一定时间内，乳腺癌是一种局部疾病，若能将肿瘤及区域淋巴结完整切除，就可能治愈。于是他在 1882 年创立了乳腺癌根治术，即切除包括肿瘤在内的全部乳腺，相当数量的乳腺皮肤和周围组织，以及胸大肌和腋窝淋巴结，不久又将胸小肌包括在切除的范围内，即 Halsted 乳腺癌根治术。1894 年 Halsted 报道了用该术式治疗乳腺癌 50 例，无手术死亡，仅 3 例出现术后局部复发，使乳腺癌手术复发率由当时的 58%~85% 降至 6%。1907 年 Halsted 再次报道了 232 例乳腺癌根治术 5 年生存率达到 30%，使当时乳腺癌外科的治疗水平大大提高。Halsted 学派是以病理解剖学为基础，认为乳腺癌是乳腺的局部病变，将区域淋巴结当做是癌细胞通过的机械性屏障。Halsted 手术开创了乳腺癌外科史上的新纪元，被誉为"经典"的乳腺癌根治术，得到了广泛的应用，同时也奠定了肿瘤外科的治疗原则，即肿瘤连同周围组织及区域淋巴结的广泛切除。半个多世纪，Halsted 手术在乳腺癌外科中的优势地位是无可争议的。

从 Halsted 开创"经典"根治术（1894 年）到今天，已经经历了 120 年的历史，期间受到了扩大手术的冲击和缩小手术的挑战。据中国女性乳腺癌 10 年（1999~2008 年）抽样回顾性调查显示，1999 年 Halsted 根治术占全部乳腺癌手术的 28.28%，2008 年占 4.96%，10 年下降了 23.32 个百分点（$X^2 = 206.202$，$P < 0.001$）。大量随机对照试验显示，Halsted 根治术创伤较大，且没有提高患者的远期生存率，在欧、美国家已不再采用。中国仍有少数边远地区基层医院沿用 Halsted 根治术，但呈现下降趋势，逐渐被改良根治术和保乳手术所取代。

（张保宁）

乳腺癌扩大根治术

1918 年 Stibbe 通过尸检揭示了内乳淋巴结的分布。至 20 世纪 40 年代末，人们认识到乳腺癌的淋巴转移除腋窝淋巴引流途径外，内乳淋巴结同样也是乳腺癌转移的第一站，锁骨上和纵隔淋巴结则为第二站。从清扫乳腺癌区域淋巴结这个意义上讲，经典根治术遗漏了一处重要的淋巴引流区，即内乳淋巴链。由于当时人们对肿瘤的认识还停留在单纯的"局部根治"上，随着麻醉和胸外科技术的迅速发展，使 Halsted 手术受到了"扩大"手术的冲击。Margottini（1949 年）和 Urban（1951 年）分别提出了根治术合并胸膜外或胸膜内清扫内乳淋巴结的乳腺癌扩大根治术。Andreassen 和 Dahl-lversen（1954 年），提出了根治术合并切除锁骨上淋巴结及内乳淋巴结的乳腺癌超根治术。Wangensteen（1956 年）报道了根治术合并切除内乳淋巴结、锁骨上淋巴结及纵隔淋巴结手术 64 例，手术死亡率高达12.5%。1969 年在一次国际会议上，Dahl-lversen 提出乳腺癌的超根治术与根治术相比，手术并发症多，治疗效果差，他们已放弃使用。这样曾在欧、美显赫一时的乳腺癌超根治术从此消声灭迹。以后，许多前瞻性随机对照研究结果显示，乳腺癌的扩大根治术与根治术的疗效无统计学差异，随着放疗、化疗水平的不断提高，乳腺癌的扩大手术在历史的进程中逐渐被摒弃，结束了它们对 Halsted 学派的冲击。

（张保宁）

乳腺癌改良根治术

随着生物学和免疫学研究的深入，20 世纪 70 年代 Fisher 首先提出：乳腺癌一开始就是一种全身性疾病，原发灶和区域淋巴结的处理方式不会影响患者的生存率。由此人们可以圆满解释没有淋巴结转移的早期乳腺癌手术后生存率为什么不是 100%，或接近 100%，为什么临床上会出现仅有腋窝淋巴结转移的隐匿性乳腺癌。大量的临床观察显示，乳腺癌手术后进行综合治疗，能有效提高生存率，而患者受到的治疗风险，却远远小于单纯扩大手术范围所造成的伤害。Halsted 手术再次受到"缩小"手术的挑战。Patey 和 Dyson 早在1948 年就报道了保留胸大肌的改良根治术，但由于病例数少（40 例），随诊时间短，没能引起人们的重视。1963 年 Auchincloss 报道了保留胸大、小肌的另一种乳腺癌改良根治术。前瞻性的随机对照试验比较了改良根治术与根治术的疗效，随访 10~15 年两组预后结果没有统计学差异，但形体效果和上肢功能，改良根治术优于根治术。据美国外科医师协会调查，1950 年 Halsted 手术占全美国乳腺癌手术的 75%，1970 年还占到 60%，到 1972 年则降至 48%，1977 年降至 21%，1981 年仅占所有乳腺癌手术的 3%。与此同时，改良根治术由1950 年的 5% 上升至 1972 年的 28%，到 1981 年上升至 72%。

据中国女性乳腺癌 10 年（1999~2008 年）抽样回顾性调查显示，中国乳腺癌手术以改良根治术为主（占 80.21%），1999 年乳腺癌改良根治术占全部乳腺癌手术的 68.89%，2008 年占 80.17%，10 年上升了 11.28 个百分点（$X^2 = 31.143$，$P<0.001$）。中国乳腺癌改良根治手术比率明显高于欧、美国家，究其原因：①中国开展大规模的乳腺癌筛查起步较晚，绝大多数患者都是自己发现乳腺异常才到医院检查确诊的，因此，中国早期乳腺癌所占比例明显低于欧、美国家；②中国乳腺癌科普知识宣教不够，非医务界人士对乳腺癌保乳治疗缺乏了解，特别是一些患者自认为诊断出乳腺癌就必须切除乳房，保留乳房将治疗不彻底，容易复发，对保乳手术缺乏信心；③中国不同规模医院医疗设备、技术水平存在差异。开展保乳手术的医院应具备对原发肿瘤切缘进行组织学检测及术后放射治疗的设备和技术，许多基层医院尚不具备开展乳腺癌保乳治疗的条件；④改良根治术后的早期患者不需要放疗，而保乳手术后患者都需要放疗，就改良根治术后不需要放疗的患者而言可减少医疗费用。

乳腺癌改良根治术有两种术式，保留胸大肌切除胸小肌的 Patey -Dyson 术式和保留胸大、小肌的 Auchincloss 术式。目前国内大多采用的是保留胸肌的改良根治术，具体技术操作包括皮瓣剥离、乳腺切除、腋窝淋巴结清扫。①体位：仰卧位，向健侧倾斜 15°~20°，患侧上肢外展 90°。有的医生为了解剖腋窝时腋窝底部不显得过深，习惯在患侧背后置一斜坡垫，使患侧腋部抬高，为避免臂丛神经受到牵拉，可调节手臂架高度使外展上肢与腋窝同高；②手术切口设计：主要根据肿瘤位置，应将穿刺活检针道和手术活检瘢痕包括在切除范围内。横切口术后美容效果优于纵切口，有利于实施乳房重建手术，患者穿低领衫时不会显示手术瘢痕。若肿瘤位于乳头上、下部位，且距离乳头很远，横切口有一定困难，切口设计应遵循个体化原则；③皮瓣剥离范围：内至胸骨缘，外至背阔肌前缘，上至锁骨下缘，下至第 6 前肋水平。有的医生选择术前血压正常的年轻患者，在皮瓣剥离范围内注射适量的副肾盐水以减少出血。皮瓣剥离可以选择手术刀（椭圆形大刀片）或电刀，剥离时应由助手协助牵拉皮瓣边缘，使皮肤展平。皮瓣剥离厚度为 0.3~0.5cm，尽量使皮瓣边缘薄基底厚，沿切口方向皮瓣剥离的长度应大于宽度，以保证皮瓣的血供，避免皮瓣坏死；④切除乳腺及胸肌筋膜：横行切口自下而上，纵形切口自内而外，用电刀沿胸肌筋膜与肌束间的间隙剥离，直至腋窝部位；⑤清扫腋窝淋巴结：首先切开喙锁胸筋膜，暴露腋静脉，一般不必打开腋静脉鞘，因腋窝淋巴结除局部明显转移、外侵，一般很少与腋静脉粘连，而且剥离腋静脉鞘，会使血管壁上的毛细血管、淋巴管损伤而加重术后上肢淋巴水肿。自内向外将腋血管周围的淋巴结及脂肪组织剥离开，腋血管向下的分支予以结扎切断。用拉钩将胸小肌向前内侧拉开可显露胸肌间淋巴结（Rotter 淋巴结）。清扫腋窝淋巴结有些医生习惯用手术刀或手术剪，也有医生习惯用电刀。在不影响清扫的前提下保留位于腋静脉下方，横穿腋窝淋巴脂肪组织支配上臂内侧皮肤感觉的肋间臂神经。乳房连同腋窝淋巴脂肪组织一并切除后，手术野将清晰显示腋静脉、胸长神经、胸背神经、肩胛下血管、肩胛下肌、胸大肌、前锯肌及背阔肌；⑥手术结束切口处理：置"Y"形引流管加压包扎。标本离体后仔细止血，用大量蒸馏水或生理盐水冲洗手术创面，利用蒸馏水的低张作用，破坏脱落癌细胞的细胞膜，减少肿瘤细胞种植。再次检查无出血后，于胸骨缘及背阔肌胸肌间隙各放置一根引流管，每根引流管管壁剪适量的侧孔以便充分引流，分别从皮瓣下部戳口引出，戳口处引流管与皮肤缝合固定。"Y"形引流管的另一根于体外接负压吸引。切口应无张力缝合，可采用手术线间断缝合，亦可采用切口钉皮器。若切口张力大可采用适当的减张内固定或术前设计好的游离植皮。切口覆盖刀口贴或凡士林纱布，引流管引出皮肤处用凡士林纱布缠裹，用纱布、棉垫填平胸壁的凹陷处，使全部敷料平整，宽胶布固定，再用胸带加压包扎，压力均匀，松紧适度，保证皮瓣相对固定。术后应保持引流管通畅，一般引流管可放置 4~7 天，引流液<20ml/d 时可以拔管，拔管后还应继续加压包扎几日。

（张保宁）

乳腺癌保乳手术

　　乳腺癌保乳手术，切除乳腺原发病灶及腋窝淋巴结，保留乳房，术后进行放疗。20 世纪 80 年代世界各大癌症中心达成共识，乳腺癌保乳手术加放疗可以取得与切除乳房手术同样的疗效，保乳治疗可作为治疗早期乳腺癌的手段之一。不是所有的乳腺癌患者都适合行保乳手术，保乳手术有严格的适应证：①乳腺肿瘤可以完整切除，达到阴性切缘，并可获得良好的美容效果；②患者有保乳意愿；③年轻不作为保乳手术的禁忌，但有研究结果显示，≤35 岁患者有相对高的复发和再发乳腺癌的风险，选择保乳时，应向患者充分交待可能存在的风险。保乳手术的绝对禁忌证为：①既往接受过乳腺或胸壁放疗；②妊娠期需放疗患者；③病变广泛，无法完整切除；④最终切缘阳性。保乳手术的相对禁忌证为：①累及皮肤的活动性结缔组织病（尤其是硬皮病和狼疮）；②肿瘤>5cm。欧、美国家开展保乳手术时间长，加上乳腺癌筛查使早期乳腺癌病例增加，保乳手术已超过全部乳腺癌手术的50%。中国保乳治疗起步较晚，据中国女性乳腺癌 10 年（1999~2008 年）抽样回顾性调查显示，1999 年保乳手术占全部乳腺癌手术的 1.29%，2008 年占 11.57%，10 年上升了10.28 个百分点。全国 10 家三甲医院共同完成的十五科技攻关课题——早期乳腺癌保乳综合治疗的前瞻性多中心研究结果显示，2001 年 11 月～2004 年 11 月共完成保乳手术 872 例，占符合保乳治疗条件乳腺癌病例的 19.5%，占同期所有可手术乳腺癌病例的 9.0%，中国乳腺癌保乳手术比例明显低于欧、美国家，究其原因与患者就诊时的病期、治疗观念、医疗技术、放疗设备以及患者的经济状况等诸多因素有关。很多乳腺癌患者不知道早期乳腺癌还可以行保乳治疗，即便听说了也不放心，总认为不切除乳房治疗就不彻底，实际认识进入了"误区"。当然是否为早期乳腺癌，能否保乳，应由肿瘤外科医生根据病情确定，绝不能随意处置。近年中国少数三甲医院完成保乳手术的例数已接近全部乳腺癌手术的 30%。中国开展保乳手术在适应证的选择、保乳手术切缘的检测、术后美容效果评估标准等方面均与欧、美国家存在差异，整体而言规范化有待提高。

我国原卫生部颁布的《乳腺癌诊疗规范》指出，乳腺癌行保乳手术应严格掌握保乳手术适应证（应考虑肿瘤大小、部位、是否为多灶、多中心及患者年龄），实施保乳手术的医疗单位能进行手术切缘的组织学检查，保证切缘阴性；具备保乳术后放疗的设备和技术，若尚不具备相应技术条件应将保乳术后患者转入上级医院进行放疗。之所以强调保乳切缘阴性、术后放疗，因为这两项技术是直接影响保乳手术成败的关键，可以降低保乳手术后的局部复发率。

随着我国乳腺癌筛查规模的逐步扩大，保乳治疗理念逐渐被社会所接受，放疗设备越来越普及，以及新辅助化疗和肿瘤整形外科技术的成熟，将不断拓展保乳手术的可行性空间，保乳治疗也必将成为中国早期乳腺癌的主要治疗模式。

（张保宁）

整形外科技术在乳腺癌手术治疗中的应用

随着我国乳腺癌综合治疗技术的规范化和乳腺癌筛查项目的深入，乳腺癌患者的无病生存期和总生存期明显延长，患者的身心健康日益受到人们的关注。如何修复胸部缺损和重建乳房，如何将整形外科技术应用于乳腺癌的手术治疗中，已成为乳腺癌个体化治疗的研究热点。

乳腺癌"经典"根治手术是 Halsted 1894 年创立的，已经过去了 120 年。Halsted 根治术要求切除全部乳腺，胸大肌、胸小肌及腋窝淋巴结，创伤大，对照研究显示并没有提高患者的远期生存率，在欧、美国家已不再采用。中国仍有少数边远地区基层医院沿用 Halsted 根治术，但已呈下降趋势，逐渐被改良根治术和保乳手术所取代。据中国女性乳腺癌 10 年（1999～2008 年）抽样回顾性调查显示，中国乳腺癌手术以改良根治术为主（占 80.21%），但改良根治手术在治疗肿瘤的同时也破坏了女性的形体美容，造成乳房缺失、胸壁畸形，给患者带来极大的心理创伤，严重影响患者的生活质量。保乳手术对胸部美容影响较小，但国内尚未广泛开展。主要由于多数病例并不符合实施保乳手术的条件；又保乳手术需要术中对切缘进行冷冻检查，有些医院目前尚不具备术中冷冻检查的设备和技术，术后也不能保证给患者进行放疗，故不具备开展保乳手术的条件。整形外科技术在乳腺癌手术治疗中的应用，欧、美国家已积累了经验，大约有50%的患者在乳腺癌手术中接受了即刻乳房的修复与重建，缓解了患者因乳房"毁损"而导致的心理压力和情绪障碍，使患者在无明显身体缺陷的状态中生活，恢复了患者的自尊与自信，极大地提高了患者术后生活质量。

目前我国乳腺癌手术乳房的修复与重建尚只在少数医院开展，随着这一技术的推广与应用，将会明显改善乳腺癌患者的生活质量，给广大患者的身心健康带来福音。

（张保宁）

乳房重建的时机

乳腺癌手术乳房的修复与重建大多选择Ⅰ、Ⅱ期乳腺癌，术前评估可以根治的患者，应充分考虑患者的身体状况、乳腺癌的分期、根治手术的创伤程度、健侧乳房的情况等，并向患者充分说明手术可能出现的并发症。

乳房重建的时机可分为即刻乳房重建（Ⅰ期乳房重建）和延迟乳房重建（Ⅱ期乳房重建）。即刻乳房重建是指在乳房切除的同时进行乳房重建，即在一次手术、麻醉过程中完成；延迟乳房重建是指乳腺癌手术后数月或数年再进行重建，延迟重建的具体时间往往取决于患者。近年来随着乳腺癌治疗水平的提高与整形外科技术的进步，即刻乳房重建越来越广泛地应用于乳腺癌的治疗中，逐渐成为乳腺癌综合治疗的一部分。与延迟乳房重建相比，即刻乳房重建术后使患者没有经历乳房缺失的心理打击，常把重建乳房看作自己身体的一部分，在无明显身体畸形的状态下生活，从躯体形象、焦虑、精神压抑、自尊自重与满意度等指标考察，即刻乳房重建均优于延迟乳房重建。即刻重建由于乳房切除后遗留的组织未受到手术瘢痕的影响，决定乳房形态的重要结构，如乳房下皱襞得以保留，使重建乳房的形态明显优于延迟重建；再者即刻乳房重建是乳房切除与重建两个手术一次完成，较分次完成节省了时间和费用。

（张保宁）

乳房修复重建的常用术式

乳房重建可分为假体乳房重建与自体组织乳房重建。假体重建是借助置入假体的方式重建乳房，假体又可分为硅胶乳房假体和盐水囊乳房假体。假体乳房重建手术相对简单，但重建乳房的自然度及与健侧的对称性欠佳。自体组织重建是利用患者自身组织进行乳房重建，重建乳房的形状、轮廓接近自然，对称性较为理想，但手术复杂技术难度较大。最常采用的自体组织取自背部和腹部，利用该部位带血管的肌皮瓣或皮瓣移植到胸部缺损区完成乳房重建，如背阔肌肌皮瓣、腹直肌肌皮瓣或腹壁下动脉穿支皮瓣。具体采用哪种手术方式视患者个体情况决定。

　　1. 行乳房局部肿瘤扩大切除术的患者，胸部组织缺损较小，可采用局部乳房组织转移塑形，也可采用连同皮肤、皮下组织及部分背阔肌的背阔肌肌皮瓣转移等方式修复；若对侧乳房体积较大或伴有乳房下垂，则可同时行对侧乳房的缩小或上提手术，使达到两侧乳房对称。

　　2. 对单纯乳房切除无乳房皮肤缺损的年轻患者，若对侧正常乳房不大，可直接在胸大肌下方置入乳房假体。对行乳房切除放置假体但皮肤组织缺损较大对假体覆盖不全的患者，可先放置组织扩张器。组织扩张器形状类似假体，有一根导管连接一个活瓣，并有一个注射泵埋植于稍远离扩张器的皮下，术中先注入一定量的生理盐水，缝合切口。术后 2 周，待确认切口愈合无感染时，就可开始扩张。一般每周注射 1 次，每次可注入 60~100ml 生理盐水，同时要考虑患者的耐受性。总注射量可超过对侧乳房体积的 20%~30%。过度扩张的目的是使覆盖的皮瓣、组织更为松弛，减少发生并发症的机会，使重建乳房形状、手感更为满意。整个扩张时间为 3 个月至半年。如果需要放疗，希望在放疗开始之前更换成永久性假体。

　　3. 乳腺癌改良根治手术造成患侧乳房缺失，可选用自体肌皮瓣或皮瓣移植到胸部重建乳房，若选用离重建乳房距离较近的背阔肌肌皮瓣，但与健侧乳房相比体积不足，也可同时置入假体重建乳房。

　　为了不影响即刻乳房修复与重建术后乳腺癌的后续治疗，须重视乳房重建术后护理：①确保术中放置的引流管通畅；②密切观察术后皮肤、皮瓣的血运；③术后保持固定体位。如行腹部肌皮瓣移植后，腹部供皮区切口加压包扎，患者需采取屈膝仰卧位 1 周，以减少腹部切口张力。

　　当前我国乳腺癌手术乳房的修复与重建技术仅在少数医院开展，尚未形成常规治疗。随着这一技术的普及与推广，将会有更多的医院开展这一技术，为广大乳腺癌患者的身心健康带来福音。

（张保宁）

乳腺癌放射治疗

　　放射治疗（放疗）是利用放射线破坏癌细胞的生长与繁殖，达到控制和消灭癌细胞的作用。放射线具有一定的杀伤力，通过控制放射线的剂量和掌握照射的时间，利用癌细胞较正常细胞增殖快、对放射线敏感性高的特点，在癌细胞复制时杀灭它们，从而达到消灭肿瘤的目的。目前治疗中使用的放射线有三类：放射性核素产生的 α、β、γ 射线；X 线治疗机和各类加速器产生的不同能量的 X 线；各类加速器产生的电子束、质子束、中子束等。局限性导管内癌（原位癌）局部切除术后，Ⅰ、Ⅱ期浸润性导管癌保乳术后，均需行放射治疗，可以防止和减少局部复发；改良根治术后若肿瘤>5cm，腋窝淋巴结转移数≥4 个，均需术后放射治疗；若腋窝淋巴结转移 1~3 个，可选择高复发风险患者做术后放疗；对于已失去手术机会的晚期乳腺癌放射治疗可获得较好的局部控制，提高生存率；对于已有远处转移的乳腺癌患者，如脑转移、骨转移等，放射治疗可以控制病情、延长生命、提高生活质量。乳腺放疗常见的并发症有局部皮肤反应、上肢或乳腺水肿、乳房纤维化、肺炎、肺纤维化、肋骨骨折等，故放射治疗也有其相应的适应证，医生要权衡利弊，患者不要以为治疗方法越多越好，应科学合理地利用治疗手段提高疗效。放疗期间患者应注意调养身体、增强机体抵抗力，保证治疗顺利完成。随着高能物理学、放射生物学研究的不断深入，放疗设备的不断更新，放疗技术的不断纯熟，乳腺癌的放射治疗技术发展很快，保乳术后的调强适形放疗和部分乳腺短疗程放疗，体现了减轻治疗性伤害，简化治疗程序，注重生活质量的人性化理念。调强适形放疗可使原计划照射部位的剂量更加集中、均匀，而正常组织受量达到最小。乳腺癌的术中放疗目前国际上正在开展临床研究，如果疗效可靠，将会避免术后放疗给患者带来的种种不便。腋窝前哨淋巴结（最先出现转移的淋巴结）的研究，将前哨淋巴结发现转移的患者分为两组，一组接受腋窝淋巴结清扫，一组接受腋窝部位放疗，一旦疗效相同，腋窝放疗有望取代腋窝手术，减少因腋窝手术带来的诸多并发症。

（张保宁）

放疗期间的皮肤护理

乳腺癌术后放疗是预防局部复发的有效手段之一，但放射线对人体正常组织会产生损伤。不论是乳腺癌改良根治术后放疗，还是早期乳腺癌保乳术后放疗，最先发生的不良反应就是皮肤反应。放疗期间的皮肤护理不可忽视，不仅能影响放疗的顺利进行，还关系到乳腺癌患者的生活质量与预后。

乳腺癌乳房切除术后，胸壁皮肤变薄，局部血供及淋巴回流较差，经放射线照射后皮肤的易损性提高。备皮时最好使用电动剃须刀，以免割伤皮肤造成感染。患者进入放疗室时需取下金属制品，以免增加对放射线的吸收，加重皮肤损伤。放疗结束后可酌情使用消毒滑石粉涂在放疗区，以保持局部皮肤干燥，或使用比亚芬软膏涂于放疗区皮肤。气温较高的季节，放疗后尽量使放疗区皮肤暴露，特别是腋窝皱褶处，以增加散热减少出汗。内衣应选择纯棉制品，柔软宽松、吸湿性好。日常生活中应注意避免胸壁皮肤受压或碰撞。瘙痒时尽量分散注意力，避免用手抓挠，减少皮肤破损、感染。放疗期间清洗皮肤可用温水软毛巾轻轻擦拭，不要过勤，更不要用碱性肥皂搓洗。放疗区皮肤不可涂酒精、碘酒以及对皮肤有刺激的药品或化妆品；局部不使用胶布、冰袋或热水袋。外出时放疗区皮肤尽量减少阳光直接暴晒及风吹雨淋等。放疗期间如果出现皮肤反应应遵医嘱按皮肤反应的程度进行相应处理。放疗所致的皮肤色素沉着将会随时间的推移逐渐减轻并消退。为防止乳腺癌根治手术、放疗后，出现患侧上肢功能障碍，治疗期间应合理安排医生推荐的上肢功能锻炼，并加强日常生活能力的训练。

　　放疗期间患者要加强营养，多食高蛋白、高维生素、低脂、易消化的饮食，可少食多餐，多吃蔬菜、水果，多饮水，以增加尿量，促进放射损伤产生的毒素排出体外，减轻放疗反应。

（张保宁）

乳腺癌患侧上肢淋巴水肿的预防与治疗

　　乳腺癌患侧上肢淋巴水肿是腋窝淋巴结清扫手术和腋窝部位放疗的常见并发症。20世纪60年代乳腺癌根治术后上肢淋巴水肿发生率为25%，术后加放疗其发生率增加到52%。80年代据文献报道上肢淋巴水肿的发生率为15%。近年来腋窝淋巴结清扫后中度、重度上肢淋巴水肿的发生率不超过5%。淋巴水肿的程度与个体因素有关，部分患者上肢淋巴管交通支欠发达，容易发生淋巴水肿。高龄和肥胖的乳腺癌患者术后淋巴水肿发生率高。

　　1. 临床表现　乳腺癌患侧上肢淋巴水肿发生在手术后任何时期，可术后立即出现，也可在30年后出现。急性淋巴水肿表现为患侧上肢增粗，若上肢周径增加超过2cm即可肉眼发现。慢性淋巴水肿上臂呈橡皮样肿胀。淋巴水肿可引起患侧上肢疼痛、肢体变形、功能障碍，并可继发感染，而感染又进一步造成淋巴管腔硬化与闭塞加重水肿。国际淋巴学会将其分为三期：

　　Ⅰ期：上肢呈凹陷性水肿，肢体抬高则水肿消失。

　　Ⅱ期：水肿为非可凹性，上肢组织有中度纤维化，肢体抬高水肿不消失。

　　Ⅲ期：象皮肿，上肢呈软骨样硬度，皮肤外生性乳头状瘤。

　　根据水肿的范围和程度分为三度：

　　Ⅰ度：上臂体积增加<10%，一般不明显，肉眼不易发现，多发生在上臂近端内、后侧。

　　Ⅱ度：上臂体积增加为10%~80%，肿胀明显，但一般不影响上肢活动。

　　Ⅲ度（重度）：上臂体积增加>80%，肿胀显著，累及范围广，可影响整个上肢，并有严重的上肢活动障碍。

　　2. 原因

　　（1）腋窝淋巴结清扫手术切除了腋窝淋巴结，同时也切断、结扎了淋巴管，从而阻断了淋巴液的回流通路，造成上肢淋巴液回流障碍。大量含蛋白质的淋巴液滞留在组织间隙引起相关部位组织肿胀，日久还可引起皮肤及皮下组织增厚、水肿及纤维组织增生。手术后腋窝积液、感染、瘢痕挛缩，也阻碍了上肢淋巴回流和静脉回流。

　　（2）乳腺癌腋窝部位放疗会造成放射野内的静脉闭塞，淋巴管破坏，还会因局部肌肉纤维化压迫静脉和淋巴管，影响上肢淋巴回流。

　　3. 预防

　　（1）行腋窝淋巴结清扫时应规范操作，勿损伤腋静脉主干，不要进行超范围解剖。

（2）尽量避免术后患肢进行过重的体力劳动、外伤、静脉穿刺，应防止感染。

（3）临床检查腋窝无转移的乳腺癌患者，可先切除最早可能发生转移的前哨淋巴结送病理检查（即前哨淋巴结活检），来判断患者腋窝淋巴结的状况，对前哨淋巴结没有转移的患者，可以不做腋窝淋巴结清扫，以减少淋巴水肿的发生。前哨淋巴结活检目前我国尚只有少数医院开展，该技术要求达到较高的准确性，术中是否开展应由所在医疗机构根据现有的设备技术条件决定。

4. **治疗**　术后轻度上肢淋巴水肿可在数月内缓解，严重上肢肿胀很难自行恢复，各种非手术治疗和手术治疗效果均有限。

（1）抬高患肢局部按摩：晚间休息时可将肘部垫高，使上臂高于胸壁水平。局部按摩时患者抬高患肢，按摩者双手扣成环状，自远端向近侧用一定压力连续挤压推移，每次自上而下反复推压 10~15 分钟，每日数次，可促进回流。

（2）酌情使用弹力绷带压迫上肢减轻肿胀，也可结合按摩，按摩后立即使用弹力绷带。有些医院康复门诊使用压力泵代替手法按摩以促进回流。将可充气的袖套置于水肿肢体，间断充气，以促进水肿液向心流动。空气压力泵适用于淋巴水肿早期，出现明显皮下纤维化者效果欠佳。

（3）饮食上应控制食盐的摄入量。

（4）神经节封闭以解除血管和淋巴管痉挛，改善循环状况。

（5）手术治疗：目的在于降低淋巴系统的负荷（去除水肿增生的病变组织）或提高淋巴系统转运能力（促进淋巴回流、重建淋巴通道），据文献报道有些研究取得了较好的疗效。

治疗乳腺癌术后上肢淋巴水肿，既要减少淋巴液的淤积，又要改善淋巴回流，获得长期缓解，避免再次出现，是目前国内、外研究的热点。

（张保宁）

乳腺癌化疗

1. **概述**　乳腺癌是一种全身性的疾病。化疗作为抗肿瘤全身治疗的方法是乳腺癌治疗的一个重要手段。化疗对于预防复发转移、增加手术尤其是保乳手术机会、延长生存期、改善生活质量等均有不可替代的作用。包括新辅助化疗、辅助化疗，姑息化疗。

2. **早期乳腺癌术后辅助化疗**　手术后接受全身辅助治疗是为了降低肿瘤复发或死亡的危险性。进行辅助治疗时，并没有临床或影像学证据证明微转移灶存在。化疗是全身辅助治疗的重要手段。术后辅助化疗通常用于 Ⅱ 期或 Ⅲ 期乳腺癌患者及有高危复发因素的 Ⅰ 期乳腺癌患者。大量研究证明，术后辅助化疗能明显延长患者的无病生存期和总生存期。

（1）适应证：①肿瘤>2cm；②淋巴结阳性；③激素受体阴性；④HER-2 阳性（对 T_{1a} 以下的患者目前无明确证据推荐使用辅助化疗）；⑤组织学分为 3 级。

（2）禁忌证：①妊娠早、中期患者应慎重选择化疗；②年老体弱且伴有严重内脏器质性病变患者。

（3）化疗方案选择：①选择联合化疗方案，常用以蒽环类为主的方案，如多柔比星/表柔比星/吡柔比星+环磷酰胺，或氟尿嘧啶+多柔比星/表柔比星/吡柔比星+环磷酰胺；②蒽环类与紫杉类联合方案，如多西他赛+蒽环类+环磷酰胺；③蒽环类序贯紫杉类，如多柔比星+环磷酰胺序贯紫杉醇，目前中高复发风险的患者方案，序贯紫杉醇为每周方案；④不含蒽环类的联合化疗方案，适用于老年、低风险、蒽环类禁忌或不能耐受的患者，如紫杉醇+环磷酰胺。

（4）化疗注意事项：①一般推荐首次给药剂量不能低于推荐剂量的85%，后续给药剂量应根据具体情况，可以一次下调20%~25%，每个方案仅允许剂量下调2次；②辅助化疗一般不与内分泌治疗或放疗同时进行，化疗后再开始放疗和内分泌治疗；③蒽环类有心脏毒性，使用时需评估心脏左室射血分数，至少每3个月1次。如果使用期间出现心脏毒性（如胸闷、心悸、心力衰竭症状）、或无症状但左室射血分数<45%，或较基线下降幅度>15%，应停药充分评估心功能，后续治疗应慎重。使用蒽环类同时使用右丙亚胺可降低约70%的心力衰竭发生率。

3. 新辅助化疗　新辅助化疗即术前化疗，指对非转移性乳腺癌在手术或手术加放疗的局部治疗前，以全身化疗为乳腺癌的第一步治疗，后再行局部治疗。目前研究证明，新辅助化疗和辅助化疗的疗效相同，其意义：①局部晚期或炎性乳腺癌的规范疗法，降期以利于手术或变不可手术为可手术；②病理完全缓解，则预示较好的远期效果；③肿瘤较大的有保乳的可以提高保乳率。但是一部分患者（<5%）在新辅助化疗的过程中可能出现病情进展，甚至丧失手术的机会。

（1）适应证：①一般适合临床Ⅱ、Ⅲ期的乳腺癌患者；②隐匿性乳腺癌：定义为腋窝淋巴结转移为首发症状，而乳房未能检出原发灶的乳腺癌。

（2）禁忌证：①未经过病理学确诊的乳腺癌；②妊娠早期女性患者，应慎重选择化疗；③年老体弱且伴有严重心、肺等器质性病变，预期无法耐受化疗者。

（3）药物选择：新辅助化疗多采用术后辅助治疗的方案，但应选用含蒽环类和紫杉类的联合化疗方案。HER-2阳性者应同时抗HER-2治疗。

（4）化疗疗程及疗效评估：①一般化疗2个周期后全面评估疗效，化疗前后检查手段应一致；②部分乳腺癌对新辅助化疗方案不敏感，若2个周期化疗后肿瘤无变化或反而增大，应根据情况考虑是否更换方案化疗或采用其他疗法；③中国专家推荐对新辅助化疗患者在术前即完成辅助化疗的总疗程数（如6或8周期），术后可不再用化疗；④接受新辅助化疗之后，即便临床上肿瘤完全消失，也必须接受治疗前既定的后续治疗，包括手术治疗，并根据手术病例结果决定进一步辅助治疗方案。

4. 复发转移性乳腺癌的姑息化疗　对于复发转移性乳腺癌，治疗的主要目标是姑息性的，为减轻症状、改善生活质量和延长生存期。其病情往往复杂多变，需要多学科的综合治疗。化疗为此类患者全身治疗的一个重要手段，多用于雌激素受体和孕激素受体阴性、进展期内脏转移、内分泌治疗耐受的复发转移性乳腺癌患者。

（1）综合资料显示，一线解救化疗的临床缓解率为 30%～70%，中位肿瘤进展时间为 7～10 个月。一线治疗失败，此后解救化疗的临床有效率仅有 20%～30%，中位肿瘤进展时间降为 6 个月。有以下适应证的首选化疗：①激素受体阴性；②有症状的内脏转移；③激素受体阳性，但对内分泌治疗耐药的患者；④年龄<35 岁。

（2）药物选择时，一、二、三线药物的概念是相对的，凡辅助治疗未用过的药物，如蒽环类、紫杉类、长春瑞滨、吉西他滨、卡培他滨、铂类等均有机会在以后长期的解救治疗阶段应用。在化疗药物应用方面，应首先推荐序贯化疗方案；但两药联合方案对于肿瘤进展较快、威胁生命或者需要快速控制症状和疾病的患者，应该是可以接受的。在单药与联合用药的选择方面，在于临床医师权衡每个患者的具体肿瘤情况。

（3）常用的单药：①蒽环类，如多柔比星、表柔比星、吡柔比星、多柔比星脂质体；②紫杉类，如紫杉醇、多西紫杉醇、白蛋白结合紫杉醇；③抗代谢药，如卡培他滨和吉西他滨；④非紫杉类微管形成抑制剂，如长春瑞滨、艾日布林。常用的联合化疗方案包括：紫杉类+铂类、长春瑞滨+铂类、吉西他滨+铂类、紫杉类+吉西他滨、紫杉类+卡培他滨、长春瑞滨+卡培他滨等均有 50% 左右的临床有效率。其他有效的药物还包括环磷酰胺、顺铂、口服依托泊苷、长春花碱、米托蒽醌和氟尿嘧啶持续静脉给药方案。

（4）标准的药物治疗为应用一个治疗方案直至疾病进展换药，但由于缺乏总生存期方面的差异，应该采用长期化疗还是短期化疗后停药或维持治疗需权衡疗效、药物不良反应和患者生活质量。

5. 化疗不良反应及处理

（1）骨髓抑制：是乳腺癌化疗最常见和容易出问题的一个不良作用，几乎每名患者都会出现骨髓抑制致白细胞减少，部分出现血小板减少、贫血，一般规律是化疗后第 3～5 天白细胞开始下降，7～10 天为极期，之后逐渐回升。此时如处理不当将出现感染等严重并发症。大多数患者都需要升白药渡过骨髓抑制期。每个人的规律不同，应记住自己骨髓抑制的变化规律。患者化疗后如有发热或特别乏力，应立即查血象并找医生及时处理。

（2）过敏反应：紫杉类药物少数人可能出现严重过敏反应，因此必须进行预处理。也就是在输紫杉醇前 12 小时分 2 次服用地塞米松片，因脂质体紫杉醇进行药物改良不需要口服地塞米松片。

（3）其他不良反应：常见的有胃肠道反应（恶心、呕吐）、周围神经损伤（手足末端麻木）、转氨酶升高、皮肤黏膜损伤、骨痛、脱发等，多为暂时性。经对症治疗及停止化疗后会逐渐恢复。

6. 乳腺癌化疗患者注意事项

（1）化疗期间注意加强营养，以容易吸收、蛋白质、维生素充足为主，并多进食一些生血的食物，如猪肝、骨头汤等。可进食一些生血保健品，如阿胶、红枣等，也可口服利血生、维生素 B 等。注意口腔清洁，预防口腔黏膜炎。

（2）化疗期间由于抵抗力下降特别要注意预防感冒等，避免进入人多的公共场所，并注意加强保暖，预防加重周围神经损伤。

（3）为预防化疗药物损伤外周静脉及预防药物外漏损伤皮肤软组织，尤其是蒽环类药物，多数乳腺癌化疗患者均需深静脉留置管，目前常用的是颈内静脉、锁骨下静脉置管以及 PICC 等，需注意按时冲管护理，预防静脉留置管堵塞及感染。

在过去 10 余年里，乳腺癌的治疗取得了长足进步。在一些西方国家，全身辅助治疗几乎用于所有的首次诊断乳腺癌患者，其应用降低了乳腺癌死亡率。化疗作为一项重要的全身治疗措施，在乳腺癌的治疗中占据重要的一环。如何区分高危复发患者，并对其进行个体化治疗，以及新的全身治疗方法的应用，将成为今后研究的热点。

（刘　健）

化疗期间的饮食调整

目前使用的化疗药物大多在不同程度会出现消化道不良反应。病人会出现口腔溃疡、恶心、呕吐、腹泻、便秘等症状，严重影响正常饮食。现就乳腺癌病人日常饮食原则，常用药膳，化疗前、中、后的饮食，化疗过程中的特殊症状饮食及化疗间歇期的饮食进行分述。

1. 乳腺癌患者饮食原则

（1）灵活安排，配合治疗：乳腺癌病人在手术前后应努力进餐、增补营养。

（2）合理安排，巧烹调：乳腺癌病人在完成治疗计划之后，适当选食对防治乳腺癌有益的食品，对治疗乳腺癌是十分必要的。①海产品：紫菜、海带、海蜇、海参、淡菜、牡蛎等；②豆类：绿豆、赤豆、绿豆芽等；③蔬菜、真菌类食品：茭白、冬瓜、口蘑、猴头菇、香菇、番茄等；④水果：橘子、苹果、山楂、鲜猕猴桃等；⑤其他：甲鱼、墨鱼、薏米、木耳等。

（3）应视病情可服西洋参。手术期间不用西洋参；化疗间歇期可服西洋参、人参等具有补益作用的中药。

（4）饮食要有节，不宜过量：过度营养及肥胖对治疗乳腺癌有不利影响。在乳腺癌病人治疗后的长期生活中，应在保证营养需要的前提下，恪守饮食有节不过量的原则。在饮食安排上，对每天的总摄入热量、脂肪以及糖的量要心中有数，切忌暴饮暴食，因肥胖而导致脂肪肝等。

（5）乳腺癌患者怎样辨"症"选食

1）卵巢功能失调：可用海马、海参、乌骨鸡、蜂乳。

2）增强免疫、抗复发：可用猕猴桃、芦笋、南瓜、虾皮、青鱼、大枣、洋葱、韭菜、大蒜、西施舌、对虾、薏米、菜豆、山药、香菇。

3）抗感染、抗溃疡：可用甲鱼、鲫鱼、鲨鱼、青鳞鱼、刀鱼、带鱼、茄子、金针菜、白果、葡萄、苋菜、油菜、香葱。

4）消肿：可用薏米、丝瓜、赤豆、鲫鱼、海带、泥鳅、葡萄、田螺、荔枝。

5）镇痛、防乳头回缩：可用橘子、柿饼、橙。

2. 乳腺癌常用药膳

（1）乳汁草豆腐汤

用料：乳汁草 30g，豆腐 3 块。

制作：乳汁草洗净与豆腐共煮（加适量水及调味品）饮汤食豆腐，每日 1 次。

功效：乳汁草有清热解毒，豆腐可清热、散血、润燥、生津。用于治疗炎性乳癌患者，有消炎止痒作用。

（2）鱼胶炖水鸭汤

用料：鱼胶 30g，水鸭 1 只，桂圆肉少许，生姜 1 片。

制作：①用水浸鱼胶，洗净，切丝；水鸭去毛、肠脏，洗净，生姜、桂圆肉洗净；②将全部用料一起放入顿盅内，加开水适量加盖，文火隔水炖 2 小时，调味即可。

功效：有益气养血、滋肾益精之功效。适用于乳腺癌气弱血虚、肾精亏损、虚阳上浮者，或放疗后热伤真阴、阴虚内热者，以及消瘦虚弱、烦渴食少、低热、潮热等病症。

（3）胡桃枝梢南瓜蒂汤

用料：胡桃枝梢 60g，南瓜蒂 2 个，益母草 9g，黄酒适量。

制作：前 3 味煎汤去渣，黄酒冲服。

功效：有活血化瘀、消痰散结之功效。适用于乳腺癌属痰瘀互结者，以及乳房肿块硬结、疼痛、乳头渗液等病。

3. 化疗患者的饮食

化疗患者日常生活中要注意营养合理，食物尽量做到多样化，多吃高蛋白、多维生素、低动物脂肪、易消化的食物及新鲜水果、蔬菜，不吃陈旧变质或刺激性的东西，少吃薰、烤、腌泡、油炸、过咸的食品，主食粗细粮搭配，以保证营养平衡。少量多次进餐，避免过饱。

（1）化疗前：不要空腹。部分患者由于惧怕肿瘤化疗导致的恶心、呕吐而不敢进食。化疗前一天进低脂肪、高碳水化合物、高维生素和矿物质的食物，如米饭、面食、豆腐、蔬菜、水果等。不吃或少吃油腻、易产气、不易消化的食物，如大荤大油的食品、油炸食品等。可每日 4~5 餐，加餐以水果为主。

（2）化疗中：要保持均衡饮食。均衡饮食是指包括充足的碳水化合物、蛋白质、矿物质、维生素饮食，但食物中脂肪的量要减少，因为化疗造成的胃肠黏膜损伤不仅影响对脂肪的消化和吸收，还会增加消化道的不良反应。化疗中必须保证患者摄入足够的蛋白质，如牛奶、精肉、蛋等。如果化疗反应较重，饮食以流质为主，可用菜汤、米汤、果汁及一些要素饮食。嚼生姜有一定的止呕作用。

（3）化疗后：患者身体常较虚弱，不仅要保持均衡饮食，还要注意食物的多样化及食物的清洁。化疗间歇期，患者可能会出现各种消化道反应，故需要采取不同的饮食。此期间肯定有白细胞减少，患者的抗感染能力下降，所以食物的清洁显得尤其重要，其次应避免生冷的食物。少吃多餐、适当运动，用酸奶替代牛奶，以免腹部胀气。也可以用姜来刺激食欲。

4. 化疗过程中特殊症状的饮食护理

（1）食欲不振：这是化疗药物常见的不良反应，化疗中出现时可以试着少量多餐的饮食方法，必要时可 2 小时左右吃 1 次；进餐前用淡盐水漱口，保持口腔湿润，提升味觉；食物中适当添加一些自己喜欢的调味品；身边也可以装一些高蛋白、高热量的食物，如糖果、巧克力等。如果上述措施效果不佳可考虑使用药物来改善患者的食欲，如孕酮类药物，必要时还可以使用胃肠外营养。

药膳健脾开胃：①山楂肉丁：山楂 100g，瘦猪（或牛）肉 1000g，菜油 250g，香菇、姜、葱、胡椒、料酒、味精、白糖各适量。先将瘦肉切成片，油爆过，再用山楂调料等卤透烧干，即可食用。既可开胃又可抗癌；②黄芪山药羹：用黄芪 30g，加水煮半小时，去渣，加入山药片 60g，再煮 30 分钟，加白糖（便秘者加蜂蜜）即成。每日早晚各服 1 次。具有益气健脾，增加食欲，提高胃肠吸收功能的作用。

（2）味觉或嗅觉的改变：有些化疗药物使用后患者出现味觉或嗅觉的改变。此时可以试着吃一些您不曾吃或不常吃的食物和饮料；经常刷牙漱口，保持口腔清洁，清洁味蕾；食物中加点酸的东西，如醋、柠檬、橘子等，如果有口腔溃疡则不用，因为会引起口腔疼痛；也可以在食物中加点调味品；吃新鲜的蔬菜和水果。

（3）恶心、呕吐：肿瘤患者化疗期间恶心、呕吐是经常发生的，其严重程度与使用的药物和患者的自身状况有关。

1）化疗前不要空腹，但也不要吃得太多。发生恶心、呕吐时，一定要多补充水分，补水以少量多次为宜，可以选用果汁饮料和流质饮食。

2）一旦呕吐停止就应当进食，有些患者具有坚强的意志，他们就是通过不断的进食来对抗呕吐。也有小部分患者由于害怕呕吐而不敢进食，其结果对胃肠道的功能恢复非常不利。

3）应选用清淡的饮食（面包、米饭馒头、奶粉、蔬菜和水果做成的汁等），避免油腻的食物，以少量多餐的形式进食；饭后稍坐一时，而不要立即躺倒，并采取分散注意力的方法。如果呕吐严重则需要请医生处理。

（4）白细胞减少：化疗的患者常出现白细胞减少，是化疗药物抑制患者骨髓功能所致。白细胞减少引起患者的免疫力下降，容易受到感染。临床将白细胞减少分为五个等级。

1）当患者白细胞减少时，饮食应注意：①一定要注意食物的清洁、干净、新鲜，避免腹泻。选择的食物以高蛋白（鸡、鱼、肉、蛋、奶等）及米、面为主，宜进食新鲜的水果、蔬菜；②在食物加工过程中避免细菌污染，吃熟食，食物在冰箱中存储不要超过 24 小时，要加热杀菌后再食用，如煮沸或放入微波炉加热。用餐前洗手；③白细胞严重减少需住院治疗。

2）升白细胞食谱

①枣米龙眼粥——花生米、红枣各 30g、龙眼肉 10g、粳米 50g，同煮粥食用。煮熟后，再加入脑脊髓，煮 20 分钟后，加入食盐、酱油调味食用。

②鸭肉米粥——鸭肉 100g、大米 100g，鸭肉切片与大米同煮粥，用食盐调味食用。

③黄芪乌鸡汤——黄芪 40g、乌鸡肉 600g，黄芪、乌鸡肉、食盐、水适量，同蒸熟食用。

④蘑菇木耳羹——蘑菇 6~8 只，黑木耳 10g。二味水发漂净。煎熬加冰糖适量，1 日 2 次食用。

⑤红枣花生衣汤——红枣 10 枚，花生衣 10g，用适量温开水，炖汤饮用。

⑥黑木耳红枣粥——黑木耳 30g、红枣 20g，粳米、黑木耳水发后撕成小块，红枣沸水泡洗后去核切开，加水渍 20 分钟，木耳与粳米同煮成粥，调入枣丁，红糖，再煮 20 分钟，做早晚餐或点心服用。

（5）口腔、咽喉溃疡疼痛：肿瘤化疗期间，由于化疗药物的影响，部分患者会出现口腔、咽喉溃疡和疼痛，影响患者的饮食。

1）溃疡和疼痛时，要保持口腔清洁，进食后刷牙，建议进食高营养流质或半流质饮食，如牛奶、粥类食物等，以温凉食物为宜；避免吃刺激口腔的食物；每天多次用苏打水和盐水交替漱口，以防止感染，减轻疼痛，促进溃疡愈合。

2）溃疡严重者可外用中成药锡类散；或用粒细胞集落刺激因子含漱，含漱后缓慢下咽，帮助溃疡的愈合；或使用贝复剂每日多次口腔喷涂，促进口腔黏膜生长，使溃疡早日修复。如果口腔溃疡严重不能进食，需到医院进行治疗，医生会根据患者情况给予胃肠外营养，如静脉补液。合并口腔感染者还需要抗感染治疗。

（6）腹泻：应重视化疗期间或间歇期出现的腹泻。严重腹泻需就诊，避免出现严重并发症；如果腹泻合并白细胞减少、发热、电解质紊乱等需住院治疗；如果患者腹泻次数不多，大便化验无异常，血象正常可以进行饮食调整，如多饮水，但要避免高纤维、高脂肪、粗糙、生冷硬、刺激性及产气的食物和饮料。

（7）便秘

1）多饮水，多运动（适当的、力所能及的运动）；进食能够刺激肠胃运动的高纤维食物，如蔬菜、水果、谷类，或口服蜂蜜、麻油等。

2）定时就餐和排便。当便秘无法缓解时需就诊，使用口服缓泻剂、灌肠等处理。

5. 化疗间歇期肿瘤患者的饮食建议　在化疗的间歇期，食欲往往已经恢复正常，通常要选择普通饮食。当自身合并其他疾病，如高血压、糖尿病时，应遵循原有慢性病的饮食原则，如高血压病人要选择低盐、低脂饮食，糖尿病人则选择低盐、低脂糖尿病饮食等。对于肿瘤患者，其普通饮食又与正常人略有区别，这是为了更好地调整体质，使其能够在进入下一周期化疗时有一个较好的身体状况，以耐受化疗，保证治疗的顺利进行。所以，化疗间歇期的患者，需要补充蛋白质、热量和多种维生素，尤其要增加动物蛋白，如鱼、牛肉、鸡蛋、牛奶等。

可多食新鲜的鲜菜水果。限制油煎食物、强烈调味品、过于辛辣的食物。另外，在三餐之间增加 2~3 次点心，如蛋糕、面包、牛奶、豆浆等。注意多食升高白细胞的食物，如红枣、花生，适当进食猪血、猪肝，以增加血红蛋白，多食新鲜的鲜菜水果以保护肝功能，不能任意服用中药，避免损害肝功能。

（刘　健）

乳腺癌内分泌治疗

1. 概述　乳腺癌内分泌治疗经历了 100 多年的历史，已发展成为一种独立的治疗手段。体内雌激素水平病理性上升是刺激乳腺癌细胞增生的主要因素。雌激素在绝经前主要由女性的卵巢分泌，绝经后由肾上腺和部分脂肪组织分泌。乳腺细胞中存在雌激素受体（ER）和孕激素受体（PR）。约有 2/3 的乳腺癌细胞含有一定量的 ER，40%~50% 的乳腺癌含有 PR。ER 和（或）PR 阳性乳腺癌对激素治疗敏感，是内分泌治疗的适合人群。

2. 内分泌治疗药物　乳腺癌内分泌治疗根据其作用机制分为选择性雌激素受体调变剂、芳香化酶抑制剂、卵巢去势（促性腺激素释放激素类似物或手术）、孕激素类等。

（1）选择性雌激素受体调变剂：与雌激素竞争性结合 ER，阻断雌激素相关基因的表达，从而减慢肿瘤细胞分裂和增殖。代表药物有他莫昔芬、托瑞米芬、雷洛昔芬，甾体类复合物雌激素受体下调剂氟维司群。

1）他莫昔芬：作用机制是竞争性与肿瘤细胞的雌激素受体结合，从而阻断雌激素对肿瘤细胞生长和增殖的促进作用。用于激素受体阳性绝经前、后乳腺癌患者，一般治疗时间 5年，高危患者推荐时间 10 年。常见的不良反应有胃肠道反应、月经失调、子宫内膜增生、颜面潮红、皮疹、脱发、血栓形成等，并可使子宫内膜癌的风险增加 2~4 倍。

2）托瑞米芬：是他莫昔芬的衍生物，作用机制与他莫昔芬相似，用于绝经前、后乳腺癌患者，对子宫和肝影响较小，引发子宫内膜癌的危险性仅为他莫昔芬的 1/3~1/2，在乳腺癌辅助内分泌治疗上托瑞米芬可安全替代他莫昔芬。

3）氟维司群：用于绝经后乳腺癌患者，是雌激素受体下调剂，只有雌激素受体的拮抗作用而没有激动作用，能更有效降低乳腺癌细胞的雌激素受体水平。主要用于复发、局部晚期或晚期乳腺癌的治疗。

（2）芳香化酶抑制剂：用于绝经后乳腺癌患者。绝经后妇女的卵巢功能衰退，其雌激素主要来源于外周雄激素（主要来自肾上腺）的转化。芳香化酶抑制剂通过抑制或灭活肾上腺、肝、脂肪等的芳香化酶降低体内雌激素水平。分为甾体类和非甾体类。芳香化酶抑制剂分为三代，因为一二代有抑制肾上腺皮质和醛固酮的不良反应，使用受到限制，第三代包括非甾体类的阿那曲唑、来曲唑和甾体类的依西美坦，无一二代的不良反应，临床得到广泛应用。第三代芳香化酶抑制剂用于绝经后乳腺癌的辅助治疗优于他莫昔芬，总体不良反应更小。常见不良反应有潮红、疲劳、关节疼痛、骨质疏松等。

（3）卵巢去势：卵巢去势是乳腺癌内分泌治疗中开展最早的治疗方式，目前去势方式有手术去势、放疗去势和药物去势 3 种。标准手术去势方式是双侧卵巢切除，能肯定而快速地将患者体内雌激素水平降低至极低水平，同时还能预防卵巢癌。但会造成不可逆的绝经，增加骨质疏松及冠状动脉硬化等风险，并失去生育能力。放疗虽可使患者避免手术，但疗效不如手术肯定，放疗后雌激素水平下降缓慢，效果与放疗剂量及年龄有关，目前欧美国家在开展，我国等大多数国家不作为常规治疗方式。去势的药物主要指促性腺激素释放激素类似物，包括戈舍瑞林、亮丙瑞林、曲谱瑞林，其常见不良反应有潮红、多汗、性欲下降、皮疹等，无需终止治疗。

（4）其他内分泌药物：主要有大剂量雌激素、雄激素、孕激素，均不用于辅助内分泌治疗。雄激素为丙酸睾酮，人工合成的雄激素，用于绝经后乳腺癌，不良反应较大；孕激素包括甲孕酮、甲地孕酮，对软组织和骨转移者效果较好，对内脏转移效果较差。

3. 早期乳腺癌术后辅助内分泌治疗

（1）绝经前乳腺癌患者的辅助内分泌治疗：适用于雌激素受体和（或）孕激素受体阳性的乳腺癌患者，主要方式有选择性雌激素受体调变剂，如他莫昔芬、卵巢去势、卵巢去势联合他莫昔芬。

1）一般情况下，首选他莫昔芬 20mg/d×5 年，治疗期间注意避孕，每 0.5~1 年 B 超检测子宫内膜厚度。他莫昔芬 5 年后仍处于绝经前状态，部分患者（如高危复发）可考虑延长服用至 10 年。也可用托瑞米芬代替他莫昔芬。如应用他莫昔芬 5 年后处于绝经后状态，可继续服用第三代芳香化酶抑制剂 5 年，或停止用药。

2）卵巢去势推荐用于：①高度风险且化疗后未导致闭经的患者，可同时与他莫昔芬联合应用，也可与第三代芳香化酶抑制剂联合应用，目前前后两组方式疗效相当；②不愿意接受辅助化疗的中度风险患者，可同时与他莫昔芬联合应用；③对他莫昔芬、托瑞米芬有禁忌者。若采用药物去势，目前推荐的治疗时间为 2~3 年。

（2）绝经后乳腺癌患者的辅助内分泌治疗

1）绝经的定义：①双侧卵巢切除术后；②年龄≥60 岁；③年龄<60 岁，且在没有化疗和服用他莫昔芬、托瑞米芬和卵巢功能抑制治疗的情况下停经 1 年以上，同时血促卵泡生成素及雌二醇水平符合绝经后的范围；正在服用他莫昔芬、托瑞米芬，年龄<60 岁的停经患者，必须连续监测血促卵泡生成素及雌二醇水平符合绝经后的范围。另外还需注意：①正在接受促性腺激素释放激素激动剂或拮抗剂治疗的妇女无法判定是否绝经；②辅助化疗前没有绝经的妇女，停经不能作为判断绝经依据，其卵巢功能可能恢复；③对于化疗引起停经的妇女，如果考虑采用芳香化酶抑制剂作为内分泌治疗，则需要考虑有效卵巢抑制措施，或者连续多次检测血促卵泡生成素及雌二醇水平以确认患者是否处于绝经后状态。

2）药物的选择

①第三代芳香化酶抑制剂可以用于所有绝经后的雌激素受体和（或）孕激素受体阳性的乳腺癌患者，尤其具备以下因素的患者：a 高度复发风险患者；b 对他莫昔芬有禁忌证的患者，或使用他莫昔芬出现中、重度不良反应的患者；c 使用他莫昔芬 20mg/d×5 年后的高度复发风险患者。

②芳香化酶抑制剂可以从一开始就应用 5 年（来曲唑、阿那曲唑或依西美坦），也可以在他莫昔芬治疗 2~3 年后再转用芳香化酶抑制剂满 5 年，或直接用芳香化酶抑制剂 5 年；也可以在他莫昔芬用满 5 年之后再继续应用 5 年芳香化酶抑制剂；还可以在芳香化酶抑制剂应用 2~3 年后换用他莫昔芬满 5 年。第三代芳香化酶抑制剂之间疗效无差别，都可选择。

③可选用他莫昔芬 5 年是有效而经济的治疗方案，仍需注意监测子宫内膜厚度。也可选用他莫昔芬以外的其他雌激素受体调节剂，如托瑞米芬。

④绝经前患者内分泌治疗中，因月经状态改变可能引起治疗调整。

⑤芳香化酶抑制剂和促性腺激素释放激素类似物可导致骨密度下降或骨质疏松，使用此类药物注意骨密度检测，每 6 个月监测 1 次。并进行 T-评分，T 值<-2.5，为骨质疏松，开始使用双膦酸盐治疗；-2.5≤T 值≤-1.0，为骨量减低，给予维生素 D 和钙片治疗，并考虑使用双膦酸盐；T 值>-1.0，为骨量正常，不推荐使用双膦酸盐。

4. 晚期乳腺癌内分泌治疗　晚期乳腺癌包括复发和转移性乳腺癌，内分泌治疗在晚期乳腺癌的全身性药物治疗中发挥了极为重要的作用。在复发转移性乳腺癌中，有 60% 的患者雌激素受体和（或）孕激素受体阳性，属内分泌治疗敏感型。适用于：①雌激素受体和（或）孕激素受体阳性的复发转移性乳腺癌；②转移灶仅局限于骨或软组织；③无症状的内脏转移；④复发距手术时间较长，一般>2 年；⑤原则上内分泌治疗适用于激素受体阳性患者，而受体不明或受体为阴性的患者，只要临床病程发展缓慢，也可以试用内分泌治疗。复发转移性乳腺癌治疗为非治愈性，只要情况允许，毒性较小的内分泌治疗优于细胞毒治疗。

（1）转移病灶的再次活检：有 38% 乳腺癌患者的转移灶与原发灶的受体状况不一致，14% 患者因转移灶受体改变而调整治疗方案。对于治疗后的复发转移性乳腺癌转移灶的再次活检明确雌激素受体和孕激素受体情况十分重要。

（2）药物的选择：①绝经后：芳香化酶抑制剂包括非甾体（阿那曲唑、来曲唑）和甾体类（依西美坦）、雌激素受体调变剂（他莫昔芬和托瑞米芬）、雌激素受体下调剂（氟维司群）、孕酮类药物（甲地孕酮）、雄激素（氟甲睾酮）和大剂量雌激素（乙炔基雌二醇）；②绝经前：他莫昔芬、LHRH 类似物（戈舍瑞林）、孕酮类药物（甲地孕酮）、雄激素（氟甲睾酮）和大剂量雌激素（乙炔基雌二醇）、外科去势手术。

（3）一线治疗的选择：①没有接受过抗雌激素治疗或无复发时间较长的绝经后复发患者，芳香化酶抑制剂、他莫昔芬、氟维司群都可选择，首选芳香化酶抑制剂；②他莫昔芬辅助治疗失败的绝经后患者可选择芳香化酶抑制剂或氟维司群；③既往抗雌激素治疗并且距抗雌激素治疗 1 年内复发转移的绝经后患者，芳香化酶抑制剂是首选一线治疗；④未接受抗雌激素治疗的绝经前患者，可选择他莫昔芬、卵巢去势、或卵巢去势+他莫昔芬或芳香化酶抑制剂。

（4）二线治疗选择：①尽量不要重复使用辅助治疗后一线治疗用过的药物；②他莫昔芬治疗失败的绝经后患者可选芳香化酶抑制剂或氟维司群；③一类芳香化酶抑制剂治疗失败可选另外一类或氟维司群，也可选用他莫昔芬；④ER阳性的绝经前患者可采取卵巢手术切除或其他有效的卵巢功能抑制治疗，随后遵循绝经后妇女内分泌治疗指南；⑤二线内分泌之后的内分泌治疗选择明确指南参考。

（5）内分泌治疗起效缓慢，常常要服药2~3个月后才能见到肿瘤缩小。因此，如果肿瘤无明显进展，需至少服药16周后再复查评价疗效。

总之，内分泌治疗是治疗激素受体阳性术后辅助治疗及复发转移性乳腺癌的重要手段，第三代芳香化酶抑制剂和氟维司群的上市大大丰富了内分泌治疗的选择。但是开发新的作用机制药物、预测内分泌治疗的疗效和不良反应、克服耐药仍是需要不断深入探索和努力解决的问题，内分泌治疗联合靶向治疗则是进一步研究的方向。

（刘　健）

正确对待三苯氧胺的不良反应

1. 概述　三苯氧胺是一种抗雌激素非甾体激素，于20世纪60年代由英国合成，当时把它作为避孕药物在临床使用，但同时也发现其可以恢复不排卵妇女的排卵功能。几年以后又发现它能减少小鼠因致癌因素引起的乳腺癌，这一实验在临床上得以证实，并于1977年被美国食品药品管理委员会批准用于绝经后妇女转移性乳腺癌的治疗。经过15年的临床验证发现，三苯氧胺还可以抑制绝经前妇女雌激素受体阳性的乳腺癌，延长无病生存期，减少乳腺癌患者对侧乳腺癌的发病率。现在三苯氧胺作为绝经前后妇女乳腺癌内分泌治疗的首选药物，而不考虑其分期因素。三苯氧胺作为预防乳腺癌的手段，在健康妇女人群中使雌激素受体阳性的乳腺癌发病率降低了45%。

2. 作用原理　体内雌激素水平病理性上升是刺激乳腺癌细胞增生的主要因素。雌激素在绝经前主要由卵巢分泌，绝经后由肾上腺和部分脂肪组织分泌。部分乳腺癌细胞存在雌激素（ER）和孕激素受体（PR），这些受体使乳腺癌组织随激素水平而增生。三苯氧胺的主要作用机制是竞争性地与肿瘤细胞的雌激素受体（ER）相结合，从而阻止雌激素对肿瘤细胞生长和增殖的促进作用。ER阳性和（或）PR阳性乳腺癌对激素治疗敏感，是内分泌治疗的适用人群。

3. 常见不良反应　三苯氧胺的常见不良反应有胃肠道反应、月经失调、子宫内膜增生、颜面潮红、皮疹、脱发等，其他罕见不良反应包括精神错乱、肺栓塞、血栓形成等。

需要特别注意，三苯氧胺的弱雌激素样作用又可能对子宫内膜产生影响，引起一系列并发症。三苯氧胺对绝经前妇女的子宫内膜无不良影响，近一半的绝经前三苯氧胺治疗患者出现停经或月经量变少。而绝经后妇女使用三苯氧胺会使子宫内膜癌的风险率上升，三苯氧胺会促进绝经后子宫内膜的增生和息肉的形成，其中 50 岁以上妇女服用三苯氧胺发生子宫内膜癌的风险最大。长期持续应用三苯氧胺可导致子宫内膜增生或者息肉，甚至是子宫内膜癌。服用三苯氧胺的人群中子宫内膜癌的发病率是对照组的 4~6 倍。

三苯氧胺与子宫内膜异位症的关系。长期大量使用三苯氧胺引起子宫内膜异位症在临床上相对少见。绝经前卵巢功能健全时，异位内膜在雌激素刺激下生长，三苯氧胺可竞争抑制雌激素受体，发挥抗雌激素作用，使异位内膜萎缩。而绝经后卵巢萎缩，卵巢激素骤减，异位内膜萎缩，此时再用三苯氧胺就会由于它的弱雌激素作用，刺激异位的子宫内膜生长而复发。这也就是临床所见的绝经前三苯氧胺治疗可以缓解症状，绝经后三苯氧胺治疗使症状复发的原因。

4. 预防措施　乳腺癌患者尤其是绝经后的乳腺癌患者，长期持续地应用三苯氧胺，子宫内膜的病变发生率高，常见的有子宫内膜息肉、子宫内膜增生等，也会出现子宫以外的病变，如卵巢囊肿。各种病变可以单独出现，也可以并存。这些改变可能与三苯氧胺尚有弱雌激素样作用有关。对于接受三苯氧胺治疗的患者，不管是否出现相关临床症状，都应该采取阴道 B 超检查、宫腔镜检查或子宫内膜病理检查等有效的方法进行定期、长期、严密的监测及随诊，以早期发现相关妇科并发症，并及时采取治疗措施。

对应用三苯氧胺的乳腺癌患者进行随访观察时，临床医生应根据患者的具体情况选择合适的监测方法。建议在服用三苯氧胺前及服药后每年进行 1 次妇科检查，包括宫颈涂片、盆腔指检等，每半年阴道超声检查子宫内膜情况 1 次，子宫内膜增厚且疑有宫内膜病变的患者再给予诊断性刮宫或宫腔镜检查，发现病变时可直接行宫腔镜下息肉摘除或者部分内膜切除再作病检以明确诊断，指导进一步的治疗。一旦发现卵巢囊肿，应严密监测囊肿的大小、有无分隔及有无实性成分，如果囊肿系单房且直径<5cm，可以在监测下继续应用三苯氧胺，如果囊肿继续增大，或系多房、囊实不均，应停药观察 2~3 个月，功能性囊肿会自行缩小或消失，但如果囊肿持续存在或者增大，则应剖腹探察明确性质并给予相应的处理。

（刘　健）

乳腺癌靶向治疗

1. 概述　乳腺癌是危害妇女健康的主要恶性肿瘤之一，近年来乳腺癌的发病率节节攀升，虽然综合治疗提高了乳腺癌的治疗效果，但是仍有一部分患者存在复发或者耐药的问题。乳腺癌分子靶向治疗是目前乳腺癌治疗中一种新型治疗方式，是针对乳腺癌发生、发展有关的癌基因及其相关表达产物进行治疗。分子靶向药物通过阻断肿瘤细胞或相关细胞的信号转导，而产生抑制或杀死肿瘤细胞。分子靶向治疗具有特异性，能够选择性杀伤肿瘤细胞，减少对正常细胞的损伤。分子靶向治疗特异性较强，不良反应相对较小，故受到越来越多的关注。靶向治疗通过对细胞增殖、细胞凋亡、信号传导通路和新生血管形成等多个靶点作用于肿瘤细胞，其中信号传导通路又以 EGFR 通路为常见。分子靶向治疗药物有许多种类，其中最常见的为单克隆抗体和酪氨酸激酶抑制剂。目前投入临床的靶向药物近几十种，正进行临床 I/II 期试验的靶向药物更超过数百种，其中乳腺癌临床治疗应用最广泛的 3 种药物是曲妥珠单抗、贝伐珠单抗和拉帕替尼。

2. 常用靶向药物

（1）曲妥珠单抗：曲妥珠单抗是人源化的重组抗 HER2 单克隆抗体。HER-2/neu 是一个膜表面蛋白，是由 c-erb-b2 基因编码的 I 型表皮生长因子受体（EGFR）家族成员。HER-2/neu 蛋白正常情况下表达于各种上皮组织，包括乳腺、卵巢、子宫内膜、肺、肾、肝、胃肠道、中枢神经系统，心肌也有低水平表达。它在调节细胞生长及分化中起重要作用。

在人类乳腺癌，C-erb-b2 基因扩增发生于大约 20% 病人。基因扩增导致 HER-2/neu 蛋白过表达，癌细胞膜上有 200 万个 HER-2/neu 受体，而正常细胞只有 2 万~5 万个。这个受体过表达导致 HER-2/neu 信号传导途径构成性激活，并促进细胞扩增。临床上，HER-2/neu 基因扩增是预后不良的象征，HER-2/neu 异常的乳腺癌病人，进展时间及总生存期均较短。另外，出现 HER-2/neu 改变也与染色体非整倍性、S 期比例增加、较高核分级、激素受体（ER 和 PR）缺失或低表达以及确诊时腋淋巴结阳性有关。

在曲妥珠单抗辅助治疗乳腺癌方面，5 项大型临床研究共计超过 13 000 例患者，比较了应用与不应用曲妥珠单抗辅助治疗的差别，同时还比较了应用曲妥珠单抗 1 年与 2 年的差别，同时还有曲妥珠单抗与化疗同步或序贯应用的差别。结果显示，曲妥珠单抗辅助治疗 1 年，可使乳腺癌复发相对风险减少 46%~52%，死亡相对风险减少约 33%。

曲妥珠单抗适应证：原发肿瘤>1cm 时，推荐使用曲妥珠单抗；原发肿瘤在 0.5~1.0cm 时，可考虑使用曲妥珠单抗。

在新辅助治疗方面，研究表明，曲妥珠单抗联合化疗的新辅助治疗与仅用化疗的新辅助治疗比较，对 HER-2 阳性的乳腺癌患者有较高的病理完全缓解（PCR）率。NeoALLTO 研究旨在比较拉帕替尼和（或）曲妥珠单抗联合紫杉醇新辅助治疗 HER-2 阳性乳腺癌的疗效。455 例 HER-2 阳性初治患者，随机分为三组，分别为拉帕替尼+紫杉醇（LP）、曲妥珠单抗+紫杉醇（TP）和拉帕替尼+曲妥珠单抗+紫杉醇（LTP）。结果显示，三组 PCR 率分别为 24.7%、29.5% 和 51.3%。LTP 组 PCR 率显著高于 TP 组（$P = 0.0001$），结果提示，在化疗基础上，联合使用双靶向药物的疗效优于单一靶向药物。

对于 HER-2 阳性转移性乳腺癌优化治疗，常规化疗的基础上加用曲妥珠单抗，不仅可改善 ORR 和中位 PFS，而且可延长 OS。曲妥珠单抗联合化疗已成为 HER-2 阳性晚期乳腺癌的一线治疗标准：H0648g（曲妥珠单抗+紫杉醇）、M77001（曲妥珠单抗+多西他赛）、CHAT（曲妥珠单抗+多西他赛+卡培他滨）研究相继证实，在目前标准化疗方案中加入曲妥珠单抗能延长至疾病进展时间（TTP），提高 ORR，并改善患者的生存。

此外，在 HR 阳性的晚期乳腺癌患者中，曲妥珠单抗联合内分泌治疗也显示出较好的疗效。TAnDEM 研究表明，与芳香化酶抑制剂（AI）单药相比，曲妥珠单抗+AI 的 ORR 和临床获益率（CBR）较高，若排除从 AI 组转到曲妥珠单抗+AI 组治疗者，则曲妥珠单抗+AI 组 OS 也显著延长（28.5 个月 vs 17.2 个月，$P=0.048$）。但是考虑到化疗联合曲妥珠单抗的疗效更好，目前推荐对 HER-2 和 HR 同时阳性的转移性乳腺癌，首选化疗联合曲妥珠单抗，内分泌治疗联合曲妥珠单抗仅适用于那些不适合化疗的患者。对于接受过曲妥珠单抗治疗者，仍可考虑保留曲妥珠单抗，而更换其他化疗药物，可进一步获益。

在含曲妥珠单抗方案治疗后发生疾病进展的 HER-2 阳性转移乳腺癌患者中，后续治疗应继续阻滞 HER-2 通路。GBG-26 研究的结果表明，对于 HER-2 阳性晚期乳腺癌患者，在曲妥珠单抗治疗失败后，与卡培他滨单药相比，联合使用曲妥珠单抗+卡培他滨可提高 ORR，延长 TTP。因此，对于接受过曲妥珠单抗治疗者，仍可考虑保留曲妥珠单抗，而更换其他化疗药物，可进一步获益。另外，在一项关于已经过多重治疗、且在先前接受曲妥珠单抗治疗中发生疾病进展的转移性乳腺癌的Ⅲ期随机试验中，拉帕替尼联合曲妥珠单抗相对单药拉帕替尼将中位 TTP 从 8.1 周延长到 12 周（$P=0.008$）。此外，EGF104900 研究还提示，对于拉帕替尼治疗后出现疾病进展者，接受曲妥珠单抗联合拉帕替尼仍有显著的 OS 获益。

曲妥珠单抗最值得引起临床重视的不良反应为心脏毒性，原因是由于心肌细胞也有 HER-2 的表达，与蒽环类引起的心脏毒性机制不同。在蒽环类药物化疗后，联合使用紫杉类药物和曲妥珠单抗增加了心脏毒性的风险，但疗效较化疗后序贯曲妥珠单抗方案好。但该心脏毒性可逆，程度较轻，目前尚无终生累积剂量的报道。

（2）拉帕替尼：拉帕替尼是一种可同时抑制 HER-1 和 HER-2 受体的小分子酪氨酸酶抑制剂。作为一种小分子药物，拉帕替尼可进入细胞内直接阻断表皮生长因子受体的磷酸激酶活性。同时该药可通过血脑屏障，从而可能有效地治疗脑转移。研究表明，拉帕替尼对已接受过蒽环类、紫杉类、曲妥珠单抗药物治疗和脑放疗的脑转移患者的 ORR 仍为 6%。

卡培他滨联合拉帕替尼也是含曲妥珠单抗方案治疗后疾病进展 HER-2 阳性患者的治疗选择之一。EGF10051 试验通过在曲妥珠单抗耐药、之前在转移癌治疗或辅助治疗时使用过蒽环类和紫杉类的晚期或转移性乳腺癌患者中比较了卡培他滨联合拉帕替尼与单用卡培他滨的疗效，结果显示，联合治疗组较单用卡培他滨组 TTP 延长（8.4 个月 vs 4.4 个月，$HR=0.49$，95%CI $0.34\sim0.71$，$P<0.001$）。

由于 HER-2 与 ER 之间的交互作用，拉帕替尼联合来曲唑用于晚期转移性乳腺癌一线治疗，也取得了极好的疗效。目前全球多中心的 ALLTO 试验，将拉帕替尼和曲妥珠单抗进行头对头的比较，其结果将进一步指导临床对靶向药物的选择。

拉帕替尼最常见的不良反应为腹泻，与紫杉醇联合治疗时Ⅲ/Ⅳ级腹泻发生率为 16%，与卡培他滨联合治疗时为 13%。如伴腹泻持续超过 24 小时、发热、或 3~4 级中性粒细胞减少，应使用抗生素，并同时加用洛哌丁胺。若不能在 24 小时内控制症状，可加用奥曲肽。

（3）贝伐珠单抗：肿瘤“新生血管生成”在肿瘤生长过程中发挥着重要的作用，贝伐珠单抗是一种血管内皮生长因子（VEGF）抑制剂，可通过破坏肿瘤的血管形成来间接地杀死肿瘤，所以贝伐珠单抗和化疗的联合应用能提高疗效。

转移性乳腺癌一线治疗的关键性Ⅲ期临床研究（E2100试验）表明，在紫杉醇周疗的基础上加用贝伐珠单抗较单药紫杉醇显著提高患者 PFS（11.8 vs 5.9 个月，HR = 0.60，$P <$ 0.001），亚组分析显示，在三阴性乳腺癌患者中贝伐珠单抗也有较高的疗效（HR = 0.53，95%CI 为 0.40~0.70）。另一项 AVADO Ⅲ期临床试验表明，多西他赛联合贝伐珠单抗可显著改善 ORR 和 PFS，亚组分析显示，三阴性乳腺癌组加用贝伐珠单抗有显著优势。

相对于曲妥珠单抗和拉帕替尼，贝伐珠单抗不良反应较大。常见且重要的不良反应有高血压、蛋白尿和出血。有报道，贝伐珠单抗联合卡培他滨治疗晚期乳腺癌患者，Ⅲ级高血压的发生率为 17.9%，无Ⅳ级高血压发生。蛋白尿的各级不良事件发生率为 22.3%，其中Ⅲ级为 0.9%，无Ⅳ级蛋白尿。蛋白尿通常不需要处理，如 24 小时尿蛋白定量>2g，应停用贝伐珠单抗，当定量<2g 时可重新开始使用。出血在治疗消化道肿瘤时较高，治疗乳腺癌时较低，Ⅰ/Ⅱ级出血和Ⅲ级出血的比例分别为 28.4% 和 0.4%，无Ⅳ级出血。

（4）PARP-1 抑制剂：三阴性乳腺癌（TNBC，指 ER、PR、HER-2 均阴性）具有独特的分子病理学特征，一些潜在的药物靶点治疗显示出了初步的前景。TNBC 常伴有1BRCA-2 突变，由 BRCA 介导的通路在 TNBC 发病中发挥重要的作用。多聚二磷酸腺苷核糖聚合酶-1（PARP-1）是细胞增殖和 DNA 修复的关键酶，BRCA 基因缺陷的 TNBC 细胞对 PARP-1 抑制剂敏感，一项针对晚期 TNBC 的随机开放对照的Ⅱ期临床试验结果显示，在吉西他滨联合卡铂的基础上加用 PARP-1 抑制剂 BSI-201，患者 ORR、中位 PFS 和 OS 均显著改善，但进一步评估 BSI-201 的Ⅲ期临床结果为阴性。

TNBC 中 60%的患者伴有表皮生长因子受体 EGFR/HER-1 受体的表达，一些临床试验开始了针对这一通路的靶向药物研究。多项Ⅱ期试验报道了西妥昔单抗单药或联合化疗的研究结果，发现单药西妥昔单抗有效率低，但其联合化疗药物（如卡铂、依利替康等）显示了一定的疗效。也有厄罗替尼联合化疗的Ⅱ期研究（如吉西他滨），总体来说，尽管 EGFR 在三阴性乳腺癌临床前研究中有令人振奋的结果，但是抗 EGFR 治疗并没有取得预期的临床效益。

3. **展望** 乳腺癌分子靶向研究进展迅速，传统的靶向药物显示出不衰的活力，新的潜在的药物靶点治疗显示出了初步的前景。希望在不久的将来，随着对人类基因组学中功能性基因组和支配肿瘤的基因组的了解并结合高新技术，如高通量药物筛选等手段的有效运用，肿瘤的治疗必将跨入一个新的境界。

（刘　健）

乳腺癌新辅助治疗

1. **概述** 乳腺癌新辅助治疗又称术前治疗，最早应用于不可手术的局部进展期乳腺癌，通过新辅助治疗使肿瘤降期，达到可手术的目的，同时也改善病人的预后，已成为局部进展期乳腺癌的标准治疗方式。同时由于在局部进展期乳腺癌治疗中的成功，新辅助治疗已逐渐应用于可手术的早期乳腺癌。新辅助治疗不会影响手术和放疗等综合治疗，在接受新辅助治疗的情况下，延迟乳腺癌病人手术的时间并不影响其预后，使得新辅助治疗在早期乳腺癌中的应用成为乳腺癌多学科综合治疗的重要组成部分。

2. **适用人群**　临床上应用于局部进展期乳腺癌、炎性乳腺癌及有保乳意愿但不具备条件的早期乳腺癌病人。对于局部晚期乳腺癌和炎性乳腺癌，新辅助治疗使其降期，缩小手术范围，改善患者的生活质量。对于早期乳腺癌，新辅助治疗可增加保乳手术机会。新辅助治疗可缩小原发病灶及区域淋巴结，使多数原不能手术者获得手术切除甚至保乳手术的机会，同时化疗可消灭远处潜在的微小转移灶，改善预后。

3. **目的**　乳腺癌新辅助治疗的目的主要包括：①提高乳腺癌病人的生存率；②增加手术的选择方式，提高保乳比例；③早期了解治疗的反应性及肿瘤的生物学行为，减少治疗的不良反应。乳腺癌新辅助治疗适用于术后需辅助治疗的病人，但对肿瘤较小及无明确淋巴结转移的病人，先行手术及术后辅助治疗仍是首选。

4. **治疗**　对计划行新辅助治疗的病人，均需行空芯针穿刺活检，以获取病理组织学诊断证据，同时可行乳腺癌相关指标的检测，如雌激素受体（ER）、孕激素受体（PR）和人表皮生长因子受体2（HER-2）等，在确诊为浸润性癌之后，可参考肿瘤对治疗的反应性，选择新辅助化疗、新辅助内分泌治疗或新辅助化疗联合靶向药物治疗。新辅助化疗方案一般选择含蒽环类和（或）紫杉类药物的方案，在临床实践中，已被证实安全有效的辅助化疗方案均可作为新辅助化疗方案，部分绝经后内分泌治疗反应型的乳腺癌病人，可选择第三代芳香化酶抑制剂（AI）作为新辅助内分泌治疗。HER-2过表达的病人，可在化疗的基础上，联合应用曲妥珠单抗，但尽量不要将曲妥珠单抗与蒽环类药物同时应用，以免增加心脏毒性反应。新辅助化疗的疗程可参考术后辅助化疗的疗程，一般为6~8个疗程，可在术前治疗6~8个疗程，也可选择3~4个疗程化疗后行手术，术后再行3~4个疗程的化疗。新辅助内分泌治疗的疗程可选择3~4个月，一般不宜超过6个月，如病人无明显的手术禁忌证，需进一步行手术治疗。

目前新辅助治疗方案的有效率为80%~90%，其中约10%的病人不能从新辅助治疗中获益，这就需要我们在新辅助治疗过程中密切监测原发肿瘤及淋巴结的反应情况，评估治疗的疗效，筛选疗效差的病人。可采用临床体检、影像学及病理学方法，选择在新辅助治疗2~4个疗程后评估疗效，然后决定后续治疗方案，有效者可继续原方案治疗或应用序贯非交叉耐药的化疗药物，疾病进展者则需考虑更换治疗方案，疾病稳定者，目前一般推荐更换方案。

进行新辅助治疗组病人获得PCR者，其总存活率（OS）及无病存活率（DFS）均较非PCR者有明显的优势，目前新辅助治疗病理完全缓解（PCR）公认的定义为乳腺原发病灶及腋窝淋巴结均无浸润癌的残存。高级别肿瘤细胞、激素受体阴性、HER-2过表达、三阴乳腺癌对新辅助治疗的反应较好，而激素受体阳性、HER-2 表达阴性的病人，由于化疗效果不可靠，选择进行新辅助化疗时应谨慎，必要时可考虑行新辅助内分泌治疗，特别对绝经后内分泌反应型病人，虽然获取 PCR 的机会较小，但总有效率可达 40%～80%，并且建议在早期（2 周内）对 Ki67 的变化监测来判定治疗效果。

（刘　健）

乳腺癌的中医药治疗

中医认识乳癌始于公元 4 世纪，东晋时代葛洪的《肘后备急方》描述为坚硬如石，坚而有根者（活动性差）名曰石痈。后来出现乳岩、乳痞、翻花奶等十多种名称，但基本症候与现代乳癌相符。中医早就明确提出乳癌病因是忧郁伤肝，思虑伤脾，气血亏虚。并告诫多发于孀居（遗孀单身）、情志乖（性格怪异抑郁不畅）、室女（从未婚嫁）或姑（尼姑）。而且发现了预后因素，"若中年以后，无夫之妇得此，其死尤速"。但是，由于历史的原因，中医发展缓慢，单靠中医难以攻克乳癌，在过分追求"无瘤生存"西医疗效指标的时代，中药对肿瘤实体疗效不满意，因此，中医治癌的疗效曾遭到否定。1944 年加拿大 Schipper 教授提出"带瘤生存"的概念，肿瘤的有效治疗并不需要肿瘤的完全消失，生存质量越来越受到人们的重视，中医的疗效才得以重新认识。现在很多有说服力的研究证实，中医在提高生存质量，延长中位生存期，改善症状，瘤体缩小，实验室指标等诸多方面显示出具有统计学意义的疗效，中医治疗正在成为乳癌综合治疗中不可或缺的组成部分，当务之急是建立更具中医特色的乳癌疗效评估体系，从诸多层面发挥中医药的作用，中医治疗乳癌才能确有成效的发展，尽快矗立世界医学之林。

在乳癌的综合治疗中，首先是中医的辅助治疗，其目的就是减毒增效，改善症状，辅佐西医各种疗法如期完成。乳癌一经确诊，如果可以手术，应首选手术治疗。术后 2～4 周内，身体虚弱，气血不足，食欲不佳，口服中药汤剂可能有困难，可以用补气养血的成药制剂，如黄芪颗粒、阿胶补血浆等。西医接下来的治疗是化疗、放疗，不良反应显而易见，恶心、呕吐，甚至难以进食，腹泻或便秘，体力难支。化疗 2 周后白细胞开始下降，甚至降到极限，化疗难以继续。注射集落刺激因子，动员骨髓内半成熟的粒细胞，我常称之为动员"童子军"参战，可知身体后备何等空虚，全身骨节必然疼痛难忍，接着是脱发、乏力、气短，生存质量已跌至人生的最低谷，这时中医的对症治疗显然是十分必要，此期的治疗以调理脾胃、益气健脾为主。食欲不振，恶心、呕吐，则降逆和胃。呕吐严重不能进食者，可用降逆止呕药敷脐。可以口服者采用参苓白术散、半夏泻心汤、香砂六君子汤、竹茹、半夏、生姜、代赭石、旋复花、丁香、柿蒂等即为常用之药。参附注射液防止心肌缺血，减轻蒽环类化疗药的心脏毒性。补肾益气活血的中药可以减轻顺铂等药的肾毒性，茵陈蒿汤可以护肝，减轻化疗药的肝损害，这些疗法均可作为化疗期间的辅助治疗，达到减毒增效的目的。

放化疗的骨髓抑制是必然的，中药升白作用明显，肾主骨生髓，补肾填精，乃中医特长。常用龟鹿二仙汤、六味地黄丸、当归补血汤等加减，诸如熟地、当归、鹿角胶、仙灵脾、补骨脂、骨碎补、土鳖虫等是常用之药。艾灸关元、足三里等穴位，可促进中性粒细胞成熟，加速向外周血液中释放，针刺可延长中性粒细胞寿命，所有这些中医疗法虽然不如集落刺激因子起效快，但不至于全身骨节疼痛，紧急时可以中西两套方法配合使用。

乳癌腋窝淋巴结清扫术后，常发生上肢淋巴回流障碍，导致上肢淋巴性水肿，轻者手背，重则整个上肢粗大水肿，肿胀不适，活动不便，上肢功能基本丧失。中医采用活血利水通络的中药内服外用，如五苓散、补阳还五汤、黄芪桂枝五物汤等，常用药是生黄芪、生白术、生白芍、桑桂枝、茯苓、麻黄、赤小豆等，其效果优于口服螺内酯片、呋塞米片。还有中药熏洗、热熨、皮硝外洗，刺血拔罐法等多种外治法可以选用。

如果接下来开始内分泌治疗，如绝经前 ER、PR 阳性患者常用他莫昔芬，绝经后常用来曲唑，由于对抗雌激素作用，打破雌、雄激素平衡，导致阴阳失调。潮热、出汗、烦躁等更年期综合征出现，骨质疏松、心血管疾病长期困扰，痛不欲生。此时，中医以调理阴阳为大法，配合疏肝解郁、滋阴凉血、宁心安神。采用丹栀逍遥散、六味地黄丸、二仙汤等。丹皮、栀子、白薇、仙灵脾、旱莲草、女贞子、酸枣仁等为常用之药。

复发和转移是乳癌危及生命的直接原因，无论中西医都在为防止复发和转移而不懈努力。中医扶正固本是根本大法，正气内虚是乳癌发病、复发和转移的决定因素。中药提高人体免疫力已经被人们认可，在防止复发，缩小转移病灶方面，已取得可喜成果。中药复方，单味中药，单体成分的抗乳癌疗效正在逐步证实，例如，黄芪是补气的常用药，黄芪多糖不仅提高免疫力，而且抑制乳癌细胞增殖及促进凋亡。

远处脏器转移，肺居首。咳嗽、胸痛、气短，是脾气虚弱，阴虚肺燥所致，治以健脾润肺为主。胸腔积液，治以葶苈大枣泻肺汤，用黄芪、沙参、白术等益气健脾之药。

乳癌容易发生骨转移，骨痛难忍，入夜尤甚。中医曰肾主骨，自然选用补骨脂、仙灵脾补肾强骨，制南星、全蝎、土鳖虫、地龙止痛，或成药金匮肾气丸、六味地黄丸、龟鹿二仙汤等。

在中医抗癌研究中，最先开始的是发现和证实中药的单体抗癌成分，目前已经证实丹皮酚、白藜芦醇、水飞蓟素、甲基莲心碱、薯蓣皂苷、金雀黄酮、大豆异黄酮、粉防己碱、三氧化二砷（砒霜主要成分）诱导乳癌细胞凋亡。雄黄、川芎嗪逆转多耐药性。人参皂苷Rg3 抑制乳癌生长。黄芪注射液（主要成分是黄酮、异黄酮，双向的雌激素活性）、榄香烯制剂，与他莫昔芬均有协同作用。蛇床子素、补骨脂素、乌头碱，抑制骨高转移细胞株，实验室研究均有统计学意义，这就为临床应用开辟了中药西用的新前景，中药抗癌也就可以跨入世界医药之林。众所周知，常用化疗药紫杉醇系列，最早就是从红豆杉属植物树皮和木材中发现和提取的，从几千种中药中寻找和提取抗乳癌有效成分，是完全可能的，这是我国中药研究的艰巨任务。

中药抗癌复方、大方极为普遍，但疗效难以评估，缺乏规范化治疗，科研进展不尽人意。上海瞿文超等用 352 例乳癌与 240 例对照，术后 1 年内服用中医前辈陆德明的"乳癌术后方"，温肾活血为主，即四君子汤加仙灵脾、肉苁蓉、山萸肉益气补肾，加蜂房、石见穿活血解毒，不辨证服药，中药组 5 年无病生存率及总生存率均高于对照组，两组差异有统计学意义，但对 HER-2 阳性患者差异不明显。动物实验证实，术后方可以减小复发肿瘤的体积，阻断 HER-2 介导的 P38MAPK 信号通路，增加细胞间黏附分子 E-钙黏蛋白 E-cad-herin 的表达，减少细胞外基质的溶解，增加对细胞外基质的保护，发挥抗 HER-2 阳性乳癌复发转移的作用。这些研究尽管还不是大样本，更难以实现标准化治疗，何时该开始服药？服多久最有效？中药抗肿瘤的作用靶点是什么？辨证到底需要不需要？肿瘤特性和中医证候是否进行差异化治疗？诸多问题还没有解决，仍不失为很有学术价值的论文，标志中医治疗乳癌开始朝着现代研究前进。笔者十分赞同温肾和阳法治疗乳癌，多年来使用"化岩颗粒"治疗肾阳虚型增生或乳癌，肉芽肿性小叶性乳腺炎等慢性炎性肿块，均表现出可喜苗头。中医治疗的特点是辨证施治，这是毫无疑问的，但不等于一定要分型施治，过细过多的分型分期，导致多方多药治一个病，不利于主方主药的循证医学研究。中医治乳癌的总体原则是扶正为主，补养气血，健脾补肾，不宜清热解毒，活血化瘀，猛毒剋伐之剂。已经证实，补肾温阳复方与他莫昔芬有协同作用，说明雌激素受体是共同的作用靶点，这只能阐明中药的一部分作用，更深层面的研究尚待解决，只待有效复方的研究出了成果，就可以研制出有效的抗乳癌新制剂。

另外，中医药阻断癌前病变，例如，西黄丸、莪术油或中药复方，治疗非典型增生方面更具优势，这也是中医"治未病"的体现，完全符合预防为主的医学方针。

总之，中医治疗乳癌已经开始走上循证医学之路，但目前中医治疗乳癌的研究起步晚，起点低，个人经验报道多，分散而不能联合，难以形成多中心、大样本的研究基地。在研究方法、动物模型等诸多方面还存在不少问题，中药复方的研究难点更多，只要坚持正确的方向，大胆创新，拿出有说服力的疗效证据，在抗乳癌的综合治疗中，中医定能发挥更大作用。

（杜玉堂）

乳腺癌患者的随访复查

乳腺癌患者治疗后进行"合适"的随访复查能使治疗效果达到最理想化的状态。"合适"就是既要避免复查不足又要避免复查过度。随访复查最好由参加患者治疗的某一位固定的有经验医生来主导。仍在治疗中的患者最好由提供该治疗的医生完成。

1. 无远处转移患者的随访复查

（1）随访复查的时间和频次：随访应在初始治疗后即开始，一直坚持到终生。

随访及随访性检查的频率应与复发的风险挂钩，体现个体化。术后 3 年内复发转移的风险较高，随访的时间间隔要短一些。术后 5 年以上复发转移的风险明显降低，随访的时间间隔可适当延长。中国卫生部乳腺癌诊疗规范（2011 年版）推荐最初 2 年每 4~6 个月 1次，其后 3 年每 6 个月 1 次，5 年后每年 1 次。随访及随访性检查的频率还要参考年龄、病期、病理组织学类型、分子分型等因素来决定。高危复发的患者随访应缩短间隔的时间，增加一些检查的项目。如果有异常或有可疑情况应随时进行复查。

（2）随访的内容包括

1）一般项目

① 通过随访，患者得到医生指导，每月行患侧乳房/胸壁、对侧乳房、双侧腋下及锁骨上区自我检查 1 次。

② 医生详细询问一段时间以来患者的感受、不适和自我检查结果，包括心理、生活质量方面的变化，如有无不明原因的体重减轻、顽固的咳嗽、胸痛、骨痛、头痛、呕吐等，据此寻找是否有复发转移迹象，判断是否有治疗的不良反应。

③ 医生进行体格检查：检查手术切口愈合情况，并给予相应处理。对患侧胸壁/乳房及对侧乳房、双侧腋窝、双侧锁骨上下区、肝脏等部位进行常规体检。接受他莫昔芬类药物治疗者，若子宫仍保留，每 0.5~1 年进行 1 次妇科专科体检。

④ 医生评估术后辅助治疗的实行情况，并鼓励患者坚持治疗，提高患者对治疗的顺应性。

⑤ 医生指导患者进行上肢功能锻炼、采取积极的生活方式，包括适度的有氧锻炼、达到并维持理想体重，并提供心理社会方面的咨询与支持。为乳房切除患者提供乳房重建方面的咨询。

⑥ 遗传学咨询：应考虑遗传学咨询的患者：确诊乳腺癌时年龄<40 岁；有卵巢癌病史，或一级或二级亲属曾患卵巢癌；一级亲属在 50 岁之前被确诊为乳腺癌；2 个或更多的亲属被确诊乳腺癌；双侧乳腺癌或一级或二级亲属曾患双侧乳腺癌；有男性亲属罹患乳腺癌。

2）对无症状者的特殊检查

① 血常规及血生化：美国临床肿瘤学会（ASCO）与美国国立癌症综合网络（NCCN）指南不推荐作为常规。中国卫生部乳腺癌诊疗规范（2011 版）推荐每 6 个月 1 次，3 年后每年 1 次。仍在放化疗周期中的患者必须定期复查血常规和血生化指标，监测放化疗可能对肝、肾、骨髓等带来的损害。血生化中碱性磷酸酶升高可能对提示骨转移有一定意义。

② 肿瘤标志物的检测：ASCO 与 NCCN 指南不推荐作为常规。中国卫生部乳腺癌诊疗规范（2011 版）推荐每 6 个月 1 次，3 年后每年 1 次。血清肿瘤标志物 CEA、CA153 等升高，特别是治疗前高治疗后降至正常后又升高可能提示乳腺癌复发转移。但提早发现转移可能并不能改善生存率，肿瘤标志物检测的假阳性率高，易导致患者接受不必要的、昂贵的进一步的检查，而且还会带来患者心理上的焦虑。CA125 升高可能提示是否并发子宫内膜癌，特别是长期服用他莫昔芬的患者。

③ 乳房 X 线检查：保留乳房的患者，可以术后 1 年或放疗结束后 6 个月时进行 1 次乳房 X 线检查，之后一般每年 1 次。无论保乳还是全乳切除的患者，对侧乳房 X 线检查每年

1次（小于40岁的患者可以用乳房超声检查替代X线检查）。

④超声检查：每次复查均可考虑行双侧乳房、腋窝、锁骨上下区的超声检查，特别是前哨淋巴结活检替代腋窝清扫的患者。临床或超声检查异常腋淋巴结应在超声引导下行细针穿刺或空芯针活检，必要时行切开活检手术。肝脏或上腹部超声检查ASCO指南不作常规推荐，中国卫生部乳腺癌诊疗规范（2011版）推荐每6个月1次，3年后改为每年1次。对服用他莫昔芬类药物者，推荐盆腔检查每年1次，了解子宫及附件情况。

⑤胸部X线摄片或胸部CT：ASCO指南不推荐作为常规。中国卫生部乳腺癌诊疗规范（2011版）推荐每年1次胸部X线摄片。

⑥全身骨扫描：ASCO指南不作常规推荐。碱性磷酸酶异常升高的患者应行全身骨扫描检查。中国卫生部乳腺癌诊疗规范（2011版）推荐对于存在腋窝淋巴结转移4个以上等高危因素的患者，行基线骨扫描检查，随后全身骨扫描每年1次，5年后可改为每2年1次。

⑦脑影像学检查：不作常规推荐。

⑧乳房磁共振检查：不作为常规。对于保乳手术（包括自体组织或假体乳房成形术或重建术）后，临床怀疑局部复发、但临床检查、乳腺X线摄影或超声检查不能确定的患者，磁共振扩散加权成像有助于鉴别肿瘤复发和术后瘢痕。

⑨接受芳香化酶抑制剂治疗或出现有治疗所致的卵巢功能衰竭的患者，建议检测基线骨密度，并每年定期监测骨密度每年1次。根据骨密度状况给出相应处理。

3）对有可疑症状或体征者的特殊检查：如果在常规监测中发现有可疑症状或体征，则应进行针对性的进一步检查。可以根据情况选用血常规、血生化及肿瘤标志物的检查；胸部X线检查、骨扫描、有症状或骨扫描异常部位的骨X线检查、有症状部位的B超、CT或MRI检查。还可选择全身PET-CT检查。例如，若有头痛、呕吐、肌力下降、肢体活动障碍以及精神方面症状，应作脑MRI或增强CT检查，以了解有否脑转移。

对可疑病灶应尽可能地进行病理检查。病理检查可采用针吸细胞学检查、空芯针活检组织病理学检查、切取或切除活检，根据病理检查结果做出合理的治疗计划。

2. 转移性乳腺癌患者的随访复查　转移性乳腺癌患者应有足够的随访频率，以便得到可能最好的症状和生活质量的姑息支持及疑问解答，这意味着在内分泌治疗时平均每2~3个月随访1次，在化疗时每1~2个周期随访1次。如果怀疑疾病进展（病变加重、出现新的症状体征、肿瘤标志物水平显著增高），应对治疗反应立即评估。

转移性乳腺癌患者在没有进行主动性治疗的疾病缓解期，也应进行预定的随访。如果发生暗示疾病进展或治疗并发症的症状，应立即与其医生联系。

（杨红健）

乳腺癌疗效评价标准

临床工作中经常遇到乳腺癌患者及家属询问能不能治好，会不会有生命危险？其疑惑出自"乳腺癌是恶性肿瘤，治疗效果差，病情发展快，患上癌症等于死亡"的错误观念。实际上肿瘤治疗水平在不断提高，乳腺癌已成为疗效最佳的实体肿瘤之一。我们评价乳腺癌的疗效不能简单用"治好与治不好"的标准来判断，把乳腺癌的疗效与感冒相比较是不现实的，认为乳腺癌是不治之症也是不正确的。为了有利于我们理解乳腺癌的治疗效果，有必要介绍一下临床肿瘤疗效评价标准。

1979 年世界卫生组织（WHO）制定了实体肿瘤疗效评价标准，对肿瘤新药的开发和治疗效果的评估提供了有力帮助。但试验研究发现，应用 WHO 疗效评价标准的偏倚（偏离真实情况，即误差）为 5%～10%，主要是该标准对有些病灶的定义模糊和肿瘤测量上的误差造成。2000 年欧洲癌症治疗研究组织（EORTC）、美国国立癌症研究所（NCI）及加拿大国立癌症研究所（NCIC）在 WHO 标准基础上进行了修改和补充，推出了新的实体肿瘤疗效评价标准（RECIST），保留了 WHO 标准中对肿瘤疗效的描述，仍沿用完全缓解（CR）、部分缓解（PR）、疾病稳定（SD）和疾病进展（PD）等评价结果，但两种标准所采用的肿瘤测量方法完全不同。RECIST 标准是以肿瘤的最长径评价肿瘤大小，而 WHO 标准是以肿瘤的最长径与最大垂直径的乘积代表肿瘤面积评价肿瘤大小，又被称为单径测量法和双径测量法。使用单径测量法取代双径测量法的理论依据是：肿瘤的直径与肿瘤细胞数量的变化关系比肿瘤双径乘积与肿瘤细胞数量的变化关系更密切，经过对 14 个不同临床试验共计4000 多例患者的研究显示，单径测量法简单且评价疗效确切。RECIST 标准还包括了有关肿瘤测量的指导和选择测量的标准，对影像学方法和扫描参数亦做了规定。尽管 RECIST 标准与 WHO 标准对 CR、PR、SD、PD 的规定不尽相同，但临床研究显示两种评价标准的有效率无显著性差异，具有较好的一致性，均可用于乳腺癌疗效的评价。由于 RECIST 标准采用单径测量法简单易行，可操作性强，是一种值得在临床上推广应用的新标准。

WHO 与 RECIST 疗效评价标准比较

疗效	RECIST	WHO
CR	全部病灶消失维持 4 周	全部病灶消失维持 4 周
PR	缩小 30% 维持 4 周	缩小 50% 维持 4 周
SD	非 PR/PD	非 PR/PD
PD	增加 20%（病灶增加前非 CR/PR/SD）	增加 25%（病灶增加前非 CR/PR/SD）

显然上述肿瘤疗效评定标准存在一定不足，治疗肿瘤不仅要看肿瘤大小的变化，还要考虑患者的生存质量、生存期的长短。有些晚期肿瘤通过综合治疗可以长期"带瘤生存"，这一结果从实际意义上讲并不亚于 CR、PR。近年来，肿瘤疗效评价更多地倾向于患者的总生存期、平均生存期、中位生存期、无进展生存期、无复发生存期以及生活质量等诸多方面。

（张保宁）

乳腺导管原位癌

1. 概述　导管原位癌是非浸润性癌，无论临床表现还是生物学特性都与小叶原位癌不同。乳腺 X 线普查的广泛应用使导管原位癌的检测率明显增加。

20 世纪 80 年代美国导管原位癌约占乳腺癌总体的 2%。导管原位癌的临床表现不同，也可表现为伴有或不伴有肿块的病理性的乳头溢液，或在乳腺活检中偶然发现。随着乳房 X 线检查的普及，导管原位癌通常表现为簇状的微钙化。一组资料分析显示，62% 的导管原位癌具有钙化，22% 的具有软组织改变，16% 的表现为无乳房 X 线异常发现。现在有临床表现的导管原位癌逐年下降，而钼靶表现为 3 级病变的导管原位癌呈逐年上升趋势，乳房 X 线普查的应用使导管原位癌的检出率显著增加。美国乳房 X 线摄片资料显示，普查发现癌的女性中 40~49 岁导管原位癌占 1/4 以上。

2. 病因　导管原位癌是否存在独立的风险因素？一组近 4 万名女性健康研究中，经过 10 年以上的随访，前瞻性收集的风险因子资料分析结果提示，在导管原位癌和浸润性癌的风险因子之间未见到差别。

导管原位癌具有多中心性的特点，有极端报道发病率近一半。但应区别多中心性和多灶性的定义，多中心性定义为导管原位癌超出乳腺病灶所在象限以外；多灶性则定义为导管原位癌病灶位于同一象限。有资料报道，2.5cm 的导管原位癌病变比较小病变的多中心性发生率高 3 倍。另有研究注意到，在微乳头状病变中多中心性的发生频率近八成，明显高于其他类型。Faverly 用立体显微镜三维分析了导管原位癌标本，发现约 50% 的病例表现为连续生长模式，50% 的病例表现为非连续模式，然而分化差的病例中 90% 的表现为连续生长方式而没有间隙，而在分化良好的和中间分化的病变中仅为 30% 和 45% 呈连续性生长。有学者对导管原位癌进行克隆性研究，结果提示大多数是纯系的，研究发现这些广泛分布的每一个位点表现为现同的 X 染色体连锁的磷酸甘油激酶等位基因失活，说明相同的基因起源，尤其在粉刺样的导管原位癌中。

有一些研究报道，导管原位癌患者中乳头受累的发生率 20%~50%，这差异似乎与病变检测的方法有关。有报道，隐匿性浸润的发生率为 0~26%，发现隐匿性浸润的可能性与病变的大小有关，一项研究显示，>2.5cm 病变的患者比肿瘤较小病变的患者隐匿性浸润发生率高 14 倍。隐匿性浸润的发病率也与导管原位癌的组织学类型有关，在粉刺样病变中更为常见。例如，一项报道的粉刺样导管原位癌中，微小浸润为 63%，而非粉刺样病变中仅为 11%。导管原位癌患者中腋淋巴结受累的发病率为 0~7%，这在乳房 X 线检查时代开始以前的研究中比率更高。美国 1 万多例的回顾性资料显示，仅 3.6% 病例发生腋窝转移。目前，前哨淋巴结活检术广泛应用浸润性癌，免疫组化可在 H&E 染色阴性的淋巴结中发现肿瘤细胞。

导管原位癌发展到浸润性癌的风险有多大？早先浸润性癌的前驱病变这一假说来自于

对肿瘤浸润性和原位成分的研究。一组研究病例的导管原位癌成分都具有染色体 11q13 的杂合性丢失，而在相应的浸润性成分中具有相同的丢失。另一个相似的研究病例肿瘤标志物的表达在这两种成分中几乎相同。基因表达谱的研究证实，低分级的导管原位癌与低分级的浸润性癌具有形似的基因表达谱，而在高分级导管原位癌和高分级的浸润性癌之间基因表达谱不同，提示浸润性癌的基因变异在导管原位癌阶段也已经出现，低分级的导管原位癌比高分级的导管原位癌更容易发展为低分级的浸润性癌。

1 万多例乳腺活检的回顾中有 28% 在活检后的 3~10 年内（平均 6.1 年）发展为浸润性癌。一项长达 24 年的试验，显示导管原位癌患者癌症的发病相对风险为 11，相对风险保持稳定。另一组资料经过中位 16.7 年的随访，其浸润性癌的发病率为 11%。一个研究中 67名具有乳腺癌遗传风险的女性，在预防性乳房切除术后发现 15% 的患者有导管原位癌存在。携带 BRCA1 或 BRCA2 突变的患者，预防性乳房切除术的患者中 13% 发现导管原位癌，提示导管原位癌是浸润性癌的一个前驱病变，但不是全部都发展为浸润性癌。

3. **治疗**　由于导管原位癌转归不同，因而局部治疗差异很大，从单纯肿物切除到全乳房切除术都有。

乳房切除术是导管原位癌标准性处理方法之一。乳房切除术后复发为 1%~2%，几乎都是浸润性癌。乳房切除术治疗失败可能是由于导致局部复发或远处转移的浸润性癌未被取材或未被识别，或者由于乳腺组织切除不完全。复发率随着随访时间的延长而增加，提示大多数复发是由于浸润性癌的未明确诊断而不是残留乳腺组织的恶性转化。

肿物切除和放射治疗是导管原位癌的另一个选择。三个试验共近 4000 例的随机临床研究评价了导管原位癌患者肿物切除术后放射治疗与全乳房切除效果相当相似：放射治疗减少了 50%~60% 的同侧乳腺肿瘤复发；单纯肿物切除后复发者大约 50% 为浸润性的，而50% 为导管原位癌；放射治疗减少了 50%~60% 的浸润性和导管原位癌的复发；经过 12 年的随访证实，放射治疗导致的 50%~60% 的减少是持续性的；经过放射治疗，浸润性复发的比率为 0.5%~1%。

三苯氧胺的作用如何？有两个临床随机试验评价了三苯氧胺治疗导管原位癌的效果，一个试验中 1804 名行乳房肿瘤切除术加放射治疗的导管原位癌患者，随机分配给予三苯氧胺 20mg/d，连用 5 年，或给予安慰剂，经过中位 82 个月的随访，三苯氧胺使同侧乳腺癌复发减少了 31%，同侧浸润性乳腺肿瘤复发减少了 47%，同侧导管原位癌复发仅减少 15%，任何肿瘤事件减少了 37%。其中雌激素受体阳性者所有的乳腺事件减少了 59%，雌激素受体阴性患者未见加用三苯氧胺的效益。

这两个试验提示，放射治疗后加用三苯氧胺可以有效的减少同侧乳腺癌复发，尤其是浸润性癌。

一个有关导管原位癌患者肿物切除加放射治疗的长期结果，经过中位 9.4 年的随访，局部复发率 5 年为 6%、10 年为 11%、15 年为 16%，提示导管原位癌发展为浸润性癌的时间周期相当漫长。另一组导管原位癌患者仅单纯肿物切除后的长期结果，发现加行放射治疗者 7 年累计局部复发率为 12.6%，10 年为 18.2%，而单纯肿物切除者 7 年局部复发率高达 32.4%，10 年高达 43.8%。年轻患者的局部复发率比年长患者高。

组织学特征也会用作局部复发的预后因子，但结果差异很大，5.4 年的局部复发率在低分级病变为 8%，中间分级病变为 14%，而高分级病变为 18%。另一项试验中，8 年的局部复发率在低分级无坏死的病变为 11%，在低分级伴坏死的病变为 15%，而在高分级伴坏死的病变为 15%。在 Yale 的经验中，坏死的存在被看作是重要的因素，有坏死的患者 10 年的局部复发率为 22%，而无坏死者仅为 7%。导管原位癌的大小也作为预后因子，<5mm 的病变其局部复发率仅为 5%，而 5~10mm 病变的局部复发率为 11%。HER-2/neu 阳性病变的局部复发明显高于 HER-2/neu 阴性，而且雌激素阴性病变高于阳性病变。

有选择性的病例中单独的保留乳房治疗是可以考虑的，如小肿瘤、组织学分级好和无临床表现等。有报道，乳房 X 线发现并行单纯肿物切除治疗的患者，平均肿瘤大小为 7.8mm，经过平均 124 个月的随访后，局部复发率为 19%；3 级病变中 33% 的患者出现复发，而 1 级病变中复发者为 6%；切缘大于 1mm 的患者中复发较少见。Van Nuys 预后指数是一种风险分类，按肿瘤大小、切缘宽度和组织学分类界定了 3 个风险级别：3 或 4 分为低危，5~7 分为中危，8 或 9 分为高危。低危人群中未见到放射治疗的效益，其局部复发率仅为 2%。有学者提出，只要能够完全切除并具有 1cm 的切缘者，不需要放射治疗或三苯氧胺治疗。

尽管所有的导管原位癌患者可以行乳房切除治疗，但很多患者可以采用肿物切除加放射治疗，部分选择性患者可能适宜行单纯肿物切除。肿物切缘 1mm 以下者可以行再切除。

导管原位癌是一个恶性潜能多样的不同种类的病变群。治疗的指导原则是在保持生活质量的同时将局部复发的风险降低到最小。全乳房切除术可以达到 98%~99% 的治愈率。局限性导管原位癌的患者可以选择保留乳房手术加放射治疗。三苯氧胺联合放射治疗降低了同侧复发率，尤其是浸润性复发。三苯氧胺对年轻患者尤其有益，因为与年长患者相比，她们有较高的同侧复发风险。单纯肿物切除对于选择性的年老患者是一种适当的治疗方法，小肿瘤（<1cm）、低分级、切缘阴性。腋窝清扫是非必需的治疗。

（刘　健）

乳腺小叶原位癌

1. 概述　1941 年 Foote 和 Srewart 首先描述了小叶原位癌（LCIS）这种独特的疾病，此后又将小叶非典型增生（ALH）与小叶原位癌区别开来，但二者大多情况下难以区分，因此，Haagensen 用小叶瘤变（LN）将小叶非典型增生和小叶原位癌笼统包括在内，Tavassoli 进一步引入小叶上皮内瘤变的概念（LIN），并分为 3 级，目前认为小叶非典型增生到小叶原位癌是一个渐变的过程，是癌变的风险因子而非癌前病变。LCIS 细胞与浸润性小叶癌（ILC）细胞在形态上极为相似，一些病例中可同时发生 LCIS 和 ILC，乳房切除术可作为标准的治疗模式。很多研究已经确定 LCIS 并非浸润性癌的必需的前驱病变，近几年手术趋于保守。

2. 流行病学　LCIS 的诊断最常见于 40~50 岁女性，文献报道显示，在其他良性乳腺活检中 LCIS 的发病率为 0.5%~3.8%。有研究显示，LCIS 和家族性乳腺癌有关，但病变基因和遗传模式还不清楚。LCIS 的特点是大多数患者是多灶和双侧的，50% 以上诊断为 LCIS 的患者在同侧乳房表现为多灶，大约 30% 患者伴有对侧乳房的 LCIS。因为 DCIS 没有特异的临床症状，没有可触及的肿块，不伴有微钙化，乳房 X 线照相术通常难以发现。LCIS 经常是乳腺活检时偶然发现的，LCIS 的发病率尚无准确数据。

3. 小叶原位癌病理及临床特征　LCIS 由充满单一形态细胞的腺泡构成，这些细胞可以表现为小的、圆形、多边形或立方形，细胞核形态一致，染色质纤细均匀分散。典型的细胞学特征是细胞内出现澄清的空泡，细胞黏附松散，间隔规律，扩张并充满腺泡，仍然保持完整小叶的结构，腺状空腔少见，有丝分裂、钙化和坏死罕见。在完整的上层上皮细胞和下层基底膜之间，常见到变形性骨炎样分布。

4. 诊断　LCIS 的诊断标准，Page 认为在一个受累的小叶单位中必须有超过一半的腺泡被典型细胞充满扩张，没有中央空腔；当一个病灶范围小于上述标准，被看作是 ALH。与 LCIS 相比，ALH 发展为浸润性癌的风险较低。

近期发现多形性 LCIS 具有较高的癌变风险，病理上有显著的多形性和明显增大、异位的核，以及核仁和嗜伊红胞质，在部分病例表现为印戒细胞。这些细胞常常比典型的 LCIS 黏附更差，小叶的中央坏死和钙化更为罕见。多形性 LCIS 常与浸润性多形性小叶癌并存。所有 LCIS 亚型都与雌激素和孕酮受体的表达相关，有 60%~90% 患者阳性表达。缺乏 E-钙黏素的表达是细胞的特征，LCIS 的新生细胞表达高分子量的细胞角蛋白，如 CK34βE12。多形性 LCIS 中 Ki67 较高和 p53 表达更为常见，这二者都显示了更具侵袭性的特征。LIN 根据形态标准和临床后果分为三个级别的亚型，即 LIN1、LIN2 和 LIN3。LIN3 表现为多形性 LCIS。这个标准的好处在于将浸润性癌的风险和 LIN 级别的升高联系起来，但有争议仍未获得公认。E-钙黏素染色已用于 DCIS 的鉴别，这种分子在 LCIS 中染色很少见。

随着乳腺癌普查数量的增加，空芯针活检或筛查病灶发现 ALH/LCIS，证实 40% 的 ALH/LCIS 中可发现钙化，并且多形性改变比乳房 X 线摄片检查的微钙化更常见。

5. 小叶原位癌的自然病史　LCIS 是一个风险指标，意味着发展为浸润性癌的风险每年增加 1%~2%，终生风险为 30%~40%。

Page 证实，LCIS 与 ALH 发展为浸润癌的风险不同，ALH 比普通人群的风险高 4~5 倍，LCIS 的风险为普通人群风险的 8~10 倍，LCIS 的患者发展为对侧乳腺癌的风险是无 LCIS 患者的 3 倍，发展为乳腺癌的风险是双侧的，发展为同侧的乳腺癌可能是对侧乳腺癌的 3 倍，2/3 发展为浸润性癌的女性是在活检的 15 年内。

6. 小叶原位癌临床处理　通过空芯针活检诊断为 ALH 或 LCIS 患者的概率很低，为 0.5%~2.9%，因为临床处理有争论。首选的方法是随访观察，遇有下列情况可考虑切除：

如针活检发现伴有导管非典型增生或 DCIS；临床、影像学和病理学不一致；伴有肿块病灶或部分结构异常；形态学上表现为多形性 LCIS；携带 BRCA-1/BRCA-2 基因；有乳腺癌家族史等。

处理选择应包括密切的乳癌监测、化学预防和预防性乳房切除。因 LCIS 癌变的风险是双侧性，故双侧乳房手术切除加或不加乳房重建应慎重考虑。

Hartmann 认为，预防性乳房切除的好处在于可以减少约 90% 有家族史女性的乳腺癌死亡风险。

NSABPP-01 试验评价了三苯氧胺化学预防对于减少 LICS 患者风险的作用。这个前瞻性的、安慰剂对照的临床试验涉及了随机选择的年龄超过 35 岁的 13 388 名高危女性。在中位随访 54.6 个月后，该研究提前解盲，因为两组中乳腺癌的发病率出现巨大差异；应用三苯氧胺确切的减少 56% 的乳腺癌风险。将近 1200 名 NSABP P-01 研究的参与者具有非典型增生的病史，三苯氧胺在这一亚群的高危女性中减少乳腺癌的风险达 86%。

STAR 试验是比较三苯氧胺和雷洛昔芬对绝经后高危女性乳腺癌化学预防作用的Ⅲ期研究，入组标准包括 LCIS 和非典型增生。其结果与 NSABP P-01 研究一致。

对于选择观察的患者可以选择三苯氧胺或雷洛昔芬，每半年或 1 年体检，每年钼钯摄片。

（刘　健）

乳腺佩吉特病（湿疹样乳腺癌）

1. 概述　乳腺佩杰特病（Paget disease）是一种特殊类型乳腺癌，其特征性的临床表现为乳头乳晕皮肤瘙痒、糜烂、破溃、渗液、结痂、脱屑、伴疼痛等湿疹样改变，故又名为湿疹样乳腺癌，可伴有或不伴有乳腺内肿块。1874 年 Paget 首先报道了 15 例乳头乳晕湿疹样改变的患者，均伴有同侧乳腺癌，故将这一特殊类型乳腺癌命名为佩吉特病，占同期乳腺癌的 0.7%～4.3%。乳腺佩吉特病的高发年龄段为 50～54 岁；绝大多数为单侧发病，双侧发病者罕见。病理学特征为乳头表皮内可见到 Paget 细胞，显微镜下该细胞表现为圆形或椭圆形，其体积较同层的上皮细胞大 2～3 倍，是相对较大的恶性肿瘤细胞。乳腺佩吉特病单纯乳头乳晕病变者，或仅伴有导管内癌的患者预后好；伴乳腺肿块，且肿块病理证实为浸润性癌的患者，与一般性乳腺癌患者的预后相似或略差。

2. 病因　乳腺佩吉特病的组织发生有两种学说。一种是嗜表皮迁移学说，认为佩吉特细胞起源于乳腺深部的导管癌，通过输乳管迁移至乳头上皮，形成所谓的"佩吉特样迁移"；有大量数据支持乳腺佩吉特病的上述起源理论。另一种是表皮内转化学说，认为佩吉特细胞是由乳头大导管表皮基底层内的多潜能细胞原位转化而来；支持该理论的主要依据是有少数乳腺佩吉特病患者仅为单纯乳头佩吉特病变，不伴有乳腺深部病灶。

3. 临床表现　乳腺佩吉特病临床表现为乳头乳晕部位出现湿疹样改变，以单侧发病者居多，呈现渐进的病程。先出现乳头部位的异常感觉，表现为乳头奇痒或轻度灼痛，继之出现乳头乳晕处皮肤发红，轻度糜烂，表面常有黄褐色或灰色的鳞屑状痂皮附着，病变区域皮肤粗糙，增厚变硬，与周围分界清楚。以后还可发生患侧乳头凹陷或糜烂腐蚀，并向乳晕扩展，可伴有乳头溢液。多数乳腺佩吉特病乳腺内可触及肿块，病程长者还可出现同侧腋窝淋巴结肿大。

4. 诊断

（1）病史和体征：据临床资料统计，乳腺佩吉特病患者从出现症状到确诊大约半年到2年时间，最长者竟然超过20年，病程是一个渐进的过程。主要以乳头为中心糜烂，逐渐扩大至乳晕。有的患者经治疗局部见好转，结痂，但很快又溃烂，反复性强，久治不愈。乳腺佩吉特病具有典型的体征：先出现乳头部位的异常感觉，奇痒、灼痛，继而红肿、糜烂，再出现破溃、结痂，揭去痂皮后呈现出红色肉芽面及少量渗出物，周而复始，最终导致乳头及乳晕破坏，病变开始向周围发展累及乳腺皮肤。

（2）外科手术切取活检病理组织学检查和刮片、印片细胞学检查是诊断乳腺佩吉特病的方法。

（3）乳腺佩吉特病发病率低，病程长，漏诊误诊案例屡见不鲜。

乳腺佩吉特病乳头乳晕部位出现湿疹样病变，特别要注意与乳房湿疹鉴别。乳房湿疹是由多种内外因素引起的一种急性或慢性乳房皮肤炎症（表皮及真皮浅层），病因十分复杂，一般认为与变态反应有关，这种反应可能与遗传因素有联系，神经紧张、劳累也是诱因。乳房湿疹以哺乳期妇女多见，常两侧乳房同时发生，皮疹是以红斑、丘疹及丘疱疹为主的多样性损害。病变区质软，与周围边界不清，乳头不发生变形，乳腺内无肿块。而乳腺佩吉特病则常单侧发生，病变区质硬，与周围边界清楚，病程长者乳头可发生凹陷以致消失，乳腺内可触及肿块。乳腺佩吉特病与乳房湿疹通过活检，鉴别诊断并不困难。

5. 检查

（1）乳头乳晕病变处刮片和（或）印片细胞学检查，查找 Paget 细胞。刮片细胞学检查就是刮取细胞做涂片，如遇病变处有痂皮或坏死组织覆盖，则应先将其清除，待露出新鲜组织后，再取该处的脱落细胞进行检查。伴有乳头溢液的患者可行乳头溢液细胞学涂片检查。由于上述检查取材均较少，诊断有一定困难，需要在有技术条件的医院进行。

（2）外科手术切取活检，即在乳头乳晕处楔形切除病变组织，包括足够的上皮和乳腺导管，进行病理组织学检查，是最有效的诊断方法。

（3）乳腺影像学检查（乳腺 X 线摄影、彩超）：由于乳腺佩吉特病伴发乳腺实质癌的比例>90%，乳腺可触及肿块的患者>50%，而影像学检查不仅可以了解乳头乳晕病变部位，还可以显示病变深部及整个乳腺及区域淋巴结的征象，不失为一种辅助检查方法。

6. 治疗

外科手术是乳腺佩吉特病的首选治疗。若乳腺可触及肿块，术中证实为浸润性乳腺癌，治疗方案与乳腺癌的治疗相同，可行乳腺癌改良根治术（乳房切除加腋窝淋巴结清扫），术后根据病理报告采取相应的辅助治疗，即化疗、放疗、内分泌治疗、靶向治疗等。

对临床检查病变仅限于乳头乳晕的乳腺佩吉特病患者（经乳腺 X 线及超声检查可除外乳头乳晕部位以外病变者），可行保乳手术，即病灶扩大切除术，切除乳头乳晕及其深部组织，连同周围至少 2cm 范围的乳腺组织，要求切缘阴性，术后辅助放射治疗。若切缘阳性则需要扩大切除或行全乳房切除，根据患者的需求考虑行即刻（I 期）乳房重建。同侧腋窝淋巴结是否清扫的问题，如病变仅限于乳头乳晕，乳腺实质不伴有肿块，或仅伴有乳腺导管原位癌，原则上可不清扫腋窝淋巴结，但实际上难以掌握，因为即使临床查体腋窝未触及肿大淋巴结，影像学检查也未显示腋窝淋巴结转移，但改良根治术后病理报告仍可见腋窝淋巴结转移的患者，仅凭临床检查，与术后病理检测结果存在差异，所以建议保乳手术仍行腋窝淋巴结清扫。术后依据病理诊断辅助治疗。

7. 预防   乳腺佩吉特病又名湿疹样癌，是一种特殊类型乳腺癌，病因尚不完全清楚，所以还没有确切的预防方法。从流行病学调查分析，乳腺癌的预防可以考虑以下几个方面：①建立良好的生活方式，调整好生活节奏，保持心情舒畅；②坚持体育锻炼，积极参加社交活动，避免和减少紧张因素，保持心态平和；③养成良好的饮食习惯；④积极治疗乳腺疾病；⑤不乱用外源性雌激素；⑥不长期过量饮酒。乳腺佩吉特病是一个渐进的慢性过程，首先出现乳头的异常感觉，继而累及乳晕。故乳头出现痒、痛的患者，特别是按皮肤病治疗 2 周以上疗效不明显的乳头病变，应提高警惕，去医院检查。建议女性朋友学习一些乳腺疾病的科普知识，掌握乳腺自我检查方法，养成定期自查习惯，积极参加乳腺癌筛查，防患于未然。

（张保宁）

浸润性乳腺癌

1. 概述   乳腺癌是发生在乳腺腺上皮组织的恶性肿瘤。乳腺癌中 99% 发生在女性，男性仅占 1%。浸润性乳腺癌是乳腺癌的一种类型，有别于非浸润乳腺癌、原位癌早期浸润、微浸润癌，它的显著特点是恶性上皮细胞增殖并侵入毗邻的乳腺间质，进而能发生转移。浸润性乳腺癌是女性最常见的一组具有异质性的乳腺恶性肿瘤。肿瘤的异质性是恶性肿瘤的特征之一，是指肿瘤在生长过程中，经过多次分裂增殖，其子细胞呈现出分子生物学或基因方面的改变，从而使肿瘤的生长速度、侵袭能力、对药物的敏感性、预后等多方面产生差异。根据预后和临床特征浸润性乳腺癌可分为许多种组织病理学类型，大约 2/3 为浸润性导管癌，或称为非特殊型浸润性导管癌，1/3 为特殊类型乳腺癌。

2. 病因   浸润性乳腺癌是乳腺癌的一种类型，病因尚未完全清楚，目前研究已发现乳腺癌发病的高危因素。据中国肿瘤登记年报显示，女性乳腺癌年龄别发病率 0~24 岁年龄段处于较低水平，自 25 岁开始快速上升，55~59 岁组达发病高峰，之后呈下降趋势。乳腺癌家族史是乳腺癌发生的危险因素，所谓家族史是指一级亲属（母亲、女儿、姐妹）中有乳腺癌患者。近年发现，乳腺腺体致密也成为乳腺癌的危险因素，最能显示乳腺密度的是乳腺影像学检查，尤其是乳腺 X 线摄影。乳腺癌的危险因素还有月经初潮早（<12 岁），绝经迟（>55 岁）；未婚，未育，晚育，未哺乳；患乳腺良性疾病未及时诊治；经医院活检（活组织检查）证实患有乳腺非典型增生；胸部接受过高剂量放射线的照射；长期服用外源性雌激素；绝经后肥胖；长期过量饮酒；以及携带与乳腺癌相关的突变基因。乳腺癌的易感基因欧美国家做了大量研究，现已知的有 BRCA-1、BRCA-2，还有 p53、PTEN 等。具有以上若干项高危因素的女性并不一定患乳腺癌，只能说其患乳腺癌的风险比正常人高。

3. 临床表现　浸润性乳腺癌早期往往不具备典型的症状和体征，不易引起人们的重视，常通过体检或乳腺癌筛查才能被发现。乳腺癌的典型体征：

（1）乳腺肿块：80%的乳腺癌患者以乳腺肿块首诊。患者常无意中发现乳腺肿块，多为单发，质硬，边缘不规则，表面欠光滑。大多数乳腺癌为无痛性肿块，仅少数伴有不同程度的隐痛或刺痛。

（2）乳头溢液：非妊娠期从乳头流出血液、浆液、乳汁、脓液，或停止哺乳半年以上仍有乳汁流出者，称为乳头溢液。引起乳头溢液的原因很多，常见的疾病有导管内乳头状瘤、乳腺增生、乳腺导管扩张症和乳腺癌。乳腺癌若出现乳头溢液常为单侧单孔的血性溢液，多伴有乳腺肿块。

（3）皮肤改变：乳腺癌引起皮肤改变可出现多种体征，最常见的是肿瘤侵犯了对乳房起支持和固定作用的乳房悬韧带，又称 Cooper 韧带，使该韧带缩短和失去弹性，相应部位的皮肤被牵拉向胸壁，形成酒窝样的皮肤凹陷，称为"酒窝征"。若肿瘤邻近皮肤，可侵及或阻塞皮下淋巴管，或由于肿瘤位于乳房中央区，导致乳房浅层淋巴回流障碍，造成乳房局部皮肤水肿。因皮肤与皮下组织在毛囊和皮脂腺处的连结紧密，故皮肤水肿呈现出点状凹陷，像橘皮一样，即"橘皮样变"。乳腺癌晚期癌细胞沿淋巴管、腺管或纤维组织浸润到皮内并生长，在主癌灶周围的皮肤形成散在分布的质硬结节，即所谓"皮肤卫星结节"。

（4）乳头、乳晕异常：肿瘤位于或接近乳头深部，可引起乳头回缩。肿瘤距乳头较远，乳腺内的大导管受到侵犯而短缩时，也可引起乳头回缩或抬高。乳头湿疹样癌，即乳腺佩吉特病，表现为乳头皮肤瘙痒、糜烂、破溃、结痂、脱屑、伴灼痛，以致乳头回缩。

（5）腋窝淋巴结肿大：医院收治的乳腺癌患者 1/3 以上有腋窝淋巴结转移。初期可出现同侧腋窝淋巴结肿大，肿大的淋巴结质硬、散在、可推动。随着病情发展，淋巴结逐渐融合，并与皮肤和周围组织粘连、固定。晚期可在锁骨上和对侧腋窝摸到转移的淋巴结。

4. 诊断　乳腺癌的早期诊断应结合患者病史、临床表现、体格检查、影像学检查、组织病理学和细胞病理学检查，进行乳腺癌的诊断与鉴别诊断。

乳腺位于人体体表，照理讲诊断并不困难，但就目前我国医院统计的数据显示，早期病例仍占少数，延误早期诊断原因：①日常生活中人们对乳腺知识了解不多，关注不够；②早期乳腺癌大多是无痛性肿物；③少数妇女受陈旧观念束缚，不愿意去医院查体；④听信个别人的无稽之谈，或迷信某个仪器的诊断，放松了警惕；⑤患了恐癌症，害怕自己患乳腺癌而不敢去医院检查；⑥生活节奏快，工作繁忙，不关心健康，没时间去医院查体。

5. 检查　在乳腺门诊，医生了解病史后首先会进行体检，检查双侧乳房；还会结合影像学检查，包括乳腺X线摄影（乳腺钼靶照相）、彩超，必要时也可进行乳腺磁共振检查（MRI）。乳腺X线摄影是近年来国际上推荐的乳腺癌筛查中的主要方法，可以发现临床查体摸不到肿块的乳腺癌，多用于40岁以上的妇女，此年龄段妇女乳腺对射线不敏感，受到的放射损伤有限，且乳腺密度相对较低，乳腺X线片容易发现异常征象。乳腺彩超对人体没有损伤，对年轻女性、致密型乳腺均可进行检查。磁共振（MBI）检查可以发现多灶、多中心的小病灶，也不失为一种早期诊断的影像学检查方法。最后确诊还要依据细胞病理学（在有条件的医院）和组织病理学诊断，在临床检查发现异常的基础上进行活检，可采用穿刺的方法，也可采用外科手术的方法，一旦发现癌细胞立即进行治疗。若患者有乳头溢液，还可开展一些针对乳头溢液的检查方法，如乳管镜、乳腺导管造影、溢液细胞学涂片等。

6. 治疗　随着对乳腺癌生物学行为认识的不断深入，以及治疗理念的转变与更新，乳腺癌的治疗进入了综合治疗时代，形成了乳腺癌局部治疗与全身治疗并重的治疗模式。医生会根据肿瘤的分期和患者的身体状况，酌情采用手术、放疗、化疗、内分泌治疗、生物靶向治疗及中医药辅助治疗等多种手段。外科手术在乳腺癌的诊断、分期和综合治疗中发挥着重要作用。放疗是利用放射线破坏癌细胞的生长、繁殖，达到控制和消灭癌细胞的作用。手术、放疗均属于局部治疗。化疗是一种应用抗癌药物抑制癌细胞分裂，破坏癌细胞的治疗方法。内分泌治疗是采用药物或去除内分泌腺体的方法来调节机体内分泌功能，减少内分泌激素的分泌量，从而达到治疗乳腺癌的目的。分子靶向治疗是近年来最为活跃的研究领域之一，与化疗药物相比，是具有多环节作用机制的新型抗肿瘤治疗药。中医治疗肿瘤强调调节与平衡的原则，恢复和增强机体内部的抗病能力，从而达到阴阳平衡治疗肿瘤的目的。化疗、内分泌治疗、靶向治疗及中医药治疗，均属于全身治疗。治疗全过程医生会兼顾病人的局部治疗和全身治疗，对早、中期乳腺癌患者争取治愈，对晚期患者达到延长寿命，提高生活质量。

乳腺癌的外科手术包括乳腺和腋窝淋巴结两部分。乳腺手术有保留乳房手术（保乳手术）和全乳房切除手术。腋窝淋巴结手术有前哨淋巴结活检和腋窝淋巴结清扫。前哨淋巴结活检是只切除前哨淋巴结，即最先出现转移的淋巴结，经检测若前哨淋巴结有转移再进行腋窝淋巴结清扫，也有人称之为"保腋窝手术"。保乳手术有严格的手术适应证，目前还做不到所有的乳腺癌患者都能进行保乳手术。对不适合保乳手术的乳腺癌患者还需要切除乳房，医生可以采用整形外科技术重建乳房。乳房重建可采用自体组织重建，也可采用假体重建。可以在切除肿瘤手术的同时进行乳房重建，也可在治疗结束后，各项复查结果正常时进行重建。进行乳房重建不会影响乳腺癌的整体治疗。

7. 预防　乳腺癌的病因尚不完全清楚，所以还没有确切的预防乳腺癌的方法。从流行病学调查分析，乳腺癌的预防可以考虑以下几个方面：①建立良好的生活方式，调整好生活节奏，保持心情舒畅；②坚持体育锻炼，积极参加社交活动，避免和减少精神、心理紧张因素，保持心态平和；③养成良好的饮食习惯。控制热量和脂肪的摄入，多食蔬菜、水果、绿色食品；④积极治疗乳腺疾病；⑤不乱用外源性雌激素；⑥不长期过量饮酒。建议女性朋友学习一些乳腺疾病的科普知识，掌握乳腺自我检查方法，养成定期自查习惯。乳房自查每月进行 1 次，月经规律的妇女最佳时间应选择在两次月经中间，此时乳腺比较松软，无胀痛，容易发现异常。已停经的妇女可选定每月固定一天进行检查。每次自我检查应与以往检查情况相比较，发现异常及时就医。积极参加乳腺癌筛查，防患于未然。

（张保宁）

隐匿性乳腺癌

1. 概述　隐匿性乳腺癌是一种少见的特殊类型乳腺癌，又称隐性乳腺癌，是以腋窝淋巴结转移癌为主要表现，而临床体检及影像学检查（乳腺 X 线及超声）均未发现乳腺内原发癌。少数病例是在身体的其他部位发现乳腺转移癌，而在乳腺找不到原发病灶。据文献报告其发病率占乳腺癌的 0.3%～1.0%。因隐匿性乳腺癌已有腋窝淋巴结转移，故不属于早期癌。5 年生存率为 70% 左右，影响预后的因素，如原发乳腺癌的病理类型和腋窝淋巴结转移的数目等。

2. 原因　隐匿性乳腺癌是乳腺癌的一种特殊类型，故病因同一般乳腺癌。

乳腺切除标本的病理检查结果显示，2/3 患者的标本中可以检查到原发癌灶，1/3 患者的标本查不到原发灶。多数学者认为，临床检查找不到原发灶的患者乳腺中仍可能存在原发灶，只是由于原发灶太小，即使通过大体和镜下病理检查也难以发现。为什么乳腺部位的癌灶如此之小，而临床上却形成了明显的转移灶，对此一些学者解释为，乳腺癌作为一种抗原，能引起机体产生免疫反应，隐匿性乳腺癌肿瘤始发阶段，患者机体的免疫力有效地控制了原发肿瘤的生长，但控制不住转移癌的生长，可能与癌瘤的抗原性在转移癌内发生改变有关。

3. 临床表现　患者多在无意中发现腋窝处无痛性肿块，仅少数患者因肿块累及神经而伴局部疼痛，乳腺未摸到肿块。腋窝肿块单个或多个，多个时可分离亦可相互粘连固定、质硬，若肿块压迫腋静脉可造成患侧上肢水肿。少数患者就诊时已出现远处转移。

4. 诊断　隐匿性乳腺癌不同于一般乳腺癌，患者往往因无意中发现腋窝处肿块来医院就诊。医生查体可发现腋窝和（或）锁骨上肿大淋巴结，乳腺未见肿物。结合乳腺 X 线及超声检查乳腺均未发现病灶，其他体检和 X 线胸片等亦无阳性结果。对可疑转移淋巴结进行针吸或手术切除活检，如病理诊断为转移性腺癌，可进一步结合免疫组化检测来确定原发病灶的来源及隐匿性乳腺癌诊断能否成立。

5. 检查　腋窝淋巴结行外科切除活检或空芯针穿刺活检，明确病理诊断，是否为转移癌及其病理类型。进一步结合免疫组化检测来判断原发病灶的来源。行乳腺影像学检查包括乳腺 X 线检查、超声及磁共振（MRI），对可疑病灶可进行影像学定位活检。酌情检查甲状腺、胸部、腹部及盆腔，明确和除外原发肿瘤。

6. 治疗 手术治疗隐匿性乳腺癌通常采用的方案：①乳腺癌改良根治术，即切除全部乳腺及清扫腋窝淋巴结，该术式有利于手术后病理科医生在乳腺标本上查找原发癌灶。大约 70% 的隐匿性乳腺癌可以在乳腺上找到原发灶，多为浸润性癌。若腋窝淋巴结转移数≥4个，需术后放疗；若淋巴结转移 1~3 个，可选择高复发风险患者术后放疗；②手术前借助影像学检查，如磁共振（MRI）发现了乳腺的可疑原发灶，也可进行保乳手术，即局部病灶的扩大切除及腋窝淋巴结清扫，术后放疗；③在无明显乳腺原发癌的腋窝淋巴结转移腺癌且乳腺影像学检查结果阴性的患者，可行腋窝淋巴结清扫及术后放疗，放疗部位应包括乳腺及区域淋巴引流区。术后全身治疗与一般乳腺癌相同，根据肿瘤的病理类型、淋巴结转移、受体、HER-2 状况，酌情采用化疗、内分泌治疗及靶向治疗。隐匿性乳腺癌需重视定期随访，特别是术前乳腺未发现原发灶行保乳手术或仅行乳腺单纯放疗的患者。

7. 预防 隐匿性乳腺癌是一种特殊类型乳腺癌，因为乳腺癌的病因尚不完全清楚，所以还没有确切的预防方法。从流行病学调查分析，乳腺癌的预防可以考虑以下几个方面：①建立良好的生活方式，调整好生活节奏，保持心情舒畅；②坚持体育锻炼，积极参加社交活动，避免和减少紧张因素，保持心态平和；③养成良好的饮食习惯，控制热量和脂肪的摄入，多食蔬菜、水果、绿色食品；④积极治疗乳腺疾病；⑤不乱用外源性雌激素；⑥不长期过量饮酒。隐匿性乳腺癌的临床体征是腋窝处发现肿块，应提高警惕及时就医。建议女性朋友学习一些乳腺疾病的科普知识，掌握乳腺自我检查方法，养成定期自查习惯，积极参加乳腺癌筛查。

（张保宁）

炎性乳腺癌

1. 概述 炎性乳腺癌是一种罕见的特殊类型乳腺癌，肿瘤特点酷似乳房急性炎症改变，乳房弥漫性增大，皮肤红、肿、热、痛，易误诊为急性乳腺炎。大约 50% 的炎性乳腺癌摸不到肿块，经病理诊断为乳腺癌。多数患者在诊断时就发现腋窝和/或锁骨上淋巴结转移。炎性乳腺癌发病率占全部乳腺癌的 2%~5%，发病平均年龄为 52 岁，病程进展快、预后差，转移发生率高达 30%~40%，5 年生存率仅为 25%~48%。

2. 病因 炎性乳腺癌是病程进展快、恶性程度高、预后差的一种乳腺癌，其发病机制可能与患者的自身免疫功能低下有关。由于癌细胞的侵犯，使乳房真皮淋巴管内有广泛癌栓，阻塞淋巴管造成淋巴回流受阻，导致受累乳房发红、发热、触痛及皮肤广泛水肿。炎性乳腺癌是乳腺癌的一种病理类型，乳腺癌的病因尚未完全清楚，研究发现，具有乳腺癌高危因素的女性容易患乳腺癌。中国妇女乳腺癌的高发年龄按年龄分组显示：0~24 岁年龄段处于较低水平，自 25 岁开始快速上升，55~59 岁组达发病高峰，之后呈下降趋势。乳腺癌家族史是乳腺癌发生的危险因素，所谓家族史是指一级亲属（母亲，女儿，姐妹）中有乳腺癌患者。近年发现，乳腺腺体致密也成为乳腺癌的危险因素。乳腺癌的危险因素还有月经初潮早（小于12岁）、绝经迟（大于55岁）、未婚、未育、晚育、未哺乳；患乳腺良性疾病未及时诊治、经医院活检（活组织检查）证实患有乳腺非典型增生、胸部接受过高剂量放射线的照射、长期服用外源性雌激素、绝经后肥胖、长期过量饮酒，以及携带与乳腺癌相关的突变基因。具有以上若干项高危因素的女性患乳腺癌的风险比正常人高。

3. 临床表现　炎性乳腺癌发病急剧，病程进展快，由于癌细胞播散到皮下淋巴管网形成癌栓，使淋巴回流受阻，毛细血管受阻扩张而大量充血。乳腺皮肤红肿、增厚、变硬，出现橘皮样外观，逐渐变成似瘀血的紫红色，局部皮肤可出现丹毒样改变或斑纹状色素沉着。病变皮肤温度升高。因乳腺迅速增大、红肿、疼痛和病变范围的扩展，使本病与急性乳腺炎极为相似。触之韧感、坚实，伴触痛，肿瘤的边界多不清楚。有患者乳头出现干裂、结痂、回缩、抬高。腋下可触及肿大淋巴结。

4. 检查

（1）血常规检查（与乳腺炎症鉴别）。

（2）乳腺影像学检查，包括乳腺X线摄影、彩超及磁共振检查。对疑似患者还应进行胸部、腹部CT及全身骨扫描，为下一步治疗提供依据。

（3）由组织病理学明确诊断。从乳腺或有代表性的硬化、水肿或变红的皮肤处穿刺取材，或外科手术切取活检，可获得适当的肿瘤组织及受累皮肤、皮下淋巴管组织，经病理学检查明确诊断。

5. 诊断　根据临床表现：短时间乳腺弥漫性增大，范围常超出整个乳腺的1/3，变硬，有触痛，乳腺皮肤广泛红肿，增厚，出现橘皮样外观，病变皮肤温度增高。结合影像学检查，乳腺X线可见皮肤弥漫性增厚，密度增高，皮下组织及乳腺实质梁状结构增厚、增粗，有时可见微小钙化灶和局部肿块影，乳头回缩，腋下淋巴结肿大等。超声检查可见皮肤增厚，皮下层增厚且出现线状液性暗区，腺体层一般无明显的肿块图像，表现为结构紊乱，回声减弱，边界不清，血流信号增多，出现高速高阻型的动脉频谱，多伴有腋窝淋巴结肿大。乳腺病变部位经穿刺或手术切取活检，经组织病理学检查明确诊断。

炎性乳腺癌需要与急性乳腺炎、乳腺淋巴瘤相鉴别。急性乳腺炎通常发生在哺乳期妇女，常伴有发热和白细胞增多，抗生素治疗有效，穿刺可见脓液和坏死组织，涂片可见炎性细胞。乳腺淋巴瘤，尤其是非霍奇金淋巴瘤，临床表现如同炎性乳腺癌，病理组织学检查可协助鉴别。

6. 治疗　炎性乳腺癌患者常在确诊时肿瘤已扩散出现转移，单纯局部治疗（如外科手术或放射治疗）对转移灶没有作用，故疗效差。经过多年的临床实践与研究发现，治疗炎性乳腺癌应采用综合治疗。首先进行新辅助化疗，即手术前化疗；对HER-2检测阳性的炎性乳腺癌患者，化疗中还可联合应用曲妥珠单抗（靶向治疗）。新辅助化疗获得临床缓解的患者，化疗结束后再进行手术或放疗。手术治疗应采用乳房切除手术加腋窝淋巴结清扫，保留乳房手术不适用于炎性乳腺癌。炎性乳腺癌常有淋巴管阻塞，也不适合进行前哨淋巴结活检。尽管有些患者行乳房切除时有乳房重建的需求，但对于炎性乳腺癌患者即刻乳房重建手术应持谨慎态度。由于炎性乳腺癌术后局部和区域淋巴结复发风险较高，常规进行放疗。大剂量化疗加外周血干细胞支持治疗炎性乳腺癌的研究取得了令人鼓舞的结果，但严重的不良反应和较低的生活质量使上述治疗除临床试验外尚未推荐常规应用。

7. 预防　炎性乳腺癌是一种特殊类型乳腺癌，和其他类型乳腺癌一样可以发生在任何年龄。炎性乳腺癌的预防与乳腺癌的预防相同。值得一提的是，炎性乳腺癌的患者与自身免疫功能低下可能有关。因为乳腺癌的病因尚不完全清楚，所以还没有确切的预防乳腺癌的方法。从流行病学调查分析，乳腺癌的预防可以考虑以下几个方面：①建立良好的生活方式，调整好生活节奏，保持心情舒畅；②坚持体育锻炼，积极参加社交活动，避免和减少精神、心理紧张因素，保持心态平和；③养成良好的饮食习惯，控制热量和脂肪的摄入，多食蔬菜、水果、绿色食品；④积极治疗乳腺疾病；⑤不乱用外源性雌激素；⑥不长期过量饮酒。建议女性朋友学习一些乳腺疾病的科普知识，掌握乳腺自我检查方法，养成定期自查习惯。积极参加乳腺癌筛查。

（张保宁）

遗传性乳腺癌

　　具有明确遗传因子的乳腺癌称为遗传性乳腺癌，占整个乳腺癌的 5%~10%。大部分遗传性乳腺癌都具有家族聚集性，属于家族性乳腺癌，指在乳腺癌患者的家族中至少还有一位具有血缘关系的亲属患乳腺癌；另外一小部分遗传性乳腺癌在流行病学分布上表现为散发型而没有家族史。现在已知的遗传因子，即乳腺癌易感基因有 BRCA-1 和 BRCA-2，还有 p53、PTEN 等，与这些基因突变相关的乳腺癌都被归为遗传性乳腺癌。遗传性乳腺癌的特点为家族聚集性、发病早、双侧和多中心病灶等，另外还可能与卵巢癌、大肠癌、男性前列腺癌、胰腺癌、子宫内膜癌、软组织肉瘤和男性乳腺癌聚集出现于同一家系。通过直接检测基因突变的方法，研究者发现在整个乳腺癌人群中 BRCA-1 和 BRCA-2 基因突变的发生率为 2%~3%。在合并乳腺癌和卵巢癌的家系中，BRCA-1 和 BRCA-2 基因的突变率最高可达 55%，而在同时患有乳腺癌和卵巢癌的个体中则高达 75%。目前最大的一项国际性研究报告显示：统计到 70 岁时，BRCA-1 和 BRCA-2 基因突变携带者的乳腺癌累及发病风险分别为 65% 和 45%，卵巢癌发病风险为 39% 和 11%。另一项国际研究荟萃分析显示，70 岁时，BRCA-1 和 BRCA-2 基因突变携带者的乳腺癌累及发病风险分别为 57% 和 49%，卵巢癌发病风险为 40% 和 18%。美国影星安吉丽娜-朱莉因母亲患卵巢癌，自己查出乳腺癌易感基因 BRCA-1 突变，所以做了预防性双侧乳房切除及乳房重建手术。中国早发性/家族性乳腺癌患者的相关研究显示：在早发性乳腺癌患者中（发病年龄 ≤35 岁），BRCA-1 和 BRCA-2 基因突变的检出率为 8.2%，而家族性乳腺癌中则为 12.2%。由于 BRCA-1 和 BRCA-2 基因突变率在一般人群中较低，且 BRCA-1 和 BRCA-2 突变的检测费用高，国际上已找到并建立了适合西方人群检测 BRCA-1 和 BRCA-2 基因突变的预测模型，为检测携带基因突变的可能性患者提供了方便。但是这些模型尚不完全适合在中国人群中使用，故我国对 BRCA-1 和 BRCA-2 的检测仅处于研究阶段，尚未在医院常规开展。

（张保宁）

年轻人乳腺癌

1. 概述　乳腺癌主要发生在 40~60 岁人群，年轻人发病较罕见。据英国《每日邮报》报道，加拿大一名 3 岁的女童阿莱莎被确诊为世界上年龄最小的乳腺癌患者，之前世界上最年轻的乳腺癌患者是美国加利福尼亚州的一名 10 岁女童汉娜。国际上目前对年轻乳腺癌的定义不同，有界定为 30 岁、35 岁、40 岁甚至 50 岁以下等等，但较多数文献将 35 岁以下定义为年轻乳腺癌。年轻乳腺癌的生物学特征及预后与年长患者有很大差异，因而年轻乳腺癌的诊断和治疗策略，如影像检查、手术、化疗、内分泌治疗等有其特殊性，年轻乳腺癌的相关问题，如生育保留、妊娠、避孕等都值得特别关注。

2. 病因与流行病学　根据美国 NCI 的监测流行病学与最终结果（SEER）的统计2005~2009 年美国乳腺癌调整发病率为 124.3/10 万，发病的中位年龄为 61 岁，20~34 岁占1.8%，35~44 岁占 9.9%，45~54 岁占 22.5%，55~64 岁占 24.8%，65~74 岁占 20.2%，75~84 岁占 15.1%，85 岁以上占 5.7%，与 1999~2005 年的数据比较，发病率上升 0.9%。2005~2009 年美国乳腺癌调整死亡率为 23.0/10 万，死亡的中位年龄为 68 岁，20~34 岁占0.9%，35~44 岁占 5.6%，45~54 岁占 14.8%，55~64 岁占 21.4%，65~74 岁占 19.9%，75~84 岁占 22.0%，85 岁以上占 15.5%；以 1998~2009 年死亡数据与 1995~1998 年比较死亡下降 1.9%。年轻乳腺癌在欧美国家虽然十分罕见，但患病人数不断上升，美国 40 岁以下女性罹患乳腺癌的人数从 1992~1995 年的 6460 例增长至 2000~2004 年的 8270 例，其中浸润性癌的例数从 5751 例增长至 7255 例。德国也有类似情况，以德国 1996~2004 年间的资料为例，年轻乳腺癌的发病率上升约 7%，5 年死亡率下降约 13%，10 年死亡率下降约33%。在美国 40 岁以下的女性中，黑种人的发病率明显高于白种人（16.8 例/10 万人对15.1 例/10 万人），而 40 岁以上女性中白种人乳腺癌的发病率较黑种人高。

亚洲人群的乳腺癌总发病率低于欧美等西方国家，但年轻乳腺癌患者的比例则明显高于西方，亚洲年轻乳腺癌患者占所有乳腺癌患者的 9.5%~12%。中国乳腺癌发病率较全球低，约为 20 例/10 万人，但香港、上海等经济较发达地区的发病率却逐年上升，其中，中国香港已成为亚洲第二位乳腺癌高发地区，仅次于新加坡，且年轻乳腺癌比例较高。Kwong等报告，2003~2006 年间中国香港地区<40 岁的乳腺癌约占总发病人群的 17%。中国大陆乳腺癌发病率较高的地区也集中在北京、上海、天津等经济较发达地区，这些地区年轻乳腺癌比例也高，上海市区疾病控制中心的统计数据表明，1990~2007 年间上海市<40 岁乳腺

癌患者比例占上海市乳腺癌发病总数的10%~20%。历时2年的"中国乳腺癌流行病学调研项目"对华北、东北、华中、华南、华东、西北和西南7大地区的7家医院的住院病例进行调研，结果显示，中国女性乳腺癌病人的发病中位年龄为48岁，发病年龄跨度从20~70余岁，其中40~49岁年龄段是发病高峰期，有38.6%的患者在这个年龄段确诊，与欧美国家相比，中国乳腺癌患者发病呈现出日益年轻化的趋势，有近40%患者在40~49岁之间被确诊为乳腺癌，这与欧美国家2/3以上患者发病时已是绝经后形成鲜明对比，足足比西方国家提早了10年。邵志敏报道复旦大学附属肿瘤医院自1990~2004年间乳腺癌手术患者5445名病例，40岁以下的乳腺癌患者数占所有患者的16.4%，孟洁报道天津肿瘤医院≤35岁的乳腺癌患者所占比例为6.6%（191/2890），刘健报道福建省肿瘤医院2002~2011年6月4852例乳腺癌中<40岁占15.6%，<35岁占7.3%。

年轻乳腺癌是独特的疾病，除激素受体和遗传学差异以外，还有复杂的生物学过程，大量的临床病理学资料和基因表达变量证实年龄因素是年轻乳腺癌最重要的预后决定因子。Anders设想367个基因是年轻乳腺癌区别于年长乳腺癌的重要特征，这一发现可能阐明年轻乳腺癌特殊的基因通路，有助于认识年龄因素对年轻乳腺癌的重要影响，为探索对付具有很强侵袭性年轻乳腺癌的治疗靶点以改善预后。

在病因研究方面，De Bock建立了以家族史为重要依据的年轻乳腺癌预测模型，其中包括四点危险因素：①在一代亲属中至少有2例乳腺癌患者；②在50岁以下一代或二代亲属中至少有2例女性乳腺癌患者；③在40岁以下一代或二代亲属中至少有1例乳腺癌患者；④双侧乳腺癌患者的亲属。若具有以上2项危险因素的女性，她在30岁时患乳腺癌的危险比一般女性高10.62倍；40岁时高4.56倍。此外，初潮年龄早、首胎生育年龄大、吸烟、肥胖、不良的生活习惯、环境污染、甜腻饮食等以及太大的工作压力可使女性体内激素水平失调，也会增加乳腺癌的患病风险。

3. 筛查、诊断与临床特征 年轻妇女乳腺致密钼靶片较难发现，B超相对敏感。一些回顾性资料推断MRI对年轻乳腺癌诊断有帮助。COMICE试验中374例（占23%）年龄小于50岁，该作者认为MRI与常规三联检查（临床、放射和病理）比较优势不明显。但常规影像难以鉴别的年轻乳腺癌，MRI不失一种有益手段。NCCN指南推荐20岁以后每1~3年体检1次，40岁以后每年钼靶检查。BRCA基因突变与乳腺癌的发生密切相关，相对小于40岁的普通女性BRCA基因突变携带者患病的概率高很多，但由于年轻女性乳腺组织致密影像学难以发现，且年轻女性对射线敏感，许多政府支持的高风险人群筛查项目采用钼靶和MRI，有时加上超声对25岁或30岁人群开始筛查。有证据表明，青少年时期接受胸部放射治疗者成年以后乳腺癌发生率增加13%~20%，尤其是接受斗篷照射，有资料显示在10~30岁间接受大于4GY胸部照射的年轻女性乳腺癌患病风险是同龄女性的4~75倍。Bhatia报道儿童霍奇金病接受胸部照射后，在40岁时约35%的患者发展成乳腺癌。霍奇金病接受胸部放射后10年就可能发生乳腺癌。因此建议，对青少年时期接受胸部放射治疗者，25岁以后或放射治疗8年以后常规进行每年1次钼靶和MRI检查。大量证据证实，

BRCA-1/-2 携带者或有明显乳腺癌家族史者早期影像学检查可以减少死亡风险。因此，对于 BRCA-1/-2 携带者或有明显乳腺癌家族史者，25~30 岁以后或家族最年轻乳腺癌患者发病年龄提前 5~10 年开始联合影像学筛查。

美国放射学院（ACR）乳腺癌影像检查指南：

（1）根据影像技术选择

1）钼靶：①普通妇女 40 岁以后每年检查 1 次；②BRCA-1 或 BRCA-2 携带者或一级亲属（如母女、姐妹）被证实 BRCA 携带者，30 岁以后每年检查 1 次（25 岁以前不推荐）；③终身患乳腺癌风险≥20%，30 岁以后每年检查 1 次（25 岁以前不推荐）或在最年轻乳腺癌亲属患病年龄提前 10 年开始每年检查 1 次；这样一级亲属绝经前患乳腺癌，30 岁以后每年检查 1 次（25 岁以前不推荐）或在最年轻乳腺癌亲属患病年龄提前 10 年开始每年检查 1 次；④10~30 岁间接受过胸部放射治疗，治疗结束后 8 年开始每年检查 1 次（25 岁以前不推荐）；⑤活检证实小叶原位癌、小叶不典型增生、导管不典型增生、导管内癌、浸润性乳腺癌或卵巢癌患者，从诊断即刻起每年检查 1 次（不限年龄）。

2）超声检查：①适合 MRI 检查但由于种种原因无法进行者；②致密乳腺组织者辅助 MRI 检查。

MRI 检查：①BRCA 携带者，30 岁以后每年检查 1 次；②一级亲属被证实 BRCA 携带者，30 岁以后每年检查 1 次；③终身患乳腺癌风险≥20%，30 岁以后每年检查 1 次；④受过胸部放射治疗，治疗结束后 8 年开始每年检查 1 次；⑤新近确诊乳腺癌，即刻 MRI 检查对侧乳房；⑥终身患乳腺癌风险 15%~20%，或卵巢癌，或小叶原位癌，或导管不典型增生。

（2）根据患病风险选择

1）一般风险：40 岁以后每年钼靶检查 1 次。

2）高风险：①本身 BRCA 携带者，一级亲属被证实 BRCA 携带者，30 岁以后每年钼靶和 MRI 检查 1 次，不早于 25 岁；②终身患乳腺癌风险≥20%，30 岁以后每年钼靶和 MRI 检查 1 次，不早于 25 岁，或在最年轻乳腺癌亲属患病年龄提前 10 年开始每年钼靶和 MR 检查 1 次；③10~30 岁接受过胸部放射治疗，治疗结束后 8 年开始每年钼靶和 MRI 检查 1 次，25 岁以前不推荐钼靶；④浸润性乳腺癌、导管内癌、卵巢癌或活检证实小叶原位癌、导管不典型增生，从诊断即刻起每年钼靶检查 1 次，MRI 或超声检查也可以考虑；⑤致密型乳房者钼靶联合超声可以提高检出率。

人口学研究已经证实，年轻是乳腺癌的独立预后指标。几项研究报告证实，年轻乳腺癌较年长乳腺癌预后差。小于 35 岁的年轻乳腺癌较绝经前年长乳腺癌的年死亡风险增加 5%。以往研究报告，ER 状态与年龄呈负相关。年轻乳腺癌预后差的现象在淋巴结阳性和激素受体阳性的病人更为严重。几项研究比较激素受体阳性或激素受体阴性的年轻乳腺癌与年长乳腺癌的预后，发现年轻因素造成的预后负面影响在激素受体阳性的比激素受体阴性的影响更大。许多研究分析组织病理的因素发现，年轻乳腺癌具有高淋巴结转移率、高组织学级别、高临床分期、高三阴性比例、大肿块的"四高一大"特征。导致年轻乳腺癌患者预后差的原因仅用上述的因素还不足以解释。许多研究发现，年轻乳腺癌 HER-2 过表达比率高造成侵袭性强、预后差。EGFR 是一个跨膜受体，与 HER-2 相关的酪氨酸激酶，mRNA EGFR 高表达预示年轻乳腺癌预后差，但对年长乳腺癌无预测意义。BRCA-1/BRCA-2 相关乳腺癌的特点是伴 EGFR 过表达的基底细胞型乳腺癌，因此，mRNA EGFR 高表达与预后差的关系见于年轻乳腺癌是因为 BRCA-1/BRCA-2 突变与基底细胞型乳腺癌都是年轻乳腺癌的特征。不同年龄组基因表达的差异可能是年轻乳腺癌预后差的真正原因，在 Anders 研究中，784 例早期乳腺癌基因资料按年龄列队，其中，≤45 岁有 200 例，≥65 岁有 211 例，与≥65 岁组比较≤45 岁组中位 mRNA ERα 表达明显偏低（7.2：9.8，$P=0.0001$），中位 mRNA ERβ 表达也稍微偏低（5.6：5.9，$P=0.02$），中位 mRNA PR 表达明显偏低（4.1：5.0，$P=0.0001$）；相反，≤45 岁组和≥65 岁组比较中位 mRNA HER-2 明显偏高（11.1：9.4，$P=0.0001$），中位 mRNA EGFR 明显偏高（7.3：6.7，$P=0.0001$）；按三阴性乳腺癌的定义标准，mRNA（ERα、PR 和 HER-2）低表达，在年轻组偏高（7.0%：2.8%，$P=0.05$）。单因素分析显示，≤45 岁组的年轻（HR = 2.13，$P<0.001$）、大肿块（HR = 1.97，$P=0.032$）、淋巴结转移（HR = 1.60，$P=0.043$）和 mRNA ERβ 低表达（HR = 1.18，$P=0.024$）等因素预示着 DFS 不良；多因素分析显示，≤45 岁组的年轻（HR = 1.96，$P=0.004$）、低 mRNA ERβ 表达（HR = 1.41，$P=0.012$）和高 mRNA EGFR 表达（HR = 1.24，$P=0.026$）等因素预示着 DFS 不良。用 Affymetrix Human Genome U133A 或 U95 array（Affymetrix, Santa Clara, CA）对≤45 岁组和≥65 岁组 10000 个基因比较结果，≤45 岁组的 367 个基因与≥65 岁组明显不同。年轻乳腺癌独特的基因组包括与免疫功能相关的 mTOR（雷帕霉素作用位点）、低氧、BRCA-1、干细胞、细胞凋亡、组蛋白脱乙酰酶和多基因信号通路，如 Myc、E2F、Ras、β-catenin、AKT、p53、PTEN 和 MAP 激酶通路。

Aebi 等研究表明，≤35 岁乳腺癌患者 10 年总生存率（包含所有原因的死亡）显著低于 35 岁以上的患者。Foo 分析了 106 例年龄 40 岁以下的乳腺癌患者，年轻乳腺癌患者淋巴结转移率高，与 40 岁以上组相比为 51.5%：38.1%。Gonzalez Angulo 分析了 1990～2002 年 452 例小于 35 岁乳腺癌患者的病例资料，评估与生存率相关的因素，发现激素受体阴性者生存率低，无复发时间短。Guarra 分析 108 例小于 35 岁的乳腺癌患者，中位随访 6 年，结论为 PR 表达状态与生存率相关。Peter 和 Robson 报告的乳腺癌基因检测显示，在年轻乳腺癌患者中，BRCA-1/BRCA-2 突变者占 15%～30%。Cybulskif 发现 CHEK2 基因与乳腺癌的低龄化及多中心发病相关，其与 BRCA2 同时发生突变对家族性乳腺癌的发病也具有预测意义。BRCA-1/BRCA-2 基因突变往往与乳腺癌发病低龄化及年轻乳腺癌的低组织分化、高复发风险存在密切联系。综上所述，年轻患者肿瘤的生物学行为更具侵袭性，包括组织学分级Ⅲ级、脉管浸润、HER-2 过表达、ER 阴性、高 Ki67 指数、S 期细胞比例增加、p53 基因突变或携带 BRCA-1/BRCA-2 基因等。

年轻乳腺癌患者可归纳如下临床特点：①与年长乳腺癌患者比较分期更晚，即使二者分期相同，年轻患者的预后也更差，是由两组患者不同的生物学行为造成；②更易出现骨髓微转移；③大部分是浸润癌，约70%为浸润性导管癌；④肿瘤细胞恶性程度高，并且多具有脉管瘤栓、广泛的导管内癌成分、人表皮生长因子受体2（HER-2）过表达（阳性率为26%~44%）、雌激素受体（ER）阴性（阴性率为39%~80%）、S期细胞比例高以及p53和Ki67过度表达等特点；⑤基底样乳腺癌或三阴性乳腺癌常见，在30岁以下乳腺癌患者中，34%为基底样乳腺癌，而基底样乳腺癌的总体发生率仅为14%~16%。

4. 治疗（手术、化疗、内分泌治疗）　　年轻和年长的乳腺癌在局部治疗原则上相同；年轻人更多选择保乳手术；无法保乳者应考虑乳房重建，局部肌皮组织不能满足美容要求时，皮肤移植或保留乳头乳晕复合体的一期重建，而不考虑术后放疗，在肿瘤学上是安全的；T_3/T_4优选二期重建，以避免放疗引起植入物相关并发症；可以实施前哨淋巴结活检；1~3个淋巴结转移是否放疗，现仍有争议。

年轻乳腺癌保乳治疗的局部复发率高，<35岁局部复发率是>60岁的9倍，但保乳加放射治疗者死亡率没有增加，因而需要密切监测局部情况。BRCA相关乳腺癌的处理存在争议，一些研究提示保乳治疗增加局部复发。一项多中心研究和二项临床研究显示，BRCA相关乳腺癌保乳治疗并没有增加局部复发（10年同侧乳腺复发率约14%）。BRCA相关乳腺癌保乳术后局部复发率增加的原因主要与卵巢是否切除有关，因此，对选择保乳治疗而要求保留卵巢者应告知复发风险。

因年轻乳腺癌患者可能具有侵袭性更高的组织学特点（广泛的导管内癌成分，细胞分级差，伴脉管瘤栓）以及更高的阳性切缘发生率，故一般认为年轻患者接受保乳手术治疗（BCT）后的局部复发（LR）率要高于年长患者。然而，目前关于年龄对局部复发的影响还有争议，有证据表明，治疗手段的改善可降低接受BCT的年轻患者的LR率。一项研究显示，切缘阳性、不确定、阴性的35岁以下患者的LR率分别为50%、33.3%和20.8%。这充分说明了须更加谨慎地处理年轻患者的切缘状态。另一项随机研究表明，放疗局部加量可使<49岁患者的5年LR率由19.5%降低到10.2%。相似的，他莫昔芬（TAM）可使<49岁导管原位癌患者的LR风险降低38%，而>50岁患者的LR风险只降低了22%。尚没有证据表明，接受BCT年轻患者的总生存（OS）率会降低。目前仍缺乏根治术后年龄对LR影响的权威性研究结论。切缘阴性、放疗局部加量的应用和辅助性全身治疗均可降低BCT后年轻患者的LR风险。年轻并不是BCT的禁忌证。Yau对124例40岁以下保乳手术患者中位随访6.5年，局部复发率8%，无远处转移生存率88%，总生存率92%。Beadle的研究证明，年轻乳腺癌（年龄≤35岁）保乳术后10年复发率达19.8%

（1）放射治疗：术后放疗可以降低年轻乳腺癌局部复发，保乳手术后的全乳照射加瘤床加量（16Gy）可以进一步降低局部复发，年轻乳腺癌不主张做部分乳房照射，全乳切除术后的照射指征为T_3/T_4、N+、R1。

（2）辅助治疗：辅助治疗包括化疗、内分泌治疗、靶向治疗。<50岁患者接受蒽环类联合化疗可以减少死亡风险38%，<35岁与35~50岁之间没有差异，指南推荐淋巴结阳性

和高危淋巴结阴性患者适用紫衫类方案，化疗相关停经（CIA）6 个月以上能改善生存。CIA 造成年轻乳腺癌幸存者诸多主客观问题并影响很长一段时间。

1）内分泌治疗：绝经前标准内分泌治疗是三苯氧胺（TAM）每天 20mg，共 5 年，可以减少死亡风险 31%。绝经前乳腺癌使用促性激素释放激素类似物（GnRHa）联合 TAM 与单独 TAM 的比较研究资料还很有限，但在 40 岁以下的年轻患者化疗后单独 GnRHa 或联合 TAM 有益，因为年轻病人化疗很难引起绝经。有 TAM 禁忌的患者可以单独应用 GnRHa，有 3 个相类似的试验证实了 TAM+GnRHa 与单独 GnRHa 的无病生存（DFS）无差别。ABCSG-12 试验提示 AI+GnRHa 等同于 TAM+GnRHa。卵巢去势也可能是一种有效的治疗方法。去势的方法包括卵巢切除和放疗，也可使用促黄体生成素释放激素（LHRH）类似物来达到可逆的药物去势。早期乳腺癌临床试验协作组（EBCTCG）的荟萃分析证实，<50 岁的患者可以从单独的卵巢去势治疗中获益。此外，一些随机研究结果说明，卵巢去势±TAM，与环磷酰胺+甲氨蝶呤+氟尿嘧啶（CMF）化疗的疗效相似。St. Gallen 的专家共识建议，卵巢去势联合 TAM 可用于部分绝经前具有中度复发风险患者的辅助治疗。一项临床研究发现，与环磷酰胺+多柔比星+氟尿嘧啶（CAF）化疗+戈舍瑞林相比，CAF+TAM+戈舍瑞林治疗能显著改善预后（5 年无复发生存率分别为 78% 和 67%）。Hartmann 建议：①低或中等度复发风险的绝经前乳腺癌患者单独使用 TAM 5 年或可用 TAM 5 年+GnRHa；②40 岁以上中或高度复发风险的绝经前乳腺癌患者单独使用 TAM 5 年；③40 岁以下中或高度复发风险的绝经前年轻乳腺癌患者可用 TAM 5 年+GnRHa；④有 TAM 禁忌证者可单独使用 GnRHa。

2）辅助化疗：辅助化疗能有效降低<50 岁患者的复发风险。部分原因是在年轻患者中 ER 阴性者比例较高，而且其肿瘤的生物学行为也不同于年长患者。年轻患者接受术前化疗可以降低疾病分期，使其更适于接受 BCT，而免于接受影响美观的根治术。但目前尚没有关于新辅助化疗改善生存的报道。

遗传性乳腺癌（BRCA-1/-2）的治疗基本同非遗传性乳腺癌，新近热门研究的 PARP 抑制剂是 BRCA 相关乳腺癌新的治疗策略，体外试验提示 PARP 抑制剂对其敏感。新近研究显示，PARP 抑制剂与铂制剂联合有协同作用。回顾性资料和小规模前瞻性研究体现铂制剂在新辅助化疗中取得 90% 的有效率。尽管目前一些研究提示 PARP 抑制剂和（或）铂制剂安全、有效，但还仅限于临床研究使用。

5. 年轻乳腺癌生育相关问题（生育保留、妊娠、遗传问题、避孕） 化疗对生育能力的影响取决于年龄大小、所用的化疗药物以及用药总量。一般来说，年龄越大、用药量越高对卵巢功能的损害就越严重。35 岁以上的危险性高于 35 岁以下者。多种化疗药物会对生殖系统产生影响，烷化剂最易损害卵子和卵巢功能，而环磷酰胺是一种乳腺癌最常用的烷化剂。40 岁以下的女性，约有一半会在化疗期间停经，但多数会在化疗结束后不久恢复月经。每位接受化疗的女性都有提前绝经的危险，有些甚至在化疗结束后直接进入绝经期，而另一些则发生在数年之后。

晚育是发达国家的趋势，如德国平均生育年龄从 1961 年的 22 岁推迟到 2008 年的 30 岁。化疗可能影响卵巢功能达 10 年之久，加上 5 年时间的内分泌治疗后卵巢功能自然衰退。对年轻乳腺癌患者实施化疗之前应该讨论生育保留问题以及保留生育的方法、时间和费用。

（1）生育能力的保护与保存

1）GnRHa 保护卵巢功能：在激素受体阳性的乳腺癌患者禁止 GnRHa 与化疗同步使用，因为可能影响化疗的效果，激素受体阴性者则不受此限制。ZORO 试验中位随访 2 年显示化疗+goserelin 3.6mg 与单用化疗比较，月经恢复的中位时间并无差异，而且 2 年后所有患者的月经都恢复。OPTION 试验，goserelin 对化疗后卵巢早衰没有差异。Del Mastro 应用曲普瑞林（triptorelin）减少了 19% 的化疗引起卵巢早衰，但试验无数据证明对激素受体阳性病人复发以及生存无负面影响。Badawy 报道 80 例小于 40 岁的年轻乳腺癌患者随机接受 FAC 方案化疗 6 周期或 FAC+GnRHa，结果使用 GnRHa 可使 89.6% 患者恢复月经，而对照组仅 33.3%。

2）保留生育能力的方法：GnRHa 保护卵巢方法简单易行，但效果却不肯定，其他的生育保留方法还有试管婴儿、胚胎冷冻、卵母细胞冷藏、卵巢组织冷藏和异种卵巢移植等。

胚胎冷冻保存是目前临床唯一可行的方法，但在获取胚胎时的激素刺激可能对激素敏感或激素不敏感的患者都有不利的影响。Oktay 报道含来曲唑和卵泡刺激素的刺激方案可获得满意胚胎数，同时保持血清中低雌激素。为获取成熟的卵母细胞，需要刺激卵巢可能要推迟乳腺癌的治疗时间 2~6 周。传统上在乳腺癌手术和术后化疗之间有 4~6 周的间隔，如果生殖专家在手术前介入可以提早 3 周实施化疗。至于新辅助化疗与激素刺激的资料尚缺乏。

现将 Hickey 列举的当今生育保留方法及其优缺点归纳如下：①试管婴儿和胚胎冷冻：冷冻胚胎被证实是一种成功保留生育能力的有效途径。首先，刺激卵巢多排卵，医生取出成熟卵子，在体外与伴侣或供体的精子结合，体外受精的胚胎被冷冻起来以备将来之需。每个冷冻胚胎植入子宫成功妊娠的机会是 10%~25%。优点：相对有效地实现妊娠、临床可行。缺点：需要男伴、很可能增加雌激素水平、可能延误化疗时间、基因携带者将增加癌症风险传给后代；②卵巢刺激和卵母细胞冷藏：首先刺激卵巢排出更多的成熟卵子，然后医生取出卵子冷冻。冷冻卵子的受孕率低于冷冻胚胎。优点：无需男伴。缺点：妊娠成功率低、很可能增加雌激素水平、可能延误化疗时间、基因携带者将增加癌症风险传给后代；③卵巢组织冷藏和异种卵巢移植：适用于在化疗开始前没有时间刺激卵巢的女性。医生取出一侧或双侧卵巢，切成条状组织，其内含有生成激素的细胞和卵子，将这些卵巢组织冷冻，以后再移植回女性体内。移植成功者可以再次产生激素并生产成熟卵子。优点：无需男伴、不增加雌激素水平、不延误化疗时间。缺点：妊娠成功率极低、卵巢移植引起微转移、基因携带者将增加癌症风险传给后代、需要外科手术。以上这些方法都有成功的报道，但过程繁琐，还有一些不利影响。总之，目前还没有找到保护卵巢功能的有效办法。医生和患者在共同选择生育保留方法时可以参考。

（2）生育问题：术后妊娠成为年轻乳腺癌患者特有的问题，对患者本人和家庭均有十分重要的意义。据统计，在美国约有10%乳腺癌患者术后有生育需求。由于妊娠会导致女性体内性激素水平发生明显改变，可能对术后肿瘤复发及患者预后存在一定的影响，使得多数患者和临床医师对乳腺癌术后妊娠存在顾虑。尽管妊娠对乳腺癌的预后影响的临床研究很少，但一般建议治疗结束2年以后考虑生育问题，因为复发的风险在手术后1~2年达13.3%。回顾性资料提示，妊娠并不影响乳腺癌的预后，相反5年、10年生存更优。乳腺癌治疗结束2年后妊娠比6个月有生存优势。年轻乳腺癌妊娠不影响预后的现象可以用"健康母亲效应"来解释，因为这群体自我选择妊娠基于其本来就有良好的预后。Mueller比较了438例术后生育患者及2775例术后无生育患者的预后，发现对于<35岁的年轻乳腺癌患者，无论肿瘤状态或治疗方式，术后10个月以后生育的乳腺癌患者的死亡风险均显著低于未生育患者。丹麦的一项全国性回顾性分析研究发现，与9865例术后无妊娠患者相比，199例乳腺癌术后足月产患者死亡的相对危险度显著降低，术后自然流产患者的死亡风险也有显著下降。Ives对123例术后妊娠及2416例术后未妊娠患者的预后进行比较，结果显示术后妊娠的患者OS显著高于对照患者。芬兰和丹麦都已进行了乳腺癌术后妊娠对预后影响的分析研究，结果均提示乳腺癌术后妊娠患者预后优于未妊娠患者。到目前为止，相关文献报道均未发现术后妊娠对患者的预后有显著不利影响。年轻乳腺癌患者术后妊娠的另一个焦点问题是术后多长时间可以妊娠，并且不会影响患者预后。Mueller发现疾病诊断10个月后生育的患者预后与未生育患者类似，而术后2~5年内生育的患者死亡风险与未妊娠患者相比逐年下降。Ives也发现手术后2年妊娠的患者预后较好。有研究显示，乳腺癌患者术后1年内妊娠生育的婴儿发生早产和低体重儿的风险升高。术后妊娠对年轻乳腺癌患者预后影响的确切机制目前尚不很清楚。目前认为，妊娠后雌激素和孕激素水平的升高对乳腺的导管结构起到促进增殖和分化的双重作用，妊娠促进分化作用有利于促使乳腺干细胞向正常的细胞分化，同时降低它们对致癌原的敏感性，带来长期的保护作用。年轻乳腺癌患者手术和辅助治疗后，部分具有化疗或放疗耐药性的肿瘤干细胞可能是疾病复发或转移的潜在风险。因此，妊娠所诱导的抑制乳腺干细胞和促进干细胞分化的作用可能对疾病带来改善预后的影响。另外，妊娠导致体内雌、孕激素水平升高，其本身可能直接具有抗肿瘤的生物学效应。

TAM可以刺激排卵，有报道TAM引起子宫内胎儿颅面和生殖道畸形。因此，计划妊娠前2个月应停服TAM，且服用TAM期间采取避孕措施。服用TAM 5年的获益以及停服TAM带来的不利影响必须告知患者。目前没有任何措施可以消除因妊娠而停服TAM对DFS造成的不利影响。

化疗后有几条途径可以生育：①自然和辅助妊娠：许多女性在治疗后可以自然妊娠，如果化疗没有直接进入绝经期，自然妊娠为最佳选择。如果不能自然妊娠，还可以通过接受不孕症的治疗实现妊娠；②冷冻胚胎、卵子和卵巢组织：对于化疗后没有直接造成不孕或进入绝经期的女性，也可能希望以后妊娠，但由于不知何时会提前闭经，部分女性选择在乳腺癌治疗后冷冻胚胎、卵子和卵巢组织以备以后之需；③卵子和胚胎供体：化疗致不孕或提前绝经的女性可以接受供体卵或供体胚胎而妊娠。供体卵可与伴侣的精子结合形成胚胎，然后植入不孕女性的子宫。应用年轻、健康女性的卵子增加成功的机会；④代孕：将不孕女性的胚胎植入其他女性的子宫称为代孕；⑤领养：适用于不能或不愿意成为具有生物遗传联系母亲的女性。

（3）遗传咨询：1990 年 Hall 等发现染色体 17q21 与早发性家族乳腺癌相关。1994 年 Miki 克隆了第一个与家族乳腺癌和卵巢癌相关的基因，命名为 BRCA-1（breast cancer susceptibility gene 1）。BRCA-1/BRCA-2 突变携带者，将有 50% 的概率将突变基因传给后代。避免的方法有捐卵、产前诊断、胚胎植入前的遗传性诊断（PGD）等，75% 的 BRCA-1/BRCA-2 突变携带者会接受 PGD，还要考虑这些方法的敏感性。

1）乳腺癌相关基因：一些基因的突变，BRCA 基因突变是最常见的。此外，与 Cowden 综合征相关的 PTEN 基因、与 Li-Fraumeni 综合征相关的 p53 基因、与 Muir-Torres 综合征相关的 MSH2 和 MLH1 基因似乎也增加乳腺癌的风险。

2）BRCA 基因突变：BRCA 突变是与乳腺癌的遗传密切相关基因中最常见的，BRCA-1 基因突变携带者在 40 岁时患乳腺癌的概率达 19%，终身患乳腺癌的概率为 85%；BRCA-2 基因突变携带者终身患乳腺癌的风险与 BRCA-1 相似，但发病年龄稍迟；BRCA 基因突变也增加卵巢癌的发生概率。以德国为例，35 岁以下 BRCA 突变携带者患乳腺癌的风险约为 12%（8% 是 BRCA-1，4% 是 BRCA-2）。

3）BRCA 携带者的监测：对 BRCA 基因突变携带者监测手段包括 25 岁后临床体检、钼靶、超声和 MRI。BRCA 突变携带者对侧乳腺癌的 10 年患病风险为 30%~40%。

4）BRCA 携带者的预防措施：TAM 或双侧卵巢切除可以预防对侧乳腺癌。双侧卵巢切除可以减少 BRCA 相关乳腺癌患者卵巢癌的发生，新近资料显示可改善生存。预后好的 BRCA 相关乳腺癌推荐双侧卵巢预防性切除。

（4）避孕问题：很难通过临床试验来证明避孕药无害。禁止使用激素类避孕药，尤其在激素受体阳性乳腺癌患者，尽管只有少量乳腺癌患者的避孕资料。非激素替代的方法，如避孕套、子宫帽、输卵管或输精管结扎是可取的。子宫内低剂量孕酮释放系统（LNG IUS），即子宫局部高浓度而全身低浓度，体外实验提示低浓度孕酮不会刺激乳腺癌生长。在芬兰 17 360 名 LNG IUS 使用者中，没有增加乳腺癌的风险。小样本回顾性列队研究提示，LNG IUS 不增加乳腺癌的风险，但亚组分析显示，使用 LNG IUS 中患乳腺癌者诊断后继续使用 LNG IUS 预后差，建议患乳腺癌后应及时取出 LNG IUS。

2012 年版 NCCN 有关年轻乳腺癌生育问题归纳为：①虽然在化疗及其后一段时间患者会出现停经现象，但是大多数 35 岁以下患者会在停止化疗后 2 年内重新出现月经；②是否重新出现月经与能否生育无必然联系，特别是对仍然进行三苯氧胺治疗的患者。反之亦然，重新出现月经不一定具有生育能力。有关化疗后能否生育资料有限；③一般来说，患者在进行化疗、放疗和内分泌治疗时不应该妊娠；④虽然目前资料有限，但是无论患者的肿瘤是何种激素受体情况，均不推荐含有激素类的避孕药物作为避孕措施；⑤可选择的避孕方式有宫内避孕器或其他阻止卵子精子结合的方法。另外，对于没有生育需求的患者可以采用输卵管结扎术或性伴侣进行输精管结扎术；⑥目前还没有确切的方法能够完全保证化疗后患者的生育能力；⑦有生育预期的患者在化疗前可咨询生育专家；⑧保乳手术不是哺乳的禁忌证，但是患侧乳腺的乳汁数量和质量可能不足，或是缺少某些必需的营养成分。化疗和内分泌治疗期间不要哺乳。

6. 妊娠相关乳腺癌 妊娠相关乳腺癌（即妊娠哺乳期乳腺癌）是指在妊娠期或产后 1 年内确诊的乳腺癌。其发病率占所有乳腺癌的 0.2%～3.8%。发达国家生育年龄推迟，妊娠相关乳腺癌发病率将越来越高。回顾性队列研究显示，妊娠相关乳腺癌预后并不坏。妊娠相关乳腺癌治疗既要考虑母亲的治疗，又要避免对胎儿的损害。

（1）妊娠相关乳腺癌的诊断：妊娠相关乳腺癌的诊断常常延误，增大的乳腺组织增加检查的难度，平均延误 2.5 个月，延误 1 个月增加腋淋巴结转移风险 0.9%。70% 妊娠相关乳腺癌发生在 30 岁以下患者。浸润性导管癌是妊娠相关乳腺癌最常见的病理类型。大部分患者肿瘤分化差，常伴有脉管瘤栓。妊娠哺乳期妇女被诊断为 IV 期乳腺癌的风险比一般妇女高 2.5 倍，I 期病变很少见。妊娠相关乳腺癌淋巴结转移为 56%～83%，而非妊娠乳腺癌仅 38%～54%，原发转移增加 2.5 倍。每个可疑病灶都需进行影像学检查和活检，腹部遮挡下的乳腺钼靶检查是安全的（约 0.5Gy，低于每周 2mGy 的本底剂量）。因为体位原因不推荐 MRI 检查，钆原子在动物试验中可通过胎盘致畸。活检后乳漏罕见报道。

（2）妊娠相关乳腺癌的治疗：一般认为，妊娠相关乳腺癌患者的预后较差。Daling 等发现乳腺癌确诊前 2 年内有生育患者的预后要劣于确诊前 5 年内无生育的患者。原因可能是前者免疫监视能力的降低和妊娠期间激素水平的升高。妊娠和哺乳期前炎症状态引起的乳腺组织退化可能是这部分患者转移率较高的原因。然而也有不同的观点，Nugent 等报告妊娠相关乳腺癌患者的 5 年生存率为 57%，而非妊娠乳腺癌患者为 56%，无显著性差异，再根据临床分期、腋淋巴结情况进行比较，也未见有显著性差异。妊娠相关乳腺癌的病理研究显示，ER 阴性者更多，但这可能与患者年龄是一致的。其治疗与非妊娠乳腺癌相同，妊娠早期终止妊娠并不能提高生存率。研究发现，相同的年龄及临床分期，妊娠哺乳期乳腺癌患者与非妊娠期患者有相似的 OS 及无复发生存率。

1）妊娠相关乳腺癌的外科治疗：妊娠早、中、晚期均可以手术，允许保乳。妊娠早期以后可以用锝示踪前哨淋巴结，对胎儿影响较少。不推荐用美蓝示踪，因其可能过敏和致畸。

2）妊娠相关乳腺癌的放疗：放疗必须推迟到妊娠结束，因为射线致畸、降低智力、精神发育迟滞（阈值<0.12Gy）和致胎儿癌症。妊娠前 8 周胎儿可以接受 0.05～0.15Gy，妊娠结束前可以接受 1Gy 辐射剂量（放疗治疗量需达 50Gy）。

3）妊娠相关乳腺癌的化疗：妊娠相关乳腺癌患者在妊娠期可能需要化疗，但应避免使用烷化剂，因其有严重的致畸作用而且有较高的致流产率。这类患者可使用蒽环类药物为基础的联合化疗方案，因其对胎儿的危害较小。国外学者报告，通过对 52 名母亲妊娠期间接受过 CAF 治疗的后代进行随访发现，化疗并发症的发生率较低，后代均很健康，在学校中的表现良好。然而，即便如此，对于是否须继续妊娠、是否需要化疗以及何时化疗均应与患者充分沟通、权衡利弊后再作决定。化疗可以在早期妊娠以后实施，方案同非妊娠乳腺癌，可参考指南。蒽环类的方案，如 FAC、AC 和 EC 方案是安全的，紫衫类方案似乎也是安全的。

Trastuzumab 不推荐使用，因安全性资料较少，曾有报道其导致羊水过少。在诊断乳腺癌 6 个月以后妊娠，辅助化疗不影响妊娠结局。但目前有关化疗影响后代的资料相当有限，似乎不增加早产发生率、死胎、先天畸形或长期不良影响。

4）妊娠相关乳腺癌的内分泌治疗：妊娠期不推荐内分泌治疗。动物试验及临床病例报告，TAM 对宫内胎儿有致畸作用，尤其是生殖道畸形。

（3）妊娠相关乳腺癌的哺乳：妊娠相关乳腺癌手术后需要全身治疗者禁忌哺乳。因为化疗药物能通过乳汁进入新生儿体内。乳腺癌患者是可以进行哺乳的，资料证明哺乳并不影响乳腺癌患者的预后。乳腺癌患者的哺乳行为可行且安全。保乳治疗以及随后的乳腺照射会影响大多数患者的乳腺泌乳功能，而对侧乳腺的泌乳功能不受影响，还可能有一定的代偿。哺乳期间不宜服用 TAM，因为 TAM 会抑制乳汁的分泌。

（刘　健）

老年人乳腺癌

1. **概述**　根据我国 6 次人口普查资料，年龄 ≥60 岁人口 1.78 亿，其中 ≥65 岁人口 1.78 亿。我国已经属于人口老龄化国家，并且是全球老龄人口最多的大国。随着年龄的增长乳腺癌发生率在不断增高，年龄成为此疾病的一个主要危险因素。自 1998～2000 年间，60～70 岁之间的女性每 13 人中就有 1 人患乳腺癌，而 40～59 岁之间每 24 人有 1 人患病，年龄小于 39 岁时每 229 人有 1 人患病。总之，乳腺癌的发病率随年龄增长呈上升趋势，特别是超过 50 岁的女性。在我国，将年龄 ≥60 岁的乳腺癌患者统称老年乳腺癌。

2. **临床表现**　在临床上 90% 以上老年乳腺癌表现为乳腺肿块或腋窝肿块。肿块早期无疼痛，增长速度较慢而常被不重视，或因经济、社会等因素而至就诊时常为晚期。部分病人是以乳头糜烂就诊，还有因出现呼吸困难（出现肺转移及大量胸水）或骨疼痛（骨转移）就诊，最后确诊乳腺癌。从整体来看，老年性乳腺癌大部分发展缓慢，病程长。

3. **诊断**　一旦临床怀疑为乳腺癌，需行全身 CT 检查及乳腺钼靶检查，了解肿瘤的全身状况。然后通过手术或穿刺获取手术病理。老年乳腺癌绝大部分为浸润性癌，与年轻乳腺癌患者相比，老年乳腺癌的组织常以低增殖、高分化居多，同时激素受体（ER/PR）阳性率高，HER-2 阳性率相对较低，肿瘤增殖指数（Ki67）相对较低，均提示老年乳腺癌恶性程度较年轻乳腺癌低，故在治疗上与年轻乳腺癌的侧重点有所不同。

4. 治疗

（1）目前大量资料表明，只要患者身体条件许可，手术治疗仍然是老年乳腺癌治疗最为重要的手段。

（2）对于老年乳腺癌是否应给予术后辅助化疗，目前较多的资料表明，老年乳腺癌激素受体阳性者术后辅助化疗获益不大，但给予内分泌辅助治疗，可明显降低其复发率，延长患者生存期。对于激素受体阴性，术后化疗能延长其生存期，但能否化疗，需要结合患者的年龄、身体状况、预计寿命、肿瘤分期等多方面考虑。

（3）靶向治疗：对于病理类型 HER-2 阳性的病人，其恶性程度较高，单一化疗效果差，曲妥珠单抗（赫赛汀）是目前临床上使用最多、最成熟的直接对抗 HER-2 的蛋白生物制剂。但因老年人常合并心脏疾病，赫塞汀又对心功能有损害，故在使用前需常规评价心脏功能。

（4）放疗：老年乳腺癌一方面具有肿瘤发展相对缓慢、病程较长和局部复发风险显著低于年轻乳腺癌的特点，而另一方面老年乳腺癌患者身体状况相对较差，且常合并基础疾病而影响放疗耐受性。因此，对老年乳腺癌放疗应根据患者的特殊性作个体化处理。

5. 预防

由于乳腺癌的病因学复杂，发病机制尚未真正探明，欲使乳腺癌对广大妇女健康的威胁降至最低限度，应加大"防"的投入。

（1）一级预防：即病因预防，努力查明癌症的病因，减少或消除暴露于致癌物，针对病因和增强机体抗病能力方面采取措施。因其病因复杂，故一级预防尚处在探索阶段。

1）乳腺癌的危险因素某些是不可避免的，如月经、生育史等。但也有许多因素是人为的，通过对饮食方面的调整，如减少热量摄入，降低脂肪的摄入量，减少过量的摄入肉类、煎蛋、黄油、甜食等，增加绿色蔬菜、水果、胡萝卜素的摄入量，尽量避免暴露于电离辐射的范围内等均可降低乳腺癌的危险性。

2）改变生活方式：随着经济的发展，生活水平逐步提高，饮食成分中脂肪的比例逐步增加，如 20 世纪 60~70 年代，脂肪摄入量占总热量的 35%~40%。尽管高脂饮食增加乳腺癌的危险性尚未最终定论，但国内专家已经主张逐步改变人们的饮食习惯与食谱。例如，美国曾禁止出售带脂肪层的肉类，并宣传鼓励人们减少脂肪摄入量，使脂肪占总热量的百分比控制在 25% 左右。

3）健康保健宣传：对乳腺癌来讲，减肥、保持理想体型，绝经后少用含雌激素类的药物治疗更年期症状，少饮酒，多参加体育锻炼、社会活动，避免或减少精神心理紧张因素等，是非常重要的。并且加强对高危人群的预防。

（2）二级预防：是指乳腺癌的良性病变，乳腺癌的临床前期和原位癌的防治，包括筛查和早期发现在癌症发展的早期识别病例，从而增加治愈的机会。

1）大于 60 岁妇女，每年乳房造影 1 次，绝经后妇女可间隔 2~3 年检查 1 次 X 线摄影。对有肿块或结节性病变难以定性时穿刺显得更为重要，其是乳房 X 线摄影后，对有选择性病例的进一步检查。

2）乳房自我检查：此方法对人体无损伤、经济方便、不需要专业人员参加检查，自检能发现较早期的乳腺癌，且发现的乳腺癌瘤块体积小，淋巴结转移率低。如果发现乳腺肿块与月经周期无关，呈持续性存在，应去医院就诊。

（刘　健）

儿童乳腺癌

1. 概述　据英国《每日邮报》报道，加拿大一名 3 岁的女童阿莱莎被确诊为世界上年龄最小的乳腺癌患者，之前世界上最年轻的乳腺癌患者是美国加利福尼亚州的一名 10 岁女童汉娜。儿童乳腺癌泛指发病年龄小于 20 岁的乳腺癌患者，占儿童恶性肿瘤的比例<1%，占乳腺癌的比例<0.1%。

乳腺癌主要症状表现是乳腺肿块，乳腺癌的发病率高，颇具侵袭性，但病程进展缓慢，临床上多见于 40～50 岁的妇女，很多人认为乳腺癌一般都是成年女性易患的疾病，与儿童不相关，但值得注意的是，由于生活各方面的因素导致儿童同样会患乳腺癌，应引起家长们的重视。

2. 临床表现　人在儿童期，乳房处于尚未发育状态。女性只是到了青春期后，体内雌性激素水平才不断增高，伴随着第二性征的出现，乳房腺体组织才开始发育。因此，人在儿童期患乳腺癌是非常罕见的。有些儿童的乳房出现硬结或者肿块，常常是受到发育期内分泌紊乱、某些内分泌器官发生肿物或类雌激素样药物等因素的影响。例如，有些新生儿出生后可以发现乳房有硬结，这是由于胎儿在子宫内接受了母亲雌激素的影响，一般在出生 1～2 周后，随着体内残存雌激素代谢消失可以自行消退。

分泌性乳腺癌（SBC）是儿童乳腺癌最常见的病理类型。SBC 多见于女性，男女发病比例约为 1∶6。SBC 可发生于患者乳房的任何部位，一般单发，多见于乳晕下，副乳腺也可发生。一般没有特殊的临床表现，临床上多表现为生长缓慢、可移动的无痛性肿块，个别病例表现为胀痛或乳头血性溢液。肿瘤常呈结节状，大小不一，但多数较小。超声图像常类似其他边界清楚的乳腺良性肿瘤。有时候发现肿块后按良性肿块切除，病理检查后才发现是乳腺癌。

3. 病因　导致儿童乳腺癌的病因很复杂，主要归纳为：

（1）不良的饮食习惯：童年时期的正确饮食是预防乳腺癌不可忽视的方面。研究发现，幼年时期的饮食习惯会影响女性成年后的健康状况。在幼年时期养成健康的饮食习惯对降低成年后乳腺癌发病风险有重要意义。儿童应该尽可能节制巧克力、冰淇淋、汉堡包等高脂肪高蛋白的饮食，同时儿童也不宜盲目进补。肥胖儿童身体里脂肪细胞数量多，他们长大后很容易发胖，这样的女性在绝经期后乳腺癌的发病率明显增加；另外，如果儿童体内不缺乏某些物质，就不宜吃各种保健品或者补品，因为营养过度、热量过剩都会引起儿童早熟，乳腺过早发育会增加她们成年后患乳腺癌的概率。

（2）养护不当：一些家长由于儿童生来体质弱，为了补充营养，经常给其吃一些营养品，专家分析认为，一些儿童营养品中不排除含有雌激素成分，这不仅会促进女童性早熟；更糟糕的是，可能会打乱人体正常的激素水平，诱发乳腺癌。同时，随着生活水平的提高，越来越多的儿童喜欢吃高脂肪、高蛋白的西式快餐，这些都是癌症的诱因。

4. 诊断和鉴别诊断　儿童期乳腺癌十分罕见，因而容易误诊，其原因主要是儿童期乳腺发育和儿童期乳腺炎时会出现乳房肿块，一般常伴有发热、疼痛、局部红肿等表现，较容易区别。只有在乳晕区触及边界不清、质地较硬的肿块时，才考虑儿童乳腺癌的可能，此时须到医院就诊。

儿童期乳腺癌常需与其他疾病相鉴别：① 活动期乳腺、泌乳结节及分泌性腺瘤，该情况见于青年女性患者，病理可见高度增生的分泌的腺泡状结构，结合病史、年龄等有助鉴别；②纤维瘤、皮脂腺瘤、表皮样囊肿、脂肪瘤均为良性肿瘤，如发生在婴幼儿以及青少年患者极难与癌相鉴别，如患者出现腋窝及锁骨上肿大淋巴结，建议术中肿块以及淋巴结行冷冻切片，再决定手术方案。

5. 治疗　绝大多数乳腺癌病例预后良好，儿童乳腺癌预后更好。有学者建议发生在青春期前患者，肿块小可作单纯乳腺肿块切除；如有腋淋巴结肿大，根据是否为转移癌后决定是否进行改良根治术。儿童期乳腺癌治疗原则主要以局部手术切除为主，手术效果令人满意。多数文献认为术后放、化疗对减少复发并无显著意义。

（刘　健）

妊娠哺乳期乳腺癌

乳腺癌的治疗可能够导致卵巢失去功能和不能生育，所以对于年轻的乳腺癌幸存者应该考虑的问题是如何保持妊娠和生育能力。更棘手的问题是如何处理妊娠期间发生的乳腺癌。妊娠期乳腺癌面临的问题包括终止妊娠、手术治疗的效果、放射和全身化疗对母亲和胎儿的影响，特别是对胎儿造成的不良影响，如宫内发育迟缓、早期流产和死胎。因为没有前瞻性的临床研究和长期研究的结果，医生也缺少相关的经验。

1. 近期妊娠　有关近期妊娠（2~3 年前）对乳腺癌诊断和预后影响的资料很少。但是其对理解妊娠这一特殊的生物学事件对乳腺癌细胞生长和行为状态的影响是非常重要的。传统的妊娠期乳腺癌定义是妊娠期间或生产后 1 年内确诊的乳腺癌。然而有大量的年轻妇女在 2~3 年前妊娠时已经存在亚临床乳腺癌，只是没有发现。因此，在确诊为乳腺癌之前，亚临床乳腺癌已经和妊娠共存了，这些人群也应该被认为"妊娠期乳腺癌"。

在一项多中心的回顾性病例对照研究中（407 例 20~29 岁的女性乳腺癌患者），证明近期妊娠的乳腺癌患者在确诊为乳腺癌后的 4 年之内，乳腺癌相关死亡的风险每年都在增加。而到 4 年以上，死亡的风险每年都降低 15%。

科尔曼等发现 2 年内有生产史的乳腺癌患者死亡的相对风险增加, 5 年和 10 年生存率分别为 59% 和 46%, 而产后 2 年以上确诊为乳腺癌的患者 4 年和 10 年生存率分别为 78% 和66%。对年龄、临床特征和分期进行校对后发现, 与 5 年前生产的乳腺癌患者比较, 2 年前生产的乳腺癌患者死亡风险增加。

2. 妊娠期乳腺癌　妊娠期乳腺癌的确诊涉及到患者的情感、心理和肉体的煎熬。患者会关心自己的健康, 如果能够继续妊娠, 希望自己活着看着孩子成长。除了情感和心理的折磨, 还要考虑癌症的治疗和不良反应, 如果能够继续妊娠, 还特别关注治疗及其相关的不良反应对胎儿的影响。

妊娠期乳腺癌的发病率为 1/10 000~1/3000, 按照妊娠期间或生产后 1 年内确诊的乳腺癌这个标准, 在年龄小于 40 岁的乳腺癌患者中, 妊娠期乳腺癌患者大约占 15%。在所有的乳腺原发恶性肿瘤中, 妊娠期或哺乳期乳腺癌患者占 0.2%~3.8%。据推测, 由于妇女分娩的年龄偏大, 妊娠期乳腺癌在临床上会很常见。

(1) 妊娠期乳腺癌的预后: 最早的 3 个报告, 5 年生存率为 0、17% 和 8%。

1937 年, 梅奥诊所的哈林顿医生报告腋窝淋巴结阴性的妊娠期乳腺癌患者 5 年生存率为 61%。20 世纪 60 年代有 8 个研究报告, 病例数从 29~117, 65% 的患者腋窝淋巴结阳性。20 世纪 70 年代又有 4 个相似的报道, 56%~81% 的患者腋窝淋巴结阳性。

1960~1980 年, 纽约纪念医院将 56 例妊娠期乳腺癌患者同非妊娠期乳腺癌患者进行了比较, 发现 62% 的妊娠期乳腺癌患者腋窝淋巴结阳性, 而非妊娠期乳腺癌患者腋窝淋巴结阳性的则只有 39%, 妊娠期乳腺癌患者中肿瘤直径小于 2cm 的占 31%, 而非妊娠期乳腺癌患者则有 50% 的患者肿瘤直径小于 2cm。另一个研究报道, 74% 的妊娠期乳腺癌患者腋窝淋巴结阳性, 而非妊娠期乳腺癌患者则只有 37%。

纽约纪念医院腋窝淋巴结阴性的妊娠期乳腺癌患者 5 年生存率为 82%, 与非妊娠期乳腺癌患者相同。腋窝淋巴结阳性的妊娠期乳腺癌患者 5 年生存率为 47%, 对照组非妊娠期乳腺癌患者则为 59%。腋窝淋巴结阴性的妊娠期乳腺癌患者 10 年生存率为 77%, 腋窝淋巴结阳性的只有 25%。腋窝淋巴结阴性的非妊娠期乳腺癌患者 10 年生存率为 75%, 腋窝淋巴结阳性的只有 41%。现代的研究结果提示, 妊娠是影响预后的一个独立因素。

最近的一些研究指出, 妊娠提示病情较晚, 但生存期不一定短。加拿大的多伦多共报道了 118 例妊娠期乳腺癌患者, 当与非妊娠期乳腺癌患者进行年龄、分期和诊断年代进行匹配后, 统计分析表明两组生存期无统计学差异。妊娠期乳腺癌患者确诊时转移的风险提高 2.5 倍, 而 I 期患者明显下降, 表明妊娠提示分期较晚。总之, 几乎所有的研究都报道妊娠期乳腺癌患者生存率较低。但是, 当将妊娠期乳腺癌患者与同期非妊娠期乳腺癌患者相比较时, 二者生存率相同, 至少在早期患者中如此。总体上讲, 妊娠期乳腺癌患者预后较差, 因为确诊时大多数病期较晚。原因可能为妊娠所导致的更具浸润性的生长方式和/或妊娠导致的诊断延迟。

(2) 分期和治疗对胎儿的影响: 妊娠期乳腺癌诊断和治疗过程中, 可能对胎儿造成发育的损害，如因放化疗和全身麻醉造成的胎儿畸形。除了先天畸形外，还有多种危害，如宫内发育迟缓和（或）早产，出生后肿瘤的发生也是必须考虑的。

在啮齿类动物和人类中，在胚胎植入前期（从妊娠到 10~14 天）放疗造成的首要损害为胚胎死亡。在第二阶段，即器官形成期（从 10~14 天到 8 周）对电离辐射最敏感。暴露于放射线时间超过 8 周，尽管主要担心神经系统的畸形，但事实上身体任何部位的先天畸形都有可能发生。

原子弹爆炸和动物实验的资料证实，早孕期间放射剂量达 5cGy 足以导致畸形的发生。如果胎儿接受的照射剂量不超过 5cGy 不主张终止妊娠。

另一个理论上的风险为癌症的发生。回顾性研究显示，出生前 X 线照射和将来儿童时期癌症的发生有关。接受 2cGy 的照射 10 年后白血病的发病风险为 1/2000，而未接受照射的对照组只有 1/3000。即使只有 1cGy 的照射剂量，也能增加儿童时期癌症发病风险。

（3）妊娠期乳腺癌的分期：分期能够为妊娠期乳腺癌患者提供重要的预后信息和必需的治疗框架。疾病的评估能够让我们对治疗方式的选择、治疗对肿瘤的影响以及对妊娠的潜在影响进行充分的讨论。妊娠期乳腺癌患者确诊时大部分病情较晚甚至已经发生远处转移。分期过程中要进行细致的体检，特别是对骨骼肌的症状和胃肠道或心肺功能失调要引起注意。

准确的分期和恰当的治疗有赖于对转移性疾病的充分评估，大部分实验应用电离辐射。有些原则可供参考。胸部 X 线检查没有禁忌证，有时候要对腹部和盆腔进行遮挡。妊娠后期由于子宫紧贴纵隔下方，遮挡腹部会造成肺下叶实质显示不清。

关于骨转移，妊娠本身就可导致血清碱性磷酸酶浓度升高 2 倍或 3 倍。除了骨盆和腹部以外，其他部位都可以进行传统的影像学检查（如颅骨和长骨）。如果骨扫描结果不能改变目前的治疗计划，可以等到分娩以后再进行。因此，对于临床 I 期或 II 期患者，由于可确诊的骨转移较少，尽量避免行骨扫描检查。反言之，对于临床 III 期患者，由于骨转移发生率较高，骨扫描的结果可能会改变治疗方案。

腹部超声检查不仅能够评估胎儿的胎龄和发育状况，还可以用来检测肝脏或腹腔内淋巴结有无转移。由于辐射对胎儿的不良影响，一般不要进行腹部和盆腔 CT 扫描。如果高度怀疑腹腔内转移，磁共振扫描（MRI）能够清晰地分辨出腹腔内包括肝脏在内的器官组织结构。MRI 可以分辨出骨小梁转移。对于非妊娠期乳腺癌患者而言，MRI 脊柱扫描能够发现骨转移。

尽管磁共振社会安全委员会声明"妊娠期间进行磁共振扫描的安全性尚未得到证实"，但对胎儿行磁共振扫描结果可靠，看起来也是安全的。即使不应用强化药物，理论上讲，胎儿也有发热和空洞形成的危险。有些放射学家建议，在可能的情况下对不满 3 个月的胎儿最好不要做磁共振扫描。

（4）局部区域治疗

1）麻醉：改良根治术和腋窝淋巴结清扫术已经得到证实对胎儿发育危险最小、妊娠得以继续、母亲身体健康。妊娠期间进行全身麻醉情况非常复杂，它可以引起血容量增加、心率加快、心排出量增加、血小板计数增加、纤维蛋白原浓度增加、直立性低血压、功能残气量减少、膈肌升高、胃排空延迟、呼吸道黏膜充血。但是与放化疗所带来的畸形风险相比较，全身麻醉所用药物带来的风险几乎为零。只要条件允许，就应该实施胎儿监护，以便了解胎儿的状况后立即采取相应的麻醉措施。

一个研究报告了 5405 例接受任何一种形式手术的妊娠期乳腺癌患者与 72 0000 例未接受手术的妇女相比较，即使胎儿未满 3 个月时进行手术，胎儿的畸形率也没有增加。但是低体重和极低体重儿的数目增加。在这个研究中，早产和宫内发育迟缓是由于多种不同的临床问题（疾病和创伤）需要手术造成的。加拿大报道了 2565 例进行手术的妊娠期妇女，与未进行手术的对照组比较，胎儿畸形的发生率没有增加。

2）妊娠期乳腺癌乳腺和胸壁的放疗：胎儿的接受剂量可以通过放置在解剖模型上的光热放射测量仪来进行估算。大量的放射线通过母体的组织以内散射的方式到达胎儿体内（这种扩散通过外遮挡不能减少）。内散射剂量的多少决定于胎儿和中心野的距离、放射野的大小和放射源的能量。

3）保乳治疗：对非妊娠期乳腺癌患者，保留乳房手术已经成为标准术式，且与非保乳手术长期生存率相同。由此，人们可能会推测，妊娠期乳腺癌患者进行乳腺部分或象限切除加腋窝淋巴结清扫术是可行的。然而，妊娠期乳房有着特殊的解剖和生理特征，含有大量的相互吻合的乳腺导管和丰富的淋巴/血管组织。

妊娠期乳腺癌患者为了保留乳房，可以建议其先在妊娠期行乳房肿块切除，分娩后再进行放疗。

（5）全身治疗：妊娠期乳腺癌患者的治疗包括局部治疗［手术和（或）放疗］和全身辅助化疗。考虑胎龄的变化和潜在的药物不良反应，必须对化疗方法和治疗手段进行改进。

原发性乳腺癌的全身治疗包括内分泌治疗和多种药物联合的化学治疗。大多数妊娠期乳腺癌患者激素受体表达呈阴性。对于绝经前非妊娠期乳腺癌患者，电子束 CT 研究结果显示，辅助应用三苯氧胺能够降低复发的风险，得到确实的益处。因三苯氧胺能引起先天畸形，故不主张应用。

1）化疗：由于潜在的对胎儿的不良反应，妊娠期化疗的应用需谨慎。妊娠期伴随着一些生理的变化，如血容量增加、心排出量增加、肾小球滤过率增加、血循环中蛋白水平的变化等，使预测药代动力学变化变得困难。全身化疗的药物被设计为抗增殖化合物。除了胎儿异常或畸形的产生外，自发流产或死产以及对特定器官的毒性或宫内发育迟缓，也影响化疗的决定。妊娠前 3 个月是造成胎儿畸形的最危险期。有报道，妊娠前 3 个月进行化疗，胎儿有 14%～19% 的畸形率。抗代谢药物危险最大，其中包括抗叶酸剂。妊娠过程的第二个 3 个月似乎相对安全，胎儿畸形率只有 1.3%。宫内化疗存在着许多未知的风险，一些影响在儿童生长的过程会逐渐显现，如癌症的产生、不孕、生长发育过程中生理和精神的变化。

　　许多化疗药物已应用于妊娠期妇女。妊娠早期的 3 个月，是胎儿中毒危险最大的时期，抗代谢/抗叶酸药物致畸危险最大。妊娠中期 3 个月应用阿霉素和烷化剂对胎儿和新生儿产生的风险似乎是可以接受的。如果产后继续应用 FAC 方案或泰素，则禁止母乳喂养婴儿。

　　有报告，24 例原发和复发的妊娠期乳腺癌患者于妊娠 22 周时开始应用 FAC 方案化疗，3 例早产，其中 1 例有严重的惊厥前期症状并于 29 周分娩，1 例婴儿体重比正常月龄体重少 10%，1 例患磨玻璃样变性疾病，2 例出生时伴有短暂性的呼吸急促，只有 1 例婴儿短暂性的白细胞减少。法国报道了 20 例化疗的妊娠期乳腺癌患者，2 例患者于妊娠早期 3 个月自发流产，1 例于妊娠中期应用表柔比星和环磷酰胺后死产，出生的 17 个婴儿中，12 例剖宫产，平均随访 3 年半，16 例正常。化疗并发症包括短暂性的白细胞减少、短暂贫血、呼吸窘迫综合征和宫内发育迟缓。爱尔兰报道了 11 例患者表柔比星化疗后，2 例胎儿死亡，死亡时间为妊娠中、后期，1 例终止妊娠。出生的 8 个婴儿中，3 例经阴道分娩，1 例引产，2 例剖宫产，1 例未说明分娩方式。基恩等报道了 39 例应用 FAC 方案化疗，分娩时平均胎龄为 38 周，出生时平均体重为 2.85kg，没有自发流产、胎儿畸形或死胎的发生。

　　需要产科医师和化疗医生之间对胎儿生长发育状况进行经常和详细的交流。高风险时的产科监护包括胎儿超声系列检查、胎儿非应激性检查、生化检查以及临床条件允许时进行的氨基酸分析。制定化疗方案时，应使最后一次用药与分娩的时间间隔至少在 2 周以上，以降低由中性粒细胞减少的母亲分娩出一个中性粒细胞减少婴儿的风险。另外，胎儿的药物代谢系统在分娩时由胎盘转换到新生儿的肝、肾。如果化疗后不久分娩，化疗药物在新生儿体内滞留时间可能会延长。为了避免化疗所致的某个时间点的血液系统不良反应所引起的有关并发症，患者一般要有计划地引产和（或）剖宫产。近期化疗的妇女禁止哺乳喂养。

　　2）胎儿和胎盘的肿瘤转移：恶性黑色素瘤、造血系统恶性肿瘤、肝细胞瘤和绒毛膜癌可发生胎儿转移，而乳腺癌中尚未见报道。据报道，30 例实体肿瘤患者发生了胎盘转移，其中包括部分乳腺癌患者。显微镜下检查胎盘非常重要，特别是对于绒毛间隙的检查，只有一半的患者有肉眼可见的转移。

　　(6) 关于终止妊娠的问题：1953 年，纽约纪念医院的爱的埃尔注意到妊娠期乳腺癌患者，特别是腋窝淋巴结阳性者，终止妊娠后生存期较长。妊娠期乳腺癌是致命的以及必须终止妊娠。越是病期晚的患者，越倾向于终止妊娠。

　　为了避免化疗或放疗对胎儿造成的危害，可以建议终止妊娠。孕妇在被告知利弊后，最终作出决定。当与标准治疗相联合后，没有任何已发表的报告能够证明常规终止妊娠能够带来益处。然而，由于终止妊娠和不终止妊娠组生存率相似，而且，病期较晚的患者趋向于终止妊娠，终止妊娠可能是有益的。

　　3. 乳腺癌患者治疗后的妊娠　越来越多的妇女在完成生育之前就面临乳腺癌的诊断和治疗。延迟至 30 岁或 40 岁妊娠往往也伴随着乳腺癌发生率的增加。有 10%~20% 的乳腺癌妇女处于生育年龄阶段。因此，乳腺癌患者完成治疗后要求妊娠和分娩是很自然的事情。

在一定程度上，激素促进乳腺癌的发展。但是妊娠这一特殊状态带来的激素水平、免疫功能和代谢状态的巨大变化对机体的影响尚不清楚。回顾性研究中报告，治疗后再次妊娠的Ⅰ、Ⅱ期患者5年生存率可达80%。法国的一项报告68例治疗后再次妊娠者的10年生存率为71%，腋窝淋巴结阴性者10年生存率为90%，与对照组比较无明显差异。

一项研究收治的136例患者，5年生存率高达78%。治疗后妊娠并不影响总的预后。"健康母亲效应"表明没有复发的"健康母亲"更易再次妊娠。研究表明，治疗后再次妊娠者死亡危险降低。雌激素受体阳性的患者生存率较高。

4. 总结

● 改良根治术是妊娠期乳腺癌患者的治疗标准术式。因为每年都有大量妊娠妇女需要进行手术，所以目前有足够多的经验对妊娠妇女进行监护和全身麻醉。

● 妊娠早期的3个月应该避免进行放疗，主要为了避免胎儿受到放射线内散射的影响。妊娠期乳房部分切除，分娩后进行放疗虽已有报道，但局部控制率尚不清楚。

● 治疗性流产未被证明有益。但是现有的报道病例数较少，选择的患者病情较晚，倾向于进行治疗性流产。治疗性流产的价值是不肯定的。

● 考虑到对胎儿的危害，妊娠期化疗须针对个例具体分析，即"个体化治疗"，妊娠早期的3个月尽量避免化疗。

（刘　健）

三阴性乳腺癌（TNBC）

1. 概述　通过基因芯片技术可将乳腺癌分为四个分子亚型，即Luminal型（Luminal A、Luminal B）、HER-2过表达型和基底样型，使乳腺癌的分类由传统的形态学分类转变为分子学分类。乳腺癌的分子分型与患者预后和治疗反应密切相关，不同的亚型预后明显不同，而产生预后差异的主要原因是各亚型不同的生物学本质。其中基底样型及HER-2过表达型预后最差。由于基因芯片技术费用昂贵，对组织标本质量要求高，操作复杂，难以在临床上推广应用。因而病理免疫组化的分子分型应运而生，各亚型分别与基因分型基本对应，其中三阴性乳腺癌（ER、PR和HER-2均阴性）与基底样型乳腺癌相对应，二者在临床和分子特征上有许多共同之处，虽然二者高度重叠，但并非完全等同，概念上不能完全互相代替。

TNBC约占所有乳腺癌的10%~20%，三阴性乳腺癌患者更年轻，绝经前，尤其是小于40岁乳腺癌患者中三阴性乳腺癌的比例高于非三阴性乳腺癌。具有侵袭性较强、术后复发转移风险高、疾病进展快、内脏转移风险高等特点，并缺乏内分泌治疗、抗HER-2靶向治疗的机会，因此，目前三阴性乳腺癌是乳腺癌治疗的瓶颈，也是临床研究的热点。

2. 临床表现

（1）三阴性乳腺癌典型的临床特征

1）恶性程度高，发病年轻，诊断时原发肿瘤较大，腋窝淋巴结阳性者较多，临床分期偏晚，组织分级高，多为Ⅱ~Ⅲ期。

2）侵袭性强，诊断三阴性乳腺癌的前3年内早期复发风险高，常见远处转移，脑、肺转移率高，病情进展快。

3）治疗有限，临床预后差。少见的病理类型，如髓样癌、化生性癌或腺样囊性癌免疫组化标记也可能是ER、PR、HER-2阴性，即三阴性，但其预后往往比常见三阴性浸润性导管癌要好。

在非三阴性乳腺癌患者中，淋巴结阳性率与肿瘤直径呈正相关，而在TNBC患者中，淋巴结阳性率与肿瘤直径大小无相关性，即使肿瘤较小，也会出现较明显的淋巴结转移。组织学分级多为Ⅲ级浸润性导管癌，与其他类型相比，总生存率和无病生存期都较差。TNBC与非TNBC相比，更易发生远处转移，特别是内脏（脊髓、肺、肝、脑），而骨的转移率很低。

（2）三阴性乳腺癌复发转移特点

1）术后1~3年是其高发期，3年后复发率迅速下降。至5~10年其复发风险与非三阴性乳腺癌无差异，8~10年甚至比非三阴性乳腺癌转移风险还要低，换句话说，8年后几乎不会出现复发转移。

2）内脏转移风险高，三阴性乳腺癌出现肺、脑、肝等内脏转移的概率要比非三阴乳腺癌高，出现复发转移后生存时间短。

3）脑转移概率高、预后差。研究发现，发生转移的三阴性乳腺癌患者中，有近50%存在中枢神经系统的转移。

3. 治疗　三阴性乳腺癌因ER、PR、HER-2均阴性，故缺乏内分泌及抗HER-2治疗的靶点，治疗方法有限。目前尚无针对性的标准治疗方案，除化疗外尚无其他有效的全身治疗手段。内科治疗仍以化疗为主，多年来，研究主要集中于化疗药物的选择，如蒽环类、紫杉类、伊沙匹隆、铂类等。三阴性乳腺癌对铂类较敏感，新辅助化疗的研究结果表明，单药顺铂即可取得较高的PCR率。然而，美国FDA尚未批准任何专门针对三阴性乳腺癌的药物，一旦复发转移，预后极差，中位生存期仅10~12个月。治疗选择有限，可选择的药物很少。新药方面，白蛋白结合紫杉醇疗效初显，白蛋白结合紫杉醇是新一代的紫杉类药物，初步研究表明，白蛋白结合紫杉醇可能对三阴性乳腺癌更有效。伊沙匹隆是第一种埃博霉素类药物，与紫杉类有不同的微管结合位点，因此，对紫杉类耐药者仍有活性。Eribulin是一种新型非紫杉类微管动力学抑制剂，相比目前常规治疗能明显提高有效率。这些新药是否能给三阴性乳腺癌患者带来新的希望，尚待大规模临床试验的证实。

近年来，三阴性乳腺癌治疗研究的焦点在于分子靶向药物上，包括EGFR抗体类、小分子单靶点及多靶点TKI类、抗血管内皮生长因子（VEGF）抗体类以及作用于细胞增殖和DNA修复关键酶（如PARP）等，随着这些药物研究的进展，有望给三阴性乳腺癌患者提供更多的治疗选择，以改善预后。

（刘　健）

副 乳 腺 癌

1. **概述**　副乳腺癌是指副乳腺组织发生的乳腺癌，属于一种特殊类型乳腺癌，文献报道，副乳腺癌的发生率为 0.1%~0.6%。副乳腺癌也同乳腺癌一样会发生肺、骨、肝等部位转移。副乳腺癌生存率一般低于乳腺癌，究其原因：①副乳腺癌发生部位邻近腋窝淋巴引流区，出现腋窝淋巴结转移的时间早；②副乳腺癌部位异常，易漏诊和误诊；③由于肿瘤局部无明显疼痛或缺少其他伴随症状，患者本人重视不够，就诊时通常病期较晚。

2. **病因**　人类胚胎发育期形成从腋窝通过乳头到腹股沟内侧端的假设的线，称"乳线"，乳线上有原始乳房 6~8 对。仅胸前第 5 肋间的一对得到正常发育，其余都在出生前退化消失。如未退化或退化不全，就形成了副乳腺，亦称为多乳腺症。副乳腺男女均可发生，发生率为 1%~6%，多见于腋窝及胸前部，可对称分布，一对或多对，亦可仅为单侧一个。副乳腺可分为具有乳头、乳晕及乳腺组织的完整副乳腺和仅有乳头或乳晕或乳腺组织的不完整副乳腺。副乳腺与正常乳腺一样受内分泌系统影响，月经前可膨胀和疼痛，妊娠期增大明显，哺乳期可出现泌乳；正常乳腺可能发生的疾病在副乳腺上均可发生。乳腺组织可在多种内、外病因的作用和影响下发生癌变，具有腺体组织的副乳腺也同样可以患癌，只有乳头、乳晕，或二者均有但无腺体的副乳腺是不会发生副乳腺癌的。

3. **临床表现**　副乳腺癌的临床表现多为腋下或腋前区无痛性肿物，质硬，边界欠清楚，生长较快，可侵及皮肤或与基底固定。部分患者可在该部位查到副乳头，既往妊娠或哺乳期时副乳腺常有肿胀史。

4. **检查**　在乳腺门诊，医生了解了病史后首先会进行体检，检查双侧乳腺，不要遗漏腋窝部位；还会结合影像学检查，包括乳腺超声、乳腺 X 线摄影（钼靶照相），必要时也可进行乳腺磁共振检查（MRI）。最后确诊还需要进行穿刺或外科手术活检，依据细胞病理学（在有条件的医院）和组织病理学诊断。

5. **诊断**　乳房体检腋窝部可触及肿块，质硬，不光整，部分患者肿块与皮肤粘连，需考虑是否为腋窝淋巴结，还是来自乳腺尾叶或是副乳腺，若伴有副乳腺的典型体征，如副乳头、乳晕，则有助于鉴别诊断。副乳腺癌超声检查可见腋部低回声结节，多为界限不清，不规则，内部回声不均匀。乳腺 X 线检查表现为腋部肿块阴影，边缘不整，有的患者局部皮肤可增厚。临床手术中需注意肿瘤组织是否与乳腺尾叶相连。明确诊断需依据细胞学及病理组织学检查，若组织学检查为癌时应进一步排除腋下转移癌、腋窝部发生的皮肤附件大汗腺癌及乳腺尾叶癌，方可诊断为副乳腺癌。

6. **治疗**　副乳腺癌的生物学特征与乳腺癌无明显差异，其治疗原则可遵循乳腺癌的综合治疗原则。如术前已明确副乳腺癌的诊断，可行保留乳房的肿物局部扩大切除术，加腋窝淋巴结清扫；若患者乳房较小，肿块较大，亦可行乳腺癌改良根治术。术后辅助治疗亦可依从乳腺癌的治疗原则。因腋部副乳腺癌靠近腋窝淋巴结易发生转移，故放疗的适应证可较乳腺癌放宽；术后辅助化疗可采用含蒽环类的 CAF 方案，也可用紫杉类药物；雌激素受体或孕激素受体阳性者应接受内分泌治疗；HER-2 阳性可接受靶向治疗。对无症状、无肿块但伴有副乳腺发育的患者，不主张常规进行副乳腺切除术。

7. 预防 副乳腺癌是一种特殊类型乳腺癌，因为乳腺癌的病因尚不完全清楚，所以还没有确切的预防方法。从流行病学调查分析，副乳腺癌的预防可以考虑以下几个方面：①建立良好的生活方式，调整好生活节奏，保持心情舒畅；②坚持体育锻炼，积极参加社交活动，避免和减少紧张因素，保持心态平和；③养成良好的饮食习惯；④积极治疗乳腺疾病；⑤不乱用外源性雌激素；⑥不长期过量饮酒。副乳腺癌的临床体征是近腋窝处发现肿块，应提高警惕及时就医。建议女性朋友学习一些乳腺疾病的科普知识，掌握乳腺自我检查方法，养成定期自查习惯，积极参加乳腺癌筛查。

（张保宁）

男性乳腺癌

1. 概述 男性乳腺癌是一种少见的恶性肿瘤，可在任何年龄段发病，我国平均发病年龄在 50~60 岁之间，在所有乳腺癌患者中不足 1%。临床上不容易发现，发现时大部分已处于晚期，常导致治疗后效果差。由于这类肿瘤病例少见，较少有此类疾病的研究资料，治疗上主要参考女性乳腺癌的治疗规范。近些年男性乳腺癌发病例数不断增加，有关男性乳腺癌的发病、治疗等也越来越受到全球肿瘤界的重视。

2. 病因 男性乳腺癌发病原因复杂，目前认为可能与以下因素有关：体内雌雄激素水平失衡、乳腺疾病及乳腺癌家族史、基因遗传、职业和环境因素及生活方式的影响。

（1）体内雌、雄激素水平失衡

1）雄激素水平低或缺失：既往有睾丸疾病者（睾丸未降、畸形、损伤、切除术、睾丸炎、先天性睾丸发育不全、性染色体异常 XXY 等），由于雄激素水平下降，使得雌激素水平相对较高而增加男性乳腺癌的患病概率。

2）雌激素水平增高：口服或外用雌激素、肝硬化、糖尿病及体内泌乳素高等，都可能使雌激素水平增高，从而导致男性乳腺癌的发生。

（2）乳腺疾病史：有 30%~50% 男性乳腺癌患者合并男性乳腺发育。

（3）乳腺癌家族史：家族中有男女亲属的乳腺癌人群，男性乳腺癌发病率比无乳腺癌家族史的人群高。

（4）遗传因素：在男性乳腺癌中，对于 BRCA-2 突变携带者，到 70 岁发生男性乳腺癌的概率为 6%。

（5）职业和环境因素：经常在高热、电磁辐射及汽油和汽车尾气的工作环境下男性乳腺癌发病率提高。

（6）生活方式：饮酒可提高男性乳腺癌发病率，每日喝10g酒精，乳腺癌患病风险会增加16%。大量饮酒（每日饮酒量大于90g）比小量饮酒（每日饮酒量小于15g）患男性乳腺癌风险高6倍。

3. 临床表现　大多数男性乳腺腺体位于乳晕区，因此，典型表现为乳晕区或其周围无痛性肿块。男性乳腺癌在左、右侧乳腺发生率相当，双侧非常少见。乳头分泌液体不常见，而血性分泌液与男性乳腺癌有关。其他的临床表现还有乳头回缩，乳头或皮肤溃烂，与皮肤或肌肉固定，由于男性乳头乳晕下有丰富的淋巴管网，即使很小的肿瘤也容易发生淋巴结转移，经常出现颈下、腋窝及乳腺内侧淋巴结转移。

4. 诊断及检查　与女性乳腺癌一样，乳腺钼靶检测是诊断男性乳腺癌有效方法之一，其次使用乳腺彩超或 MRI 检测，当有其他远处转移时，还需对其相应的部位做 CT 检查，可以发现肿瘤进展程度。对于怀疑男性乳腺癌的病人必须对肿块行手术切除或穿刺活检，明确病理诊断及免疫组化诊断。

5. 治疗

1）手术治疗：与女性乳腺癌一样，手术治疗是男性乳腺癌治疗的重要手段。尽管早期乳腺癌保留乳房的手术在女性乳腺癌中已经广泛应用，但在男性乳腺癌中保乳手术并不可行，主要是由于男性乳腺组织较少且肿瘤位于乳晕区。

（2）辅助化疗：辅助化疗是癌症手术结束后，使用化疗药物对患者治疗的一种方式。乳腺癌是一种全身性疾病，辅助化疗对于降低女性乳腺癌复发转移风险、提高总生存期有着重要意义。男性乳腺癌少见，因此，关于男性乳腺癌的辅助化疗资料较少。但是有部分小样本研究后，同样得出辅助化疗可以提高患者的生存期。

（3）辅助放疗：男性乳腺癌患者的术后放疗能够降低局部复发率，但对总生存率没有影响。然而，已发表的两个临床试验结果显示，对于 II 期女性乳腺癌患者接受术后放射治疗，其生存率提高，此研究结果可能也适用于男性乳腺癌患者。我国的一项回顾性分析显示，女性乳腺癌接受术后放射治疗的适应证同样适用于男性乳腺癌患者。

（4）内分泌治疗：男性乳腺癌应用内分泌治疗的历史已超过半个世纪。在 20 世纪 60年代之前，男性乳腺癌的治疗主要以手术和内分泌治疗为主，如双侧睾丸切除术、双侧肾上腺切除术及脑垂体切除术等。随着内分泌药物的发展，已经证明药物性内分泌治疗不仅效果好，而且不良反应小，可极大提高患者的生活质量，因此，逐步代替了手术内分泌治疗，目前主要临床用药有他莫昔芬、芳香化酶抑制剂。

（5）针对 HER-2 靶向治疗：男性乳腺癌中 HER-2 阳性表达者少见，目前赫塞汀在男性乳腺癌中的应用较少。

6. 预防

（1）平时注意保持乳房的清洁卫生，养成乳房自查的好习惯。随时留意乳房出现的各种变化。如出现局部疼痛和压痛现象，发现边界不清的无痛性肿块，乳头向内凹陷，或有分泌物，应立即到医院进行相关咨询与检查。相对于女性，男性更喜欢服用滋补营养品，而大多数滋补品含有激素成分，要慎重选用。

（2）平时少饮酒，尤其是肝硬化病人，需经常自查乳房或请专业医师查体，若发现乳房肿大，需及时就诊，配合治疗。

（刘　健）

复发转移性乳腺癌

1. 概述　目前有 6%～10% 的乳腺癌患者在初诊时已存在远处转移，并且在早期乳腺癌中约有 30% 的患者在疾病进展过程中会出现远处转移。复发转移性乳腺癌是不可治愈性疾病，主要治疗目的是姑息性的，中位生存时间为 2～3 年。5%～10% 的转移性乳腺癌病人可以生存 5 年以上，或许 2%～3% 能变为长期存活者，甚至可以被认为治愈。除了少数患者有机会接受局部手术或者放疗，多数患者都需要全身治疗（主要化疗、内分泌和靶向治疗）。近十几年来，由于抗肿瘤药物的研究进展，特别是分子靶向药物的问世，使复发和转移性乳腺癌的治疗效果有了很大提高，在发达国家的死亡率已经出现下降趋势。

2. 临床表现及检查　乳腺癌常见的转移部位是骨、肺、肝、脑等，可出现相应器官病变的临床表现，50%～70% 患者仅有单一脏器受累。局部复发表现为保乳术后同侧乳房复发，全乳切除术后胸壁再次出现肿瘤。区域淋巴结复发指患侧的淋巴引流区，包括腋窝、锁骨上下及内乳淋巴结区域出现肿瘤。

（1）骨转移：为乳腺癌最常见转移部位，晚期乳腺癌中，骨转移的发生率为 65%～75%，而首发症状为骨转移者占 27%～50%。转移部位骨痛、骨损伤、骨相关事件（包括骨痛加剧或者出现新的骨痛、病理性骨折、椎体压缩或变形、脊髓压迫、骨放疗及高钙血症等）及生活质量降低为乳腺癌骨转移的常见并发症。诊断方法：骨放射性核素扫描是骨转移初筛诊断方法，磁共振扫描、CT 扫描、X 线拍片是骨转移的影像学确诊检查方法，可了解骨破坏的严重程度。正电子发射计算机断层显像（PET-CT）具有与骨扫描相似的灵敏度，更高的特异度，对治疗后病情的跟踪优于骨扫描，但对骨转移的明确诊断价值待进一步研究。

（2）肺转移：乳腺癌患者中有 15%～20% 可发生肺转移，是仅次于骨的第二位最常见乳腺癌转移部位。症状多由于血液循环途径形成。转移癌不直接侵犯肺的气道黏膜上皮，因此，临床表现往往不同于原发性肺癌，在转移的早期多无临床症状和体征。多数患者只是在进行胸部影像学检查时才发现肺内有多发大小不等的结节样阴影，病变以双肺同时并发多见。常侵犯胸膜，可产生胸痛和胸腔积液；侵犯肺大支气管时，可产生干咳或痰中带血等症状；侵犯肺门或纵隔淋巴结时，可产生呼吸困难、进食有阻塞感等压迫症状；少数病人癌肿可压迫喉返神经，出现声音嘶哑。诊断方法：X 线片、CT、MRI、PET-CT 等均有助于诊断，部分患者需行支气管镜、胸水细胞学、肺穿刺活检病理及免疫组化明确。

（3）肝转移：肝是仅次于骨、肺的乳腺癌远处转移途径，在转移性乳腺癌的整个病程中，有40%~50%的患者会出现肝转移。肝转移患者的中位生存期只有12个月。常伴有其他部位的复发或转移。早期可无症状，随病情进展可出现消瘦、乏力、食欲不振、发热、眼及皮肤黄染、贫血、恶心、呕吐、腹胀、肝区疼痛及腹水等。诊断方法：肝功能检查、肿瘤标志物、B超、CT、MRI、肝脏穿刺活检病理及免疫组化检查。

（4）脑转移：乳腺癌脑转移常见于脑实质的转移，50%~70%为多发性颅内转移灶，并常伴有颅外转移，如淋巴结、肺、肝转移等。早期局限性乳腺癌脑转移发生率不到3%，晚期乳腺癌患者发生脑转移的发生率10%~16%。临床表现：①头痛；②颅压增高症状：多表现头痛、智力改变、脑膜刺激征、嗅觉减退等，而视盘水肿、恶性、呕吐表现较不明显；③精神症状：躁狂、健忘症、痴呆、淡漠寡情、昏睡等；④局灶症状：偏瘫、失语、进行性意识改变；⑤癫痫：乳腺癌脑转移癫痫发作发生率10%~20%。诊断主要依赖CT、MRI、X线、放射性核素扫描、脑电图检查，而MRI增强扫描是公认的最佳检查方法。

（5）局部和区域复发：表现为术后同侧乳房出现肿块，术后胸壁皮肤结节样改变，部分可融合，破溃形成溃疡；腋窝、锁骨上、内乳区出现淋巴结肿大。部分可引起疼痛。胸部CT、MRI增强扫描、淋巴结彩超、乳房彩超、PET-CT有助于诊断，穿刺活检病理可进一步明确诊断。

（6）转移病灶的粗针穿刺活检：目前所有检测技术都存在一定的假阴性，并且在接受过辅助治疗干预或者经历一定时间的生长过程，可能会出现受体表达状态的改变，可直接影响到治疗策略，将改变20%~30%患者的临床治疗抉择。因此，可疑部位的穿刺活检是很必要的，需要明确ER/PR、HER-2状态。

3. 治疗

（1）治疗的目标：对于复发转移性乳腺癌，治疗的主要目标是姑息性的，为减轻症状、改善生活质量和延长生存期。判断病情预后及评估治疗目的有利于选择最佳治疗方案。

（2）治疗的方法：复发转移性乳腺癌往往病情复杂多变，需要多学科的综合治疗。全身性解救治疗方法包括化疗、内分泌治疗、分子靶向治疗等。应遵循"优选既往未用过方案或者既往有效而非肿瘤进展因素中止的方案，次选既往用过但疗效未评价的方案，排除既往治疗无效的方案"。全身性化疗目前多用于ER/PR阴性、进展期内脏转移、内分泌治疗耐受的复发转移性乳腺癌患者；内分泌治疗多用于ER/PR阳性、不伴有症状的内脏转移、骨或软组织或淋巴结复发转移性乳腺癌患者，即使是ER/PR阴性或内分泌治疗耐受的患者，也可考虑参加内分泌治疗试验研究；分子靶向药物曲妥珠单抗、拉帕替尼主要用于HER-2阳性的患者。局部治疗包括手术、放疗、射频消融治疗等。全身性治疗和局部治疗的选择需根据病情、患者治疗意愿、经济状况等多方面因素。

1）化疗

①综合资料显示，一线解救化疗的临床缓解率为30%~70%，中位肿瘤进展时间为7~10个月。一线治疗失败，此后解救化疗的临床有效率仅有20%~30%，中位肿瘤进展时间降为6个月。首选化疗的适应证：a 激素受体阴性；b 有症状的内脏转移；c 激素受体阳性

但对内分泌治疗耐药的患者；d 年龄<35 岁。

②药物选择时，一、二、三线药物的概念是相对的，凡辅助治疗未用过的药物，如蒽环类、紫杉类、长春瑞滨、吉西他滨、卡培他滨、铂类等均有机会在以后长期的解救治疗阶段应用。在化疗药物应用方面，应首先推荐序贯化疗方案；但两药联合方案对于肿瘤进展较快、威胁生命或者需要快速控制症状和疾病的患者是可以接受的。在单药与联合用药的选择方面，需要临床医师权衡每个患者的具体肿瘤情况。

③常用的单药包括：蒽环类，如多柔比星、表柔比星、吡柔比星、多柔比星脂质体；紫杉类，如紫杉醇、多西紫杉醇、白蛋白结合紫杉醇；抗代谢药，如卡培他滨和吉西他滨；非紫杉类微管形成抑制剂，如长春瑞滨、艾日布林。

④常用的联合化疗方案包括：紫杉类+铂类、长春瑞滨+铂类、吉西他滨+铂类、紫杉类+吉西他滨、紫杉类+卡培他滨、长春瑞滨+卡培他滨等，均有 50%左右的临床有效率。

其他有效的药物还包括环磷酰胺、顺铂、口服依托泊苷、长春花碱、米托蒽醌和氟尿嘧啶持续静脉给药方案。

标准的药物治疗为应用一个治疗方案直至疾病进展换药，但由于缺乏总生存期方面的差异，应该采用长期化疗还是短期化疗后停药或维持治疗需权衡疗效、药物不良反应和患者生活质量。

2）内分泌治疗

①内分泌治疗在晚期复发转移性乳腺癌的全身性药物治疗中发挥了极为重要的作用。在转移性乳腺癌中，有 60%的患者 ER 和（或）PR 阳性，属内分泌治疗敏感型。适用于：a ER 和（或）PR 阳性的复发转移性乳腺癌；b 转移灶仅局限于骨或软组织；c 无症状的内脏转移；d 复发距手术时间较长，一般>2 年；e 原则上内分泌治疗适用于激素受体阳性患者，但是如果受体不明或受体为阴性的患者，只要临床病程发展缓慢，也可以试用内分泌治疗。复发转移性乳腺癌治疗为非治愈性，只要情况允许，毒性较小的内分泌治疗优于细胞毒治疗。

②药物的选择：a 绝经后：芳香化酶抑制剂，包括非甾体（阿那曲唑、来曲唑）和甾体类（依西美坦）、雌激素受体调变剂（他莫昔芬和托瑞米芬）、雌激素受体下调剂（氟维司群）、孕酮类药物（甲地孕酮）、雄激素（氟甲睾酮）和大剂量雌激素（乙炔基雌二醇）；b 绝经前：他莫昔芬、LHRH 类似物（戈舍瑞林）、孕酮类药物（甲地孕酮）、雄激素（氟甲睾酮）和大剂量雌激素（乙炔基雌二醇）、外科去势手术。

③一线治疗的选择：a 没有接受过抗雌激素治疗或无复发时间较长的绝经后复发患者，他莫昔芬、芳香化酶抑制剂、氟维司群都可选择，首选芳香化酶抑制剂；b 他莫昔芬辅助治疗失败的绝经后患者可选择芳香化酶抑制剂或氟维司群；c 既往抗雌激素治疗并且距抗雌激素治疗 1 年内复发转移的绝经后患者，芳香化酶抑制剂是首选一线治疗；d 未接受抗雌激素治疗的绝经前患者，可选择他莫昔芬、卵巢去势，或卵巢去势+他莫昔芬或芳香化酶抑制剂。

④二线治疗选择：a 尽量不要重复使用辅助治疗后一线治疗用过的药物；b 他莫昔芬治疗失败的绝经后患者可选芳香化酶抑制剂或氟维司群；c 一类芳香化酶抑制剂治疗失败可选另外一类或氟维司群，也可选用他莫昔芬；d ER 阳性的绝经前患者可采取卵巢手术切除或其他有效的卵巢功能抑制治疗，随后遵循绝经后妇女内分泌治疗指南；e 二线内分泌治疗之后的内分泌治疗选择无高水平证据供参考。

3）分子靶向治疗

①针对 HER-2 基因的分子靶向治疗：单克隆抗体曲妥珠单抗、酪氨酸激酶抑制剂拉帕替尼是目前常用的分子靶向药物治疗。一线治疗：a 曲妥珠单抗单药解救治疗 HER-2 阳性转移性乳腺癌可联合紫杉醇，联合或不联合卡铂、多西他赛、长春瑞滨和卡培他滨，联合多西他赛+帕妥珠单抗；b HER-2 和激素受体同时阳性，且病情发展较慢或不适合化疗的晚期乳腺癌患者，可以选择曲妥珠单抗联合内分泌治疗；c 治疗期间每 3 个月检查 1 次左室射血分数。二线治疗：a 含曲妥珠单抗方案治疗后疾病进展的 HER-2 阳性转移性乳腺癌患者中，后续治疗应继续阻滞 HER-2 通路，否则可能导致肿瘤反弹；b 可保留曲妥珠单抗，而更换其他化疗药物，如卡培他滨；c 也可换用拉帕替尼加用其他化疗药物，如卡培他滨；d 可停细胞毒药物，而使用两种靶向治疗药物的联合，如拉帕替尼联合曲妥珠单抗，或帕妥珠单抗联合曲妥珠单抗；e 也可考虑使用 TDM-1。

②抗血管生成分子靶向治疗：贝伐单抗联合化疗，可显著改善无进展生存期，但没有显著延长患者的总生存期。

4）维持治疗

①维持治疗是指转移性乳腺癌患者接受某种抗肿瘤治疗后达到肿瘤的临床控制（完全缓解，部分缓解，病情稳定），此后选择某种有效的治疗手段，继续维持前面获得的临床疗效，从而达到延长患者生存期、维持患者较好生活质量的目的。必须同时满足两个条件：a 必须是对转移性肿瘤有效的治疗手段；b 同时患者可耐受该治疗，便于较长时间的应用。目前有两种维持治疗：a 原来的治疗方案继续使用；b 用一种新的治疗方案替代原来有效的方案。

②维持治疗的常用药物包括药物化疗、内分泌治疗、分子靶向治疗：a 化疗药中卡培他滨、多柔比星脂质体、多西他赛、长春瑞滨、吉西他滨等均可用于维持治疗；b 内分泌治疗多为解救内分泌治疗有效方案的延续，也可用于解救化疗无法耐受时切换应用；c 针对 HER-2 阳性乳腺癌的曲妥珠单抗、拉帕替尼也可作为复发转移性乳腺癌的维持治疗，治疗过程中注意心脏毒性、皮肤黏膜、肝脏毒性的检测。

5）局部及其他治疗

①骨转移：除了以全身治疗为主，双膦酸盐可预防和治疗骨相关事件，镇痛药的使用可缓解骨痛症状，按三阶梯镇痛原则规范治疗。局部治疗包括放射治疗、单发骨转移病灶的手术治疗。a 放射治疗可减轻骨痛，减少病理性骨折的危险，包括体外照射和放射性核素治疗二类。放疗缓解骨痛的有效率为 59%~88%，其显效需要一定的时间；b 手术治疗，可

解决对神经的压迫、减轻疼痛、恢复肢体功能，从而改善生活质量。方法包括骨损伤固定术、置换术和神经松解术。

②乳腺癌骨转移的双膦酸盐治疗：a 双膦酸盐可以抑制破骨细胞成熟、抑制成熟破骨细胞的功能，抑制肿瘤细胞扩散、浸润和黏附于骨基质。适用于高钙血症、骨痛、治疗和预防骨相关事件（包括骨痛加剧或者出现新的骨痛、病理性骨折、椎体压缩或变形、脊髓压迫、骨放疗及高钙血症等）。可与放疗、化疗、内分泌治疗、镇痛药联合使用，长期使用时应补充钙和维生素 D。严重肾功能不全患者需减量。并注意口腔检查，预防出现下颌骨坏死。双膦酸盐使用的中位时间为 6~18 个月，至少 6 个月。双膦酸盐可能有预防骨转移的作用，临床研究仍在进行中；b 双膦酸盐包括：第一代，氯膦酸二钠；第二代，帕米膦酸二钠、阿仑膦酸钠；第三代，唑来膦酸、伊班膦酸。第三代双膦酸盐有疗效更好、毒性更低和使用更方便的优点；c 双膦酸盐可应用于乳腺癌患者抗肿瘤治疗引起的骨丢失，骨丢失可发生在老年患者、化疗后、激素治疗，尤其是卵巢功能抑制和芳香化酶抑制剂治疗后。骨密度测定 T 值低于 -2.5 开始使用双膦酸盐，T 值在 -2.5~-1.0 之间患者考虑使用双膦酸盐，T 值高于 -1.0 的不建议使用双膦酸盐。双膦酸盐治疗骨质疏松用法为每 3~6 个月使用 1 次，并根据骨密度评分调整。

③肺转移：a 对符合条件的患者行局部病灶手术及放射治疗，但化疗等全身治疗仍为基本治疗方法；b 对胸膜转移合并胸水的患者，局部治疗包括胸穿引流胸水、胸膜固定术、胸廓切开术加硬化剂治疗，以及胸腔内化疗、热疗或基因治疗。

④肝转移：全身治疗仍为主要的治疗方法，局部治疗包括：a 手术治疗，仅用于局灶性肝转移或肝外病变得到很好控制者；b 频消融治疗，尤其适用于直径小于 3cm 的病灶，有助于局部病灶的控制；c 其他局部治疗：经皮激光热疗、瘤体内无水乙醇注射、冷冻治疗及放疗等也有一定效果，疗效还待进一步研究。

⑤脑转移：a 药物对症治疗，激素、脱水药等缓解颅高压症状，镇痛对症治疗；b 局部治疗方法包括全脑放疗、立体定向放射治疗；部分单发病变可考虑手术治疗；c 全身治疗尤其化疗是重要的姑息治疗手段。

⑥局部和区域复发：均需多学科评估和治疗，局部治疗能有效控制局部疾病，全身治疗可尽可能的减少或延迟再次复发或远处转移的发生。a 保乳术后同侧乳房复发，单灶复发或可手术的复发患者，补救性乳房切除是最主要的局部治疗手段，可获得 60%~70% 的 5 年局部控制率；若复发范围广泛或累及皮肤，需全身治疗后再考虑局部手术、放疗；b 乳房切除术后复发，同侧胸壁、锁骨上淋巴结复发率较高，胸壁复发结节可切除者，推荐局部广泛切除，放疗可降低局部再次复发率；孤立的腋窝淋巴结复发，手术切除为主要治疗手段；锁骨上及内乳淋巴结复发，既往未放疗的，放疗为局部治疗的手段。局部治疗得到有效控制，全身治疗可改善无病生存和总生存。

⑦镇痛及姑息治疗：使患者尽可能无痛，提供支持系统，以达到减轻患者身心痛苦，提高生活质量。a 癌痛遵照三阶梯治疗原则：按阶梯用药、按时用药、口服或无创用药、个

体化用药、注意具体细节；b 对复发转移晚期症状，如恶心、呕吐、厌食、恶病质、疲乏等的镇吐、对症、营养支持、纠正电解质紊乱的治疗，昏迷患者的病因对症处理及支持治疗和护理。

⑧免疫、中医中药治疗：a 通过主动、被动免疫和过继免疫治疗达到杀伤肿瘤细胞的目的，同时避免药物引起的不良反应，如 CIK 治疗、胸腺肽、干扰素等，其确切疗效还待进一步研究；b 中医中药对缓解晚期肿瘤相关症状、减轻化疗不良反应、提高免疫力、提高化疗等治疗的耐受性方面有一定效果，但抗肿瘤的疗效还待进一步研究。

4. **疗效评价**　复发转移性乳腺癌的病人检测的主要原因是确定最近采用的治疗是否达到了期望目标，或者患者是否需要选择另一个而且推测希望较小的（因为它最初没被选用）治疗策略，评价主要依靠影像学检查等。目前评价标准主要是 RECIST 标准，疗效分为完全缓解、部分缓解、病情稳定和病情进展，前三种疗效表示治疗有效，后一种表示治疗无效，需更改治疗方案。

目前对女性复发转移性乳腺癌，在显著增加治愈、延长生存期方面的进展缓慢。然而，通过局部和全身化疗，许多患者取得满意的缓解肿瘤相关症状的结果。另一方面，几个新的有效药物治疗转移性乳腺癌有效，包括通过阻断雌激素受体途径起效的药物和相对非特异性细胞溶解作用。曲妥单抗代表了似乎通过阻断由肽类生长因子和相关的受体引导的信号传导途径而起效的这一有希望疗法的第一个药物。总之，这些治疗为大多数转移性乳腺癌患者提供了一系列至少改善生存质量也能适当延长生存期的治疗。

（刘　健）

双侧乳腺癌

1. **概述**　双侧原发性乳腺癌的发病率较低，占乳腺癌的 1.4%~15%。其定义是同时或非同时性发生于两侧乳腺组织的原发性多发癌，即双侧乳腺都患有原发癌（不包括一侧乳腺癌转移至另一侧乳腺的转移癌）。双侧乳腺癌可同期发生，也就是患者在进行检查时发现双侧乳腺均有癌变；也可异时发生，即患者在单侧乳腺癌术后复查或治疗的过程中发现另一侧乳腺发生癌变。一般来说，双侧乳腺癌异时发生的间隔时间多在半年到 18 年不等。

2. **病因**　在临床上，双侧乳腺癌多见于年轻女性，其中绝经前的女性占 80% 以上。因此，具备下列高危因素的女性尤应注意：①曾患过一侧乳腺癌者，已患有单侧乳癌的患者发生对侧原发性乳癌的危险度是一般人群的 2~6 倍；②乳腺癌家族史者，特别是母亲或姊妹曾患过乳腺癌（尤其是在绝经前患过双侧乳腺癌）者；③第一原发癌的病理类型，小叶原位癌及浸润性小叶癌容易发生对侧原发性乳腺癌；④辐射史，放疗是治疗乳腺癌的方法之一，尤其是行保乳术的患者术后均应行放疗，故放疗也是对侧发生原发性乳腺癌的危险因素，但具体多少辐射量仍不清楚；⑤ER、PR 阴性，HER-2 阳性。第一原发癌激素受体阳性的患者经治疗后会使对侧乳腺癌发生概率降低，故 ER、PR 阴性会增加对侧乳腺癌的发病危险。

3. 临床表现   双侧同时性原发性乳腺癌发病率为 0.7%~3.0%，多发生于年龄较大的绝经后妇女，多因发生远处转移而生存率较低。第一原发癌灶多由于触及乳房肿块而发现，第二原发癌灶则多因随访钼靶或超声而发现。双侧非同时性原发性乳腺癌患者较同时性或单侧乳腺癌患者年轻，肿瘤较晚期，易复发。

具有高危因素的女性要坚持对自己进行经常性的"一看二摸"，即经常看一看自己乳房的外形、大小、位置是否对称，乳头是否回缩、糜烂和脱皮等。要经常于坐位或仰卧位时用手轻轻平触自己的乳房（切忌抓捏，以免将乳腺抓起，造成错误感觉），以确定是否有肿块，然后再轻挤乳头，看是否有液体溢出（尤其注意是否有血性溢液）；经常用手触摸自己的腋窝，一般检查右侧乳腺时，可用右手托起左侧肘部，然后用左手触摸；检查左侧乳腺的方法与其相反。一旦在检查中发现异常现象，患者应立即去医院做进一步的检查，必要时可接受乳腺 X 线摄影、乳腺超声、MRI 等检查。

4. 治疗   双侧原发性乳腺癌的治疗遵循一般乳腺癌的治疗原则。根据分期决定手术治疗方式，根据术后病理诊断决定辅助治疗方案。采用以根治性手术为主的综合性治疗措施，即首先清除原发病灶（包括区域淋巴结的清扫），然后兼顾全身的治疗（化疗或内分泌治疗），以控制体内残留的转移灶。需要指出的是，双侧乳腺癌患者在术后要定期复查，一般在术后 5 年内每 3~6 个月就要复查 1 次；6~10 年内应每年复查 1 次。复查时患者可选用 X 线钼靶片、B 超或针吸细胞学等。研究证实，双侧乳腺癌只要早期诊断，其治疗效果并不比单侧乳腺癌差。

（刘　健）

乳腺癌患者的性生活

乳腺癌患者的性生活问题是一个非常复杂的问题。临床证明适度性生活对患者康复有利。女性患者应尽量从自卑、自怜的负面情绪中挣脱出来，和伴侣多沟通，伴侣间的互相理解、互相包容对疾病的治疗非常重要。而且，乳腺癌患者也不需要惧怕，更无须强行克制，适度的性生活会增进夫妻感情，愉悦的性生活对内分泌系统调整也有帮助，而且来自伴侣的感情支持对于女性患者很关键，会提升其面对疾病的信心和勇气。相反，如果一味地自卑和压抑自己，反而会增加复发和转移的机会。乳腺癌患者手术后有较长一段心理适应期，此时伴侣间一定要充分沟通和交流。双方在性需求上可以坦诚自己的感受，性生活要建立在双方自发自愿的基础上，不要强求和强行。一般来说，手术后的 1~3 年内，伴侣间应减少性生活的次数。尤其在病人手术不久后或化疗期间，由于体质虚弱，不宜进行性生活。如果实在有需求，性生活也要轻柔和适度，要尽量减少对胸部的挤压，避免因疼痛不适而引起患者对性生活的恐惧。当病情稳定后，体力逐渐恢复，也适应了由疾病带来的种种变化，可以适当恢复规律的性生活。癌症是不会因性生活而传染的，适度的性生活对疾病无害。性生活以不感到勉强，并在次日不感到疲乏为宜。和健康人群相比，乳腺癌患者在性生活时要注意时间不宜过长，动作应该轻柔。次数过多、动作过猛对乳腺癌患者来说都是禁忌，伴侣应该多理解并配合。

（刘　健）

乳腺癌患者的结婚生育问题

许多年轻乳腺癌患者关心她们的疾病及其治疗对以后生育能力的影响。因此，生殖健康对于乳腺癌患者长期的身心健康十分重要。

乳腺癌患者对生育能力和生殖健康的关注度日益提高，主要原因有：①女性生育年龄越来越晚，而乳腺癌的发病却越来越高；②未产妇和高社会阶层常常在年龄较大时仍希望生育；③40 多岁但仍然热衷于生育的女性中乳腺癌数量较多；④化疗和内分泌治疗等影响生育能力。

1. 正常的生殖功能及绝经　原生殖细胞在妊娠 3 周内在胎儿体内出现，到 6 周时分化成原始性索。到妊娠 20 周时已存在 700 万个卵原细胞，到胎儿出生时这个数字减少到 70 万，青春期时为 20 万个。在女性一生中，这些卵母细胞中将只有 400 个成熟并被排出。其余的则由于卵泡刺激素（FSH）的刺激不足而将依次闭锁。随着青春期的来临，女性开始有每月 1 次的月经周期。在激素周期性的生理影响下，一个卵泡在一个月经周期内成熟并被排出。月经周期的卵泡期从月经第一天开始持续到排卵时，会稍有变动。月经周期的黄体期是指从排卵到月经来潮之间的时期，它是相对恒定的。在卵泡期，卵泡增殖，卵巢产生的雌激素也增加。月经中期，卵泡刺激素和黄体生成素（LH）的高峰诱发排卵。随后，卵巢产生的雌激素与黄体产生的孕激素一起对 FSH 和 LH 产生负反馈。未受精时，孕激素和雌激素水平在黄体后期下降，引起子宫出血。卵巢中的卵泡通常在排卵前 85 天就开始增殖直至成熟。破坏或干扰卵泡成熟将导致闭经。卵母细胞的成熟既依赖卵母细胞的功能也依赖颗粒细胞的功能，它们将促进卵母细胞成熟。对任何一种细胞的毒性都会阻碍卵泡成熟，并最终导致卵巢储备的消耗。

随着女性年龄的增大，月经周期易于变得不太规律。虽然女性继续排卵，但是体内循环中雌激素、孕激素水平的降低导致了月经周期的变化。体内逐渐代偿性地产生更多的 FSH 来弥补雌激素、孕激素分泌的不足。随着时间的推移，卵母细胞的有限储备被进一步消耗，卵巢中的卵泡无法对刺激产生应答，导致绝经。

自然绝经的年龄服从正态分布。绝大多数女性的绝经发生在 45~55 岁之间；绝经期的内分泌特征表现为高促性腺激素的性腺功能减退：卵巢合成的雌激素不足，孕激素的缺如和负反馈引起的 FSH 和 LH 水平的增高。绝经后卵巢的病理分析显示为组织的纤维化和卵泡的缺如。

生育能力随着年龄的增长而衰退，它的开始比绝经的发生要早很多。卵母细胞自身功能的减弱、自发性流产率的增高和无排卵周期比例更高都与随年龄增长的生育能力下降有关。与之相比，与年龄相关的子宫的变化对生育能力的影响是有限的，通过助孕技术尚能使年龄较大的女性维持妊娠。全部绝经期前乳腺癌病例中大约有 3/4 发生在女性 40~50 岁间。对这些女性来说，癌症诊断时生育能力已经开始衰退了。

2. 化疗导致的闭经　不同的癌症治疗方法包括放射治疗、外科手术、化学疗法和内分泌治疗都会影响到性腺功能。乳腺癌患者中的外科手术或放射治疗对卵巢的损伤不大，化疗和三苯氧胺都能影响卵巢的功能。对于有基础疾病的患者，系统治疗对生育能力的影响可能更严重。年轻女性选择辅助化疗方案时会担心失去生育能力。

化疗对卵巢的影响与化疗的类型、累积剂量、患者的年龄有关。对化疗引发性腺损害的动物模型和患者的病理学研究表明，化疗使卵巢纤维化、卵泡破坏和损耗；性腺细胞和卵泡的发育似乎都受到影响。对接受化疗的患者进行的内分泌测定显示为高促性腺激素的性腺功能减退，体内循环中的卵泡刺激激素（FSH）和黄体生成素（LH）水平升高，而雌激素水平低。化疗导致的闭经也伴随着其他与停经相关联的生理变化，包括骨密度的降低、血胆固醇过多、血管痉挛症状和泌尿生殖器症状的出现和体重增加。

治疗乳腺癌常用的药物中，烷化剂，如环磷酰胺与卵巢功能紊乱的关联最为明显。在一些女性中也发现铂类药物会干扰月经周期功能。蒽环类药物也很可能引起卵巢功能紊乱。抗代谢药，如甲氨蝶呤和氟尿嘧啶不会明显干扰卵巢功能。许多其他类型的化疗药物，包括紫杉醇和长春碱，对卵巢的影响尚不清楚，但大多数会导致轻微的卵巢功能紊乱。

针对乳腺癌的特殊化疗方案所引起卵巢功能障碍的比率是可以预计的。一种特定的药物或方案引起闭经的频率依赖于患者的年龄和药物的累积剂量。在几乎所有的病例中，年轻女性比起年龄较大的女性发生永久闭经的可能性要小。CMF 给药 6 个月，40 岁以下女性发生卵巢功能障碍的风险约为 35%，而 40 岁以上女性为 90%。

相比之下，40 岁以下女性接受 4 个周期 AC 方案治疗者发生卵巢功能障碍者低于 15%。对于年轻女性尤其是小于 30 岁者，使用那些很少导致闭经的方案，闭经的发生率甚至更低。在所有的年龄组中，短期应用以蒽环霉素为主的方案（如 AC 方案）对卵巢的毒性似乎小于以 CMF 为主的方案。但是，这也许与用药的时间表和持续时间长短不同有关，而不是蒽环类抗生素本身的作用。在一项随机试验中，用表柔比星替代 CMF 中的甲氨蝶呤，改用 CEF 方案，发生闭经的风险为 51%，与之相比，接受 CMF 方案的女性为 43%，表明蒽环类抗生素确实有诱发闭经的可能。

我们尚不能很好地说明紫杉类药物在与其他化疗药物序贯或合并应用时对卵巢的作用。几个研究中心报道了接受 4 个周期 AC 方案化疗并序贯用 4 个周期紫杉醇的女性闭经的发生率。在一项研究中，40 岁或更年轻的患者在应用 AC 方案——紫杉醇化疗后，102 人中只有 14% 发生闭经。而另一组接受该方案的 28 名女性中（中位数年龄为 45 岁）有 75% 发生闭经。这个报道证实了在接受 AC 方案——紫杉醇的女性中，年龄与闭经可能性之间的关系。45 岁及以上的女性闭经率为 92%，而 45 岁以下的女性为 60%。乔治敦大学的研究人员对单独应用 AC 方案或 AC 方案序贯应用紫杉醇的女性发生停经的频率进行了回顾性的分析。在这些绝经期前女性中（中位数年龄 41 岁），应用 AC 方案总的闭经发生率为 43%，而接受 AC 序贯紫杉醇方案的女性为 38%。包括紫杉醇的"剂量密集"化疗时间表对卵巢功能的影响尚不清楚。总的来说，这些数据不能明确在接受 AC 方案的女性中序贯应用紫杉醇是否会增加闭经的发生率。用于联合化疗时，泰索帝确实会增加闭经的风险。在一项随机试验中，绝经期前女性接受 6 个周期的紫杉醇-阿霉素-环磷酰胺（TAC）方案化疗停经的发生率为 51%，与之相比，应用氟尿嘧啶-阿霉素-环磷酰胺（FAC）方案的为 33%。

发生化疗相关性闭经的女性中确实有临床和生化的异质性。40 岁以下女性发生闭经的平均时间为 4~5 个月，而年龄大的女性为 2~3 个月。在一些患者中可以出现暂时闭经后月经功能的恢复，通常发生在化疗结束后的 6~12 个月内。40 岁以下的女性大约半数可重获一些月经功能，而这个百分率在年龄较大的女性中要低很多。有些女性已闭经但是体内促性腺激素水平下降，或者循环中雌激素水平升高，尽管没有月经，也提示存在亚临床的卵巢功能。

根据一组早期乳腺癌女性治疗的数据，研究者分析了导致闭经的因素，并且得到了一个描述由于年龄和治疗方案导致闭经的概率的模型。这个模型显示了在乳腺癌诊断一年以后，化疗方案、三苯氧胺疗法和年龄是显著地影响发生闭经的风险因素。青少年女性接受化疗但后来继续来月经者，早年绝经的风险更高。这些数据与接触化疗加速自然绝经的假说一致，即使那些接受化疗但每月仍有周期性卵巢功能的女性也是这样。

在患乳腺癌后，提前绝经可能会影响生育计划。按照以往的观点，我们建议女性至少要等到其乳腺癌诊断 2 年后再妊娠。肿瘤在被诊断后最初几年里复发的可能性较大；与之相对应的是，无瘤生存期越长，未来复发的可能性就越小。这项建议就是基于这个观点。对那些想要生育的乳腺癌患者来说，妊娠延期太久可能会降低他们的妊娠概率，因为生殖细胞储备已经随着化学治疗和时间的流逝而被消耗掉，所以对这些患者尤其是肿瘤复发风险低的女性来说，宁可谨慎地早一点考虑妊娠也不要拖到治疗后。

3. 化疗过程中性腺的保护　　如果化疗作用于增生活跃的细胞，那么在化疗过程中抑制卵巢的增殖活动可能会降低对性腺的毒性。对这种观点的临床支持来自于化疗相关的性腺损害在性成熟、青春期后的个体中最明显的报告；接受化疗的青春期前的男童、女童中似乎较少发生性腺毒性。卵巢抑制可以通过应用口服避孕药，或者使用长效促性腺激素释放激素（GnRH）激动剂治疗实现，如黄体素释放激素（LHRH：如醋酸亮脯利特）。

有限的临床实验已经测试促性腺激素释放激素（GnRH）激动剂治疗是否能使乳腺癌患者避免化疗后闭经。一组意大利研究者报道，根据他们的经验，对 64 名绝经期前女性辅助化疗前开始应用戈舍瑞林（3.6mg 肌内注射，每 4 周 1 次，持续 1 年）。这些女性接受了许多不同的辅助化疗方案治疗，包括以 CMF 为主的治疗方案和蒽环类抗生素。患者的中位数年龄为 43 岁。平均应用 55 个月，86% 的女性表示已经恢复了正常的周期性月经。在宾夕法尼亚大学进行的另一项试验中，24 名绝经期前女性（中位数年龄 35 岁）应用了戈舍瑞林

（3.75mg 肌内注射，化疗开始前1~2周开始和以后每个化疗周期的第1天）。接受几种不同类型辅助化疗方案中一种的24名女性中有23人（96%）已经恢复行经12个月，这种周期恢复通常始于其化疗结束后6个月。这组女性中随后有6人妊娠，但也有女性反映尽管有"正常"的月经功能，生育问题的发病率相当高，会导致不孕和流产。

在与接受针对血液系统恶性疾病化疗的女性相似的试验支持下，这些小规模的实验性研究显示，与传统经验相比，卵巢抑制始于辅助化疗开始前，并贯穿于整个化疗过程可能会降低化疗相关性停经的发生率。尽管这样，尚不清楚促性腺激素释放激素（GnRH）激动剂在这个方案中的最佳应用和这种对卵巢功能抑制方法对卵巢功能、生育能力（与月经相对）或乳腺癌复发的风险的长期影响。

卵巢保护是否反而会影响乳腺癌的复发危险，无论对临床医生还是患者来说都是一个非常重要的问题。多数回顾性研究提示辅助化疗诱发停经说明预后良好，可降低肿瘤复发的风险。这些数据中的大多数来自于辅助化疗中未使用三苯氧胺的女性的试验。这种良好预后的机制大概是通过降低循环中的性腺激素水平实现的。在已知的内分泌治疗生物学效应的基础上，对于激素受体阳性的乳腺癌患者，化疗导致停经的有利预后是主要的，甚至可能是唯一的效应。这些数据表明了某种理论存在的可能性，那就是用来维持长期卵巢功能的方法可能实际上反而会影响女性乳腺癌复发的风险，尤其是雌激素受体阳性的乳腺癌患者。

卵巢抑制在防止肿瘤复发上真正的临床作用尚不明确，尤其是对于接受化疗和三苯氧胺的女性。尽管如此，现有数据显示性腺保护策略对于激素受体阴性的肿瘤患者可能最合适。对于激素受体阳性的肿瘤患者，他们需要在性腺保护和可能保留生育功能与卵巢抑制或停经在作为一项防止肿瘤复发的治疗策略之间的深入地权衡。不幸的是，现在尚无前瞻性试验来解决这一问题。这种困境更强调了考虑年轻乳腺癌患者生殖健康时选择的困难和个性化的选择。

4. 三苯氧胺与生育能力　第一次三苯氧胺人类临床试验是考察它作为一种避孕或卵巢诱导方法的效果。三苯氧胺对绝经前妇女会造成多种不同的内分泌和妇产科方面的影响，如导致促卵泡刺激激素（FSH）正常或稍微升高的高雌激素血症，卵巢的体积变化，以及影响卵巢囊肿的发病率。对于使用三苯氧胺的女性，经期正常且不变，经期不规律或发展为停经都可能会出现。在大规模随机试验中，作为乳腺癌的辅助治疗，与安慰剂相比，使用三苯氧胺的绝经期前女性反映分泌物增多，潮红，经期不规律——预示绝经期前变化的症状。在化学预防试验中，绝经期前女性服用三苯氧胺者可能发展为停经的是服用安慰剂的2倍以上。多个研究模型提示，由于年龄的因素，使用三苯氧胺的辅助性内分泌治疗导致相当一部分的女性闭经。平均来说，三苯氧胺似乎会使绝经期提前3~5年来临。我们尚不清楚这种效应是永久性的，还是停用三苯氧胺月经会恢复。在一项辅助试验中，因服用三苯氧胺发生月经功能紊乱的大多数女性在停药后恢复了正常月经；尽管如此，5年的辅助化疗会使每一位患者更加接近自然绝经。

通常建议服药的患者不要妊娠。在啮齿类的实验模型中，新生儿期接触三苯氧胺与泌尿生殖器畸形有关。妊娠被当作三苯氧胺疗法的绝对禁忌证，临床医生应该为服用三苯氧胺的育龄妇女推荐适当的避孕方式。因为三苯氧胺的半衰期很长，服用三苯氧胺又希望妊娠的女性应该至少在受孕 2 周以前停用这种药物。5 年的三苯氧胺辅助治疗将降低生育能力。

5. 乳腺癌治疗后的妊娠　将乳腺癌治疗后的月经紊乱的发生率与成功妊娠率区分开是很重要的，前者相当容易确定，后者很难评估且明显受到许多变化的影响。乳腺癌患者的治疗可能会削弱生育能力或者拖延到年龄更大时才妊娠。大于 35 岁的女性容易发生妊娠合并症，包括自发性流产、非正常分娩、伴发疾病（如糖尿病或高血压）预后不利，剖宫产率更高。有乳腺癌病史的大龄女性可能会面临相似的问题。

有数据显示，35~40 岁的女性中有 3%~11% 在诊断乳腺癌后妊娠。一项对 45~50 岁的大龄女性的研究证明，诊断乳腺癌后妊娠率降低，一般在 2%~4% 之间。根据乳腺癌人口统计数据，大多数妊娠都发生在诊断 5 年之内。乳腺癌后妊娠的女性 36%~60% 选择了流产。

6. 针对乳腺癌女性的生殖技术　对与乳腺癌无关的或因乳腺癌治疗导致的不孕，生殖药物可能有效。这种治疗大概分为两类。第一种是"体外授精"，包括诱导排卵，捕获卵母细胞，卵母细胞受精形成胚胎，胚胎的宫腔再植入。这种方法适用于不孕但保留卵巢功能的女性，或者作为在会导致卵巢衰竭的治疗前获得胚胎的一种方法。第二类是卵母细胞或胚胎捐献，捐献的卵母细胞或胚胎被植入子宫。这种方法用于那些没有卵巢功能的女性，如那些化疗后促性腺激素过多的性腺功能减退。

处理接受这些治疗的癌症患者时，乳腺科医生需要与妇产科医生密切合作。有乳腺癌个人史的女性可能会发生不孕，而成为任何辅助生殖技术潜在的服务对象。这些患者中存在的主要理论问题是激素接触在肿瘤预后方面的危险。克罗米酚诱发排卵，然后获取卵母细胞和试管受精已经在乳腺癌治疗后的女性中成功实行。我们不清楚，用人绝经期促性腺激素（HMG，尿促性素）和（或）促性腺激素释放激素激动剂治疗的不同的诱导方法与克罗米酚相比，对有乳腺癌病史的女性安全性的高低。

在为患乳腺癌的女性设计方案时会出现两种特殊情况。第一是考虑试图在乳腺癌全身治疗之前获取卵母细胞，为以后的妊娠保留胚胎。我们已成功完成了在经过一个自然月经周期后获取卵母细胞的步骤。尽管如此，自然周期产生的成熟卵母细胞往往较少，大多数非乳腺癌患者采用外源性激素诱导排卵增加卵细胞受孕的机会。三苯氧胺也被用于自然周期体外授精前刺激卵巢功能，可以增加应用助孕技术的乳腺癌患者的卵母细胞。

倍受关注的是，辅助生殖技术使激素内环境的改变成为必要，这可能会对乳腺癌患者造成反作用。另外，单个卵母细胞成熟周期需要 4~6 周，也有人担心为了等到卵母细胞成熟而拖延了乳腺癌的治疗；在正常情况下实现多重周期会使妊娠的可能性达到最佳。卵母细胞成熟后一般要进行体外授精，然后是已受精胚胎的低温贮存。这要求确认提供精子者。对一些乳腺癌患者来说，找到和确认一个合适的供精者可能并不容易。已有报道，在后来的融化、受精和植入中使用低温冷冻的未受精的卵母细胞者。尽管如此，这些方法仍被认为是实验性的，至今为止，与此相关的成功妊娠和分娩率比使用低温贮存胚胎要低很多。

在出现治疗相关性停经并希望妊娠的女性中的第二种独特的情况。如果这些女性诱导排卵失败，她们就需要别人捐献卵母细胞或胚胎。植入前的子宫准备需要使患者置于雌激素和孕激素的周期变化中。这种方法已经在有乳腺癌病史和化疗导致卵巢衰竭的女性中获得成功。

化疗导致卵巢衰竭的女性辅助生殖的成功率与其他原因导致的女性不孕相比较，妊娠率与其他采用体外授精的患者相当，但因自发性流产率较高，故分娩率较低。一组 113 名癌症治疗后进行体外受精的患者中，以前接受过化疗的女性反应更差，活胎分娩率往往更低。

7. 体外授精与乳腺癌的风险 有人担心体外授精的激素用药，尤其是卵巢刺激期，会影响乳腺癌的发病风险。妊娠本身就伴随着循环中激素的明显升高，包括雌激素和孕激素。卵巢诱导和胚胎植入的子宫准备都要求使用外源性激素。尤其是在乳腺癌治疗前进行时，加强了我们对是否会反而影响到癌症的理论关注。未孕时，与辅助生殖技术相关的激素治疗与妊娠女性相比是暂时的，一般是低水平的。但是有病例报道，在体外授精后的患者中发生乳腺癌，提出了这种疗法对乳腺癌患者的安全性问题。一些流行病学研究报道，与一般人群或没有接受体外授精疗法的不孕女性的对照组相比较，接受体外受精疗法的女性乳腺癌的发病率。这些研究并没有说明在接受生殖治疗的女性中，乳腺癌的发病风险会增高。虽然这些结论可靠，但是仍不能明确生殖治疗对已诊断的乳腺癌患者的预后有什么影响。

8. 乳腺癌治疗后的哺乳 接受保留乳房手术治疗的女性可能会咨询和关注妊娠后的哺乳问题。手术的范围和位置将会影响顺利哺乳需要的正常解剖；中央位置的肿瘤切除术更有可能影响哺乳。放疗会引起乳腺组织中小叶的硬化和萎缩影响哺乳。乳腺癌患者在妊娠中可能会出现不对称的乳房增大，因为接受治疗后的乳房不会发生肥大。根据一个研究所的经验，在 11 名接受保乳手术和放疗后妊娠的患者中，有 4 名可以经未接受照射的乳房哺乳。尽管如此，因为出奶量少和婴儿偏爱未治疗侧乳房的哺乳问题，患者仍反映哺乳困难。一项多中心回顾性研究确定了 53 名保乳手术和放疗后妊娠的女性，其中 1/3 者受影响侧的乳房有泌乳，但只有 25% 能够从治疗后的乳房侧成功哺乳。

9. 社会心理影响 尚无研究表明在患乳腺癌的患者中生育问题的相对重要性。除了因雌激素水平降低产生的身心症状，提前绝经可能会有重要的情绪和社交方面的影响。对一些女性来说，失去生育能力可能会影响女性特质的感觉，自尊和个性。在那些女性与乳腺癌手术和其他治疗带来的身体变化作斗争时，这些感觉混杂在一起。失去生育能力是令人烦恼的，甚至对于那些本不计划生育的女性也是。对于原本期望生育多胎女性来说，失去生育能力更为重要。此外，乳腺癌的诊断，可能影响女性对生育的兴趣。一个以前倾向于不生育的女性反而更希望能够生育。对一些患者来说，患乳腺癌后又能生育自己的后代意味着积极的人生观和正常家庭关系的恢复。与之相反，其他女性可能因为患乳腺癌，对生育的兴趣比以前小了。对这些担忧没有单一的解决办法，关心年轻乳腺癌女性的临床医生必须意识到这些问题，并且积极地感受其对患者造成的痛苦。

（刘　健）

乳腺癌患者选用化妆品应注意什么

化妆品是女人的影子，永不离身。化妆品产业是欧盟尤其是法国国民经济的支柱产业，可见世界化妆品市场的辉煌。中国改革开放经济腾飞，化妆品的销售额已经跃居亚洲第二，世界第八。追求时尚的女性是化妆品的最大消费人群，乳癌患者也不例外。我国乳癌患者年龄不大，生存期很长，职场女性还要继续打拼，需要掩饰面容的憔悴，精巧的化妆有利于挽回自信，化妆品必不可少。乳癌患者选用化妆品有什么需要注意到吗？

应当知道，化妆品在国际上目前还没有统一质量标准，不像药品那么严格，都是各国自主监管且有各自的法规，主要靠的是企业和行业自律。中国地广人多，监管难度很大，假冒伪劣层出不穷，违禁品和某些成分的超标使用潜藏着巨大健康风险。据调查，昆明无批号产品市场占有率24.5%，广州16.7%，成都11.8%，可见无批号化妆品仍占有市场一定比例，尤以美容祛斑类最高。化妆品不良反应，例如，接触性皮炎的发生率，与产品质量低劣密切相关，其中以美容院自制的美白祛斑、按摩乳等的不良反应率最高。所以首先要注意产品有无 QS 标识，QS 是质量安全的英文缩写，是通过国家检验合格的产品。国产有三证（营业许可证，卫生许可证，生产许可证），进口也有三证（入境货物检疫证，进出口化妆品标签审核证，检验检疫证 CIQ 标志）。至于用什么品牌则看自己的经济实力和喜好。没有最好，只有最适合自己，所以不要盲目跟风，追赶时髦。

乳癌病人最忌讳激素，尤其是雌激素。激素类药物本是化妆品的禁用品，为什么不法之徒还要添加？肾上腺糖皮质激素抑制纤维形成，减少 5-羟色胺形成，短时间内有一定美白作用，使皮肤光滑细腻，红润娇嫩。雌激素防止皮肤老化，可除皱，增加皮肤弹性，促进毛发生长。添加激素类的化妆品效果好，显效快，但有依赖性，长久使用皮肤会变薄、发红、发痒、色素沉着。最大潜在风险是致癌，属乳癌患者的绝对禁忌。作者检索有关化妆品激素检测的论文 20 篇，用各种液相色谱法检测乳剂、膏剂等样本 3~57 个，最高能检测激素 19 种，检测的结果令人担忧。除个别符合标准外，激素检出率最高达 29.8%，平均检出率为 3%~5%，进口高档化妆品检测多合格。含性激素最多的是美容院自制的三无产品，尤其是美白、美发、抗衰除皱、丰乳、美腿化妆品或按摩乳。加入频率依次是雌三醇、己烯雌酚、雌二醇、甲基睾丸酮、黄体酮五种，还有炔雌醇、炔诺酮、甲酸雌二醇、雌三醇、雌二醇等。育发类或治疗雄激素源脱发的化妆品中也常添加雌激素或其他违禁品，如米诺地尔、螺内酯等。美容、祛斑类化妆品，多含汞和铅，为防止其对皮肤的刺激性往往添加激素。有人利用雌激素易在负离子模式下电离，雄激素在阳离子模式下电离，这完全符合中医阴阳学说的特点，检测 20 种抗衰老除皱品，发现一样本含雌二醇，二样本含雌三醇，三样本含甲睾酮，可见激素类药品的检出率仍比较高。所以购买化妆品时必须精心查看所含的成分，特别当心起效快的化妆品。

还有一种工业残留物称丙烯酰胺，是化妆品常用的工业原料，有很好的凝絮性，可以达到满意的触感和稠度，用于多种护肤品。动物实验是致癌物，有生殖毒性，可诱发乳腺癌、子宫癌、甲状腺癌等，乳癌患者亦属禁用之列。检测170种染发剂中，11种含有致突变性物质，还可致眼损伤，均为氧化型染发剂，乳癌病人使用有危险。也许有人会认为这些有害物质，涂在皮肤上，又不是吃下，用一点不会怎么样吧。人体表面积有18 000平方厘米，虽然角质层穿透性不强，是人体的保护屏障，但通过皮肤附属器，诸如汗腺、皮脂腺、毛囊，可以扩散式进入真皮内，渗入血液，日积月累，积少成多，刺激敏感的细胞受体，就可能诱发DNA突变。一般健康人可能有免疫防护，但对于激素敏感的乳癌患者，却不得不防。临床上确实有化妆品汞中毒、铅中毒的病例报告。所以不能因为用量少而忽视长久累及的慢性毒性。一般来说，低档而有效的美白化妆品多含汞，着色剂多含铅，还有苏丹红、苏丹兰等。其他有害的砷、镉、锑、铬、钴、镍等重金属超标，含抗生素类、磺胺、甲硝唑，细菌污染等问题时有存在。在化妆品安全方面，利用天然物质，如中药做原料优于化工原料。新疆软紫草、白蔹、白及、白僵蚕、白丁香等带白字的中药，玫瑰花、月季花、凌霄花等花类药，都有很好的美白作用。只是目前还没有形成品牌，还处在研发和试用阶段。

选择化妆品，首先注意品牌，远离低档劣质品，警惕冒牌货，不要使用三无产品，这一点大家心里都明白，但有时防不胜防。另外，化妆品使用不当也是造成不良反应的原因之一，最好不要同时使用2种以上品牌的产品。注意自己是否为过敏体质，新买的化妆品可先在背部小片涂抹，如果发生过敏性皮炎可做斑贴试验寻找变应原。不要盲目相信广告宣传的"奇效"，也不要追随明星，红颜永驻是虚幻的，现实中的人健康就是美丽。

日本是化妆品检测标准最严格的国家，化妆品的定义中，就是清洁美化人体。本是可以增光添彩，去除不良气味，掩饰缺欠，现在演变成增加女性魅力，改善容貌的必需品，甚至是奢侈品。希望不要再变成潜在的慢性的健康杀手，尤其对乳癌患者和高危人群。

（杜玉堂）

乳腺癌患者应戒烟禁酒

吸烟有害健康，烟盒上早已注明，但吸烟酗酒社会陋习仍风靡世界。改革开放以来，年轻女性以吸烟、饮酒为时髦，烟民中女性大增，其中不乏乳癌患者或准患者。因此，有必要申明吸烟、饮酒是乳癌发病危险因素之一，乳腺是烟草致癌的目标器官。奉劝乳癌患者和那些高危人群应及早戒烟、禁酒。

早在2005年，美国加利福尼亚环保局就申明被动吸烟，即环境二手烟雾暴露与绝经前女性乳癌有一定因果关系，2009年加拿大学者证实了吸烟是乳癌危险因素，并存在量效关系。2011年《英国医学杂志》发表了一篇大规模前瞻性队列研究论著，由美国弗吉尼亚大学癌症研究中心学者Luo等，收集1993~1998年间40家医疗中心8万名50~79岁女性，平均随访10年，观察到有吸烟史者比从未吸烟者乳癌危险性增加9%，正在吸烟者危险性增加16%。风险最高人群是50岁以上，其乳癌风险增加35%，即使戒烟20年以上，其危险性依然在增加，说明长期吸烟者，即使戒了烟，其危害性也并不能减小，吸烟危害具有持久性。主动吸烟者的烟龄越长，每天吸烟量越大，其危害性越大。

2006年青岛医学院，从40篇论文中筛选10篇合乎标准的病例对照研究，概括了全国9个省市，总结1789例乳癌与2040例对照，分析的结论是被动吸烟的效应指标OR值是1.94，是无被动吸烟者患乳癌危险性的1.94倍。还有人随访9万名40~59岁吸烟女性11年，其中2552人发生了乳癌，证明每天1包烟，烟龄超过40年，乳癌危险性增加83%。烟龄少于40年者危险性增加22%。大量研究证明，烟龄是肯定性因素。青少年吸烟更有害，开始吸烟的年龄越小，烟龄越长，其危害性就越大。

我国女性主动吸烟率虽然不高，但却是被动吸烟的主要人群。家庭中或工作环境中有人吸烟，即使自己不吸烟，也是烟雾的受害者。美国与加拿大的研究证实，被动吸烟即所谓"环境二手烟"是乳癌发病的危险因素。如果一个不吸烟者，每周平均1天吸入烟草烟雾超过15分钟，即为被动吸烟。而且证实不存在安全暴露水平，即"吸入即有害"。尤其是儿童危害更大，有人研究证明，儿童被动吸烟历史长于10年，成人被动吸烟史长于20年，其乳癌危险性增加32%。有人证实主动吸烟的效应指标OR值是1.023（大于1是危险因素），被动吸烟OR值是1.057，说明被动吸烟比主动吸烟的害处更大。

尽管国内还有一些论文不支持烟草与乳癌相关，但从以上多数学者的大量确凿的事实证明，无论主动还是被动吸烟，均可增加乳癌危险性，环境香烟烟雾（ETS）是一个重要的致癌因素。所以吸烟是一个重大的公共卫生问题，很多场合都是禁烟的。

如果说吸烟导致70%的肺癌，大家还可以理解。那么吸烟为什么会诱发乳腺癌？因为烟草烟雾中含大量多种致癌物，多是脂溶性的，属于多环芳香烃类致癌物。可以长期富集于乳腺导管内，作用于上皮细胞，使雌激素烃化酶活性增加，增加了雌激素的刺激作用。有人已经证明，吸烟使ER阴性乳癌增加。致癌物沉积在乳腺组织中，可以刺激肿瘤血管的生长，加速肿瘤的生长。已有检测证明，吸烟者的乳腺组织中含有烟草致癌物存积。

关于饮酒与乳腺癌的关系，大家的看法不如吸烟有害那样明确。有人认为少量饮酒，尤其是红酒，有助于解除疲劳，消除焦虑，并能减少冠心病的发作，这恐怕是饮酒的唯一好处。葡萄富含白藜芦醇，是抗氧化、抗癌成分，因此，葡萄酒可减少乳癌发病。红酒不妨作为宴会应酬或家宴饮品，但是警惕低档勾兑红酒充斥于市。大量长期饮酒，尤其高浓度烈性酒，肯定有害。借酒消愁愁更愁，酒精短期的兴奋作用与远期的毒害作用相比，实在得不偿失。2012发表的克拉玛依129例乳癌对照研究，分析单因素的危险性，饮酒是中度的乳癌危险因素，OR值是1.70~2.59，饮酒每天大于50g酒精的效应指标OR值是2.245，类似于人流的危害。另外，研究表明饮酒引发性冷淡，引发女性性功能紊乱，阴道分泌物减少，是破坏性生活和谐的杀手，不育的元凶。

大家都知道，饮酒可诱发食管癌、胃癌、肝癌，饮酒伤肝，减弱肝脏对雌激素的灭活作用，可以诱发男性乳腺增生，当然也会使女性体内雌激素积蓄，就有可能增加乳癌危险性。上海市区 1999 年调查证实，饮酒使女性胃癌增加，吸烟饮酒二者有协同作用。很多情况下，酗酒与吸烟同时并存，危害作用必然是叠加的。

世界权威分析，认为乳癌发病趋势与香烟销售情况有着惊人的一致性。我国乳腺癌每年以 3%的速度递增，与吸烟饮酒不无关系。如果说乳腺癌家族遗传史、月经、生育等因素是不可调控因素，那么吸烟是完全可防、可控、可修正的环境因素。因为烟是可以戒掉的，环境是可以改变的。为了防治乳腺癌，禁烟、忌酒，不失为一个有效的措施。

（杜玉堂）

乳腺癌延误诊断的常见原因分析

乳腺癌的早期发现、早期诊断、早期治疗，是提高疗效的关键。乳腺位于人体表面，照理讲诊断应比较容易，但就目前我国医院统计的资料来看，早期病例仍占少数，延误诊断的原因包括：①乳腺癌的科普知识了解不够，对乳腺癌的临床特点尚不认识，日常生活中缺少对这一疾病的警惕性；②早期乳腺癌是一种无痛性肿物，身体可以无任何不适，既不影响生活，也不影响工作；③少数妇女受陈旧观念的束缚，思想守旧，羞于查体，不愿意暴露乳腺，更不愿意去医院检查；④图一时方便，偏信某人的无稽之言或过于迷信某个仪器的诊断，放松了警惕，不再进一步检查；⑤有些人读过一些肿瘤的书籍，或受周围人的影响，患了恐癌症，非常害怕自己患乳腺癌，不敢去医院检查，且不知身陷误区，患不患乳腺癌不取决于去不去医院，去看医生可以排除乳腺癌，解除心理压力，一旦确诊为乳腺癌，也可及时治疗，提高疗效；⑥生活节奏快，工作繁忙，一个个新问题的出现，忙于应对，顾不上关注自己的身体，即使有不适，也没时间去医院，随便应付一下。以上这些错误做法造成不少乳腺癌患者延误了早诊的时机。

（张保宁）

乳腺癌筛查是一项利大于弊的预防措施

乳房出现疼痛会引起人们的重视，及时去医院诊治，但早期乳腺癌往往不痛，既不影响生活也不影响工作，使一些人放松警惕。全球数据显示，乳腺癌发病率在增加，但死亡率已开始出现下降趋势，主要获益于乳腺癌的筛查，使早诊率提高，早期病例增加。筛查不同于普查。顾名思义普查是普遍性检查，如人口普查、住房普查、消费水平普查等。但作为一种癌症筛查有其特殊含义，是指在健康人群中针对某种癌症所做的相关检查，其目的是希望能在临床自然发病前，将此癌症查出并加以确诊，实施早期治疗，降低该癌症在人群中的死亡率。不是所有疾病都适合开展筛查，开展筛查的条件是：①该疾病是目前社会重大的公共卫生问题，有一定的人群发病率；②通过该疾病筛查可以早期发现，且筛查方法简便可行；③早期发现对该疾病的治疗和预后有利。筛查分为机会性筛查和群体筛查。机会性筛查是指参与个体主动或自愿到提供筛查的医疗机构进行相关检查；群体筛查是指政府和（或）医疗保健机构有组织地为目标人群提供相关检查。一般所说的乳腺癌筛查就是指在特定年龄段妇女中开展的群体筛查。20 世纪 60 年代美国开展的纽约健康保障计划是第一个评估乳腺癌筛查效果的多中心随机对照研究，大约有 62000 名 40~64 岁的妇女参加，随机分为两组，研究组采用每年 1 次临床乳腺查体联合乳腺 X 线摄影，持续 4 年，对照组进行常规检查。经过 18 年的随访，研究组乳腺癌死亡率较对照组下降 23%。其后许多国家纷纷开展了以乳腺 X 线摄影为主的乳腺癌筛查的随机对照研究，设计合理、组织严密、数量较大的共有 8 项。参加妇女人数总计超过 50 万人，年龄在 39~74 岁，历时均在 10 年以上。8 项乳腺癌筛查研究中除加拿大 2 项研究的随访结果没有显示乳腺癌死亡率下降外，其余 6 项研究结果显示筛查组乳腺癌死亡率均有不同程度的下降。1997 年美国、英国、加拿大、瑞典等国的 8 个筛查中心的荟萃分析，经过 10.5~18.0 年的随访，与不筛查组相比，40~49 岁年龄筛查组乳腺癌死亡率下降约 18%；50~74 岁年龄筛查组死亡率下降约 24%，差异均有统计学意义。德国 Schleicher 等调查了 1050 例乳腺癌患者，大部分患者是自己发现的，多数延误了最佳治疗时间，预后较差；相比之下靠乳腺 X 线摄影筛查发现的乳腺癌，相对早期病例多，且能得到及时治疗，甚至接受了保乳手术。世界卫生组织（WHO）建议，积极开展乳腺癌筛查是一项利大于弊的预防措施。乳腺癌的筛查对象往往选择乳腺癌高发人群，这样才能提高效率，降低成本，节省医疗资源。乳腺癌发病的高发年龄东、西方国家不同，北欧、北美地区 30 岁以后乳腺癌发病率呈上升趋势，75~85 岁达到高峰。欧美国家 50% 的乳腺癌为 65 岁以上患者。亚洲是低发国家，据中国肿瘤登记年报显示，女性乳腺癌年龄别发病率 0~24 岁年龄段处较低水平，自 25 岁开始快速上升，55~59 岁组达发病高峰，之后呈下降趋势。上海市乳腺癌发病登记，56% 的患者为绝经前，44% 的患者为绝经后。据北京市癌症发病登记资料，30~39 岁妇女乳腺癌发病率占乳腺癌总发病率的 21.4%，而对照美国统计资料，该年龄段乳腺癌发病率仅占总发病率的 7.3%。北京市 70 岁以上妇女乳腺癌发病率占总发病率的 4.7%，而美国该年龄段乳腺癌发病率占总发病率的 24%，统计数据截然不同。各国结合本国乳腺癌的高发年龄段、高风险人群，制定符合本国国情的乳腺癌筛查方案。欧、美国家乳腺癌筛查往往计划从 40 岁或 50 岁开始。筛查的年龄上限据美国预防医学工作组得出结论认为，目前尚无足够证据显示，在 70 岁以上妇女中开展乳腺 X 线摄影筛查能改善乳腺癌的总体生存率。美国乳腺癌筛查通常以 70 岁妇女为上限；70 岁以上妇女开展筛查必须由本人及其医师决定，应综合考虑乳腺 X 线摄影的利弊、个人的意愿和预期寿命。我国不是乳腺癌高发国家，为节省卫生资源，卫生部农村妇女两癌（宫颈癌、乳腺癌）筛查项目筛查年龄确定为 35~59 岁。

目前开展乳腺癌筛查间隔时间为 1~3 年，每 1~2 年接受 1 次乳腺 X 线筛查的项目居多。Field 等曾报道：每年筛查 1 次检出乳腺癌的平均直径为 10.7mm，每 2 年筛查 1 次检出乳腺癌的平均直径为 16.5mm；每年 1 次检出的早期乳腺癌（$TisN_0$、T_1aN_0、T_1bN_0）达 72%，每 2 年 1 次检出的早期乳腺癌为 44%。对筛查中发现乳腺明显异常妇女或具有乳腺癌高危因素妇女，不应固守每年 1 次，而应每半年追查、复诊为宜。

乳腺癌筛查中采用的影像学检查方法中国与欧、美国家不同，欧、美国家在筛查中首选 X 线，辅助 MRI；而在中国开展的全国农村妇女"两癌"筛查项目（乳腺癌、宫颈癌）中选择超声。究其原因：①我国农村地区医疗条件较差，许多医院目前尚不具备乳腺 X 线机；②中国乳腺癌高发年龄在绝经前，又乳房发育较西方妇女小，腺体较致密，适合行超声检查；③乳腺超声无创伤，价格便宜，携带方便。用于健康人群进行乳腺癌筛查的乳腺 X 线机质控要求高，价格昂贵，不适宜移动；④乳腺 X 线对微小钙化灶有较高的灵敏度，优于超声；但因有辐射和对致密乳腺分辨率受到限制，故筛查中使用 X 线检查的推荐年龄为≥40 岁，<40 岁妇女开展乳腺癌筛查不适合首选乳腺 X 线。综上可见，中国乳腺癌筛查首选超声是由于我国不是乳腺癌的高发国家，为提高筛查效率，降低成本，不仅要选择乳腺癌的高危人群，还要选择好筛查方法，既有效又经济，而且可行性强。除国家层面免费开展的乳腺癌筛查项目外，我国很多省、自治区、直辖市也在各自辖区开展了乳腺癌筛查，除选择超声以外，有的还选择了与 X 线摄影相结合，辅助 MRI 的方法。

中国乳腺癌筛查项目起步较晚，由卫生部和全国妇联共同组织开展的农村妇女"两癌"筛查项目（乳腺癌、宫颈癌）始于 2009 年，原计划至 2011 年为全国 120 万 35~59 岁的农村妇女免费进行乳腺癌筛查，结果已有 146 万农村适龄妇女免费接受了乳腺癌筛查。项目地区共确诊乳腺癌 631 例，检出率为 48/10 万人，其中早诊率达 69.72%。

乳腺癌筛查不仅是一个研究项目，也是关系到全社会的重大公共卫生问题。中国幅员辽阔，人口众多，全民进行乳腺癌筛查难度较大，任重而道远。

（张保宁）

乳腺癌的预防

乳腺癌的病因尚不完全清楚，目前研究发现乳腺癌的发生与生活习惯和饮食习惯关系密切，乳腺癌的预防可以考虑以下几方面：①建立良好的生活方式，调整好生活节奏，保持心情舒畅；②坚持体育锻炼，积极参加社交活动，避免和减少精神、心理紧张因素；③养成良好的饮食习惯，婴幼儿时期，注意营养均衡，提倡母乳喂养；儿童发育期，减少摄入过量的高蛋白和低纤维饮食，避免月经初潮提前；青春期不要大量摄入脂肪和动物蛋白，加强身体锻炼；绝经期控制总热量的摄入，避免肥胖。平时养成不过量摄入肉类、煎蛋、黄油、奶酪、甜食等习惯，少食腌、熏、炸、烤食品，经常食用新鲜蔬菜、水果、维生素、胡萝卜素、鱼、豆类食品等；④积极治疗乳腺疾病；⑤不乱用外源性雌激素；⑥不长期过量饮酒；⑦避免不必要的胸部 X 线照射；⑧乳腺癌高发国家在乳腺癌高危人群中正开展药物预防乳腺癌的探索性研究。事实终将告诉人们，乳腺癌不仅可以治疗，也是可以预防的。

（张保宁）

乳腺纤维肉瘤

1. 概述　乳腺纤维肉瘤在乳腺肉瘤中较多见，预后较好，其组织类型复杂多样，一般来源于皮下或筋膜中的纤维组织。

2. 病因　根据乳腺肉瘤的组织来源及病理学特征，其分类较复杂，各种乳腺肉瘤的病因尚未完全清楚。目前发现的乳腺肉瘤的高危因素有：

（1）遗传因素：乳腺肉瘤的发病可能与先天性遗传因素有关，如李-佛美尼综合征、家族性腺瘤性息肉及其变异或Ⅰ型神经纤维瘤的患者发生肉瘤的风险较大，但这些疾病在临床上并不常见。

（2）环境因素：乳腺肉瘤相关的环境暴露因素包括化疗（特别是烷基剂）、砷化合物、氯乙烯、除草剂、免疫抑制剂以及人类免疫缺陷病毒（HIV）、人类疱疹病毒Ⅷ型感染。

（3）电离放射：电离放射不仅是继发性乳腺肉瘤明确的危险因素，而且可能引起原发性乳腺肉瘤发病率的增高。近年来，随着乳腺癌治疗方式的进步以及接受保乳手术人数的增加，有报道认为，在间隔一定年限后，患者的放射部位内可出现纤维组织增生，局部软组织变厚并呈浸润性生长，其中有部分病例会继续发展，最后演变为纤维肉瘤。总体而言，乳腺癌患者接受放疗后出现软组织肉瘤的风险高峰期在放疗后10年左右，之后风险虽然降低，但仍然会持续20~30年。

（4）淋巴水肿：接受乳腺癌治疗后，手臂和乳房的慢性水肿会增加发生肉瘤（特别是血管肉瘤）的风险。这种综合征被称为Stewart-Treves综合征，此类女性患者最典型的表现为乳腺和腋窝淋巴结切除后手臂发生长期大面积水肿，特别是术后接受腋窝照射的患者更为常见。

3. 临床表现　乳腺纤维肉瘤无特异性的临床表现，通常表现为单侧乳房内较大、无痛的硬质肿块。患者可有长期的乳腺肿块病史，肿块在短期内生长迅速。肿块呈圆形或椭圆形，结节状，位于乳腺中央或占据整个乳腺，边界清楚，推之可动。乳头多不内陷。少数肿块巨大者，乳腺皮肤往往甚薄，常有明显的静脉扩张。部分患者可有腋窝淋巴结肿大，但出现淋巴结转移者较少。

4. 检查　定期的乳腺科门诊随访很重要。在乳腺科门诊，医生了解病史后首先会进行体检，检查双侧乳腺；还会结合影像学检查，包括乳腺X线摄影（乳腺钼靶）、彩超，必要时也可进行乳腺磁共振检查（MRI）。

乳腺钼靶检查可见肿块呈清晰的圆形或略有分叶的肿块，无毛刺，通常无钙化分布和锋芒样腺体纠结表现。有时可被误认为是良性疾病，如纤维腺瘤，需要仔细鉴别。

乳腺MRI检查有助于诊断评估。表现为增强下迅速强化。乳腺MRI检查也有助于评估皮肤受累及受侵犯程度，以及病变是否累及深筋膜和胸大肌，这有助于指导临床医师制定手术方案。

5. 诊断 乳腺纤维肉瘤的临床表现并无特异性，通常表现为单侧乳房内较大、无痛的硬质肿块。影像学检查可以帮助诊断，但确诊需要病理学检测，检测方法通常选择空芯针活检。

6. 治疗 由于乳腺肉瘤的发生率较低，尚缺乏循证医学证据指导治疗。目前的治疗原则主要是参考四肢和胸壁非乳腺软组织肉瘤的研究及指南。

放射治疗及化学药物对乳腺纤维肉瘤的治疗效果不佳，目前仍以手术治疗为主。术后有无病灶残留是乳腺肉瘤患者长期存活的重要决定因素。若选择局部切除，必须做到切缘阴性，否则易复发。因而，临床大多采用单纯乳房切除的术式。位置较深的肿瘤，如靠近或累及胸壁，可能需要进行局部胸壁的切除。乳腺肉瘤倾向于通过局部直接浸润或血行扩散，除了转移性疾病造成全身广泛扩散外，一般很少累及局部腋窝淋巴结。即使腋窝淋巴结可触及肿大，但通常是反应性增生结节，而不是肿瘤转移。因此，除非冷冻切片证实腋窝淋巴结有肿瘤转移需做腋窝清扫外，一般腋窝不做淋巴结清扫。

对于一些体积特别大和级别较高的乳腺肉瘤可考虑放疗。

与四肢和胸壁非乳腺软组织肉瘤相似，辅助化疗基本上也仅限用于体积较大、级别较高的肿瘤或者复发患者。

复发后的补救治疗可以再切除或者全乳切除。因乳腺肉瘤不表达激素受体，故内分泌治疗无效。

7. 预防 乳腺肉瘤的病因尚不完全清楚，所以还没有确切能够预防乳腺肉瘤的方法。定期检查，做到早发现、早诊断和早治疗至关重要。除此之外，还应注意以下几点：

（1）保持良好的心态和健康的生活节奏，改变不良的饮食习惯和嗜好，有规律的工作生活。

（2）少穿束胸或紧身衣，合理使用文胸。型号合适的文胸对乳房健康很重要，最好能选用柔软、透气、吸水性强的棉制文胸。平时能不带文胸时尽量不带，不要带文胸睡觉。

（3）慎用含雌激素的药物和保健品，慎用丰胸产品。

（4）沐浴时避免长时间用热水刺激乳房，更不要在热水中长时间浸泡，水温以27℃左右为宜。规律的性生活能促进乳房的血液循环、增加性激素的分泌，有利于女性乳房的健康。

（5）保持适量的运动。运动不仅有助于乳房健美，还能降低乳腺疾病的发病率。

（6）每年进行乳房体检。一般来说，月经后的1~2周是乳房检查的最佳时期。平时如果发现乳房有肿块、乳房局部皮肤或乳头凹陷、腋窝淋巴结肿大，一定要及时就诊。

（王 水）

乳腺恶性纤维组织细胞瘤

1. 概述　恶性纤维组织细胞瘤多发于成人的四肢、手足末端及腹膜后，是一种侵袭性很强的软组织肉瘤。乳腺恶性纤维组织细胞瘤罕见，可发生于任何年龄，以中老年人为多。

2. 病因　同乳腺纤维肉瘤。

3. 临床表现　乳腺恶性纤维组织细胞瘤一般多发生于年长者，肿块生长较快，体积较大，且多不侵犯皮肤。绝大多数患者是因为逐渐增大的无痛性肿块前来就医。

4. 检查　影像学表现不具有特异性，确诊有赖于组织学及免疫组化检查。乳腺钼靶可显示高密度影且不伴有钙化；超声通常表现为不均质低回声，可伴坏死；乳腺 MRI 检查表现为增强下迅速强化。

5. 诊断　乳腺恶性纤维组织细胞瘤的主要诊断依据为病理学结果。临床症状最常见为逐渐增大的肿块，大多无痛，少部分患者有轻度或中度间歇性或持续性疼痛。钼靶通常仅可见软组织肿块影。

6. 治疗　乳腺恶性纤维组织细胞瘤属高度恶性肿瘤，进展快，预后差。目前尚缺乏公认一致的治疗方法，治疗原则同乳腺纤维肉瘤。术后放疗在减少局部复发中可能起很重要的作用。化疗的作用仍存争议。

7. 预防　同乳腺纤维肉瘤。

（王　水）

乳腺脂肪肉瘤

1. 概述　脂肪肉瘤是软组织中最常见的恶性肿瘤，常发生于股部及腹膜后。在乳腺血管周围的幼稚间叶细胞向脂肪细胞分化而形成的恶性肿瘤，称乳腺脂肪肉瘤。乳腺脂肪肉瘤占所有乳腺肉瘤的 5%～10%。

2. 病因　同乳腺纤维肉瘤。

3. 临床表现　乳腺脂肪肉瘤主要发生于 19～76 岁（中位年龄 47 岁）女性。常表现为缓慢增大的肿块，偶有疼痛，多发生在单侧乳房。

4. 检查　同乳腺纤维肉瘤。

5. 诊断　本病诊断并无困难，早期仅表现为质地较软、边缘清楚的无痛性肿块，极易误诊为脂肪瘤，最后确诊还需病理学结果。

6. 治疗　脂肪肉瘤在局部呈浸润性生长，因此瘤体较大、浸润范围较广者手术不易切净，极易复发，并可经血行或淋巴管转移。治疗原则同乳腺纤维肉瘤。

7. 预防　同乳腺纤维肉瘤。

（王　水）

乳腺平滑肌肉瘤

1. **概述** 平滑肌肉瘤是一种常见的肿瘤，多见于子宫及胃肠道，有时也见于腹膜后、肠系膜、大网膜及皮下组织。乳腺平滑肌肉瘤极为罕见，男女均可发病。一般认为，乳腺平滑肌肉瘤多数发生于表浅皮肤，特别是乳头-乳晕复合体周围；更深的部位病变只发生于女性，并且非常少见。

2. **病因** 同乳腺纤维肉瘤。

3. **临床表现** 乳腺平滑肌肉瘤主要发生于40~50岁及70~80岁的成年人。患者多以乳腺肿块或肿块迅速增大就诊，肿块活动良好或受限，可有疼痛。

4. **检查** 同乳腺纤维肉瘤。

5. **诊断** 乳腺平滑肌肉瘤男女均可发病，中年女性较多见，多以乳腺肿块就诊，无特殊临床表现，因此，临床诊断较为困难，只能通过病理检查予以诊断。

6. **治疗** 治疗原则同乳腺纤维肉瘤。位于乳腺皮肤的平滑肌肉瘤可以通过完整局部切除进行治疗，而位于乳腺实质内的平滑肌肉瘤则应予以全乳房切除。

7. **预防** 同乳腺纤维肉瘤。

（王　水）

乳腺横纹肌肉瘤

1. **概述** 横纹肌肉瘤来源于横纹肌细胞或向横纹肌分化的间叶细胞，是儿童软组织肉瘤中最常见的一种类型。原发于乳腺的横纹肌肉瘤极其罕见，主要见于儿童。转移至乳腺的横纹肌肉瘤相对多见，可见于儿童和青少年。

2. **病因** 同乳腺纤维肉瘤。

3. **临床表现** 临床表现为乳腺内单发或多发的肿块，后者常见于转移病灶。肿瘤边界不清，可浸润到骨骼肌内，质地坚实。

4. **检查** 同乳腺纤维肉瘤。

5. **诊断** 横纹肌肉瘤好发于儿童和青少年。生长快，病程短，瘤体一般较大，呈圆形、椭圆形或分叶状，边界不清，质地坚实。最终确诊仍需依据病理学结果。

6. **治疗** 乳腺横纹肌肉瘤以手术切除为主，对某些特殊类型的乳房横纹肌肉瘤，除切除外还应联合化疗及放疗以缓解症状。儿童横纹肌肉瘤需要化疗。

7. **预防** 同乳腺纤维肉瘤。

（王　水）

乳腺间质肉瘤

1. 概述　乳腺间质肉瘤由间叶性成分构成，缺乏上皮成分并且组织细胞病理学不能明确细胞来源，需排除所有可辨认的乳腺肉瘤，如血管肉瘤、脂肪肉瘤、纤维肉瘤及恶性纤维组织细胞瘤等。因其组成成分具有和乳腺正常间质一样的变异性，除纤维组织成分外，尚可出现黏液样、脂肪肉瘤样组织成分，故有间质肉瘤的命名。乳腺间质肉瘤极为罕见。

2. 病因　同乳腺纤维肉瘤。

3. 临床表现　临床表现主要为无痛性逐渐增大的肿块，体积一般较大，肿物呈结节状或分叶状，质地硬。

4. 检查　同乳腺纤维肉瘤。

5. 诊断　乳腺间质肉瘤的发病年龄一般在48岁前后，多见于女性，男性罕见。临床表现主要为无痛性逐渐增大的肿块，体积一般较大，一般为5~6cm，肿物呈结节状或分叶状，质地硬，偶有出血性坏死区而呈囊实性表现，常见于外上象限，也可累及整个乳腺、胸肌，甚至胸壁。肿瘤表面的皮肤凹陷和乳头回缩现象少见。肿瘤主要为直接浸润和血行转移，淋巴转移少见，主要发生在疾病晚期。

6. 治疗　乳腺间质肉瘤的治疗主要是手术切除，可以采用局部广泛切除或单纯乳房切除，一般不需要行腋淋巴结清扫。本病局部切除后极易复发，因此，保证切缘阴性至关重要。局部切除若出现复发，则应选择全乳切除。术后辅助放化疗的作用目前有争议。因乳腺肉瘤不表达激素受体，故内分泌治疗也是无效的。

7. 预防　同乳腺纤维肉瘤。

（王　水）

乳腺血管肉瘤

1. 概述与病因　与其他器官相比，血管肉瘤更多见于乳腺，常为自发或发生于乳腺癌放疗后。保乳手术放疗后乳腺皮肤或乳腺实质血管肉瘤的估计风险为0.3%~0.4%，绝大多数发生于放疗后6年。一般认为，放疗剂量大小与乳腺血管肉瘤的发生无明显相关性。乳腺血管肉瘤占乳腺原发性恶性肿瘤的0.05%，占乳腺肉瘤的9%，虽然发病率低，但死亡率高，预后很差。

2. 临床表现　乳腺血管肉瘤可发生于20~90岁的妇女，平均年龄34岁，男性罕见。表现为乳腺内生长迅速的无痛性肿块，常位于外上象限乳腺深处，多数质地较软，有时因肿瘤内血液凝固而触诊较硬，可与皮肤粘连，边界不清。一组69例乳腺血管肉瘤，肿块大小1~14cm，中位肿块直径5.5cm，肿块质地韧或柔软。约12%病人无明显肿块，仅表现为乳腺弥漫性肿大或持续性的皮下出血，病变处表面皮肤呈红色或紫色，有时可误诊为炎症或外伤。放疗后血管肉瘤病例，最初的皮肤改变比较轻微，仅有轻微的皮肤发紫，容易被误认为是放疗后的皮肤改变而漏诊。

乳腺血管肉瘤可伴有乳头内陷。穿刺可抽出血液。腋窝淋巴结常肿大，常较快出现骨、肺、皮肤、肝和对侧乳腺等处的转移。

合并妊娠的乳腺血管肉瘤更少见。因妊娠期乳房增大，不容易触及，容易漏诊或误诊。妊娠期乳腺血管肉瘤预后更差。

3. 辅助检查

（1）乳腺超声检查：可见分叶状、界线清楚的肿块，高回声或低回声，肿瘤内部血流信号呈多样性，可丰富也可不丰富。

（2）乳腺钼靶 X 线检查：表现为边缘呈小分叶状、云朵状的不规则肿块影，边界不清，可见毛刺，肿块内可见粗大钙化。

4. 诊断　发现乳腺无痛性肿块，生长迅速，肿块质地软可压缩，肿物表面皮肤出现青紫色，部分患者有胸部或乳腺放疗史，穿刺抽出血液可诊断本病。确诊有赖于病理学检查。

5. 鉴别诊断

（1）乳腺血管瘤：主要与海绵状血管瘤鉴别，后者一般体积较小，生长缓慢，瘤组织软，状如海绵有压缩性，表面皮肤正常，无乳腺实质和周围脂肪组织的浸润，也不会出现远处转移。病理学检查可明确诊断。

（2）乳腺结核：乳腺结核可形成结核性脓肿，表现为乳腺内软硬不一的肿块，可触及囊性感，可有腋窝、锁骨下淋巴结肿大。但穿刺可抽出干酪样坏死物，无血液抽出。病理检查可发现朗汉斯巨细胞及结核性肉芽肿改变。

6. 治疗　乳腺血管肉瘤的治疗首选手术。较小肿瘤可选择乳腺区段切除或肿瘤扩大切除，在切缘阴性的前提下可保留乳房。较大肿瘤应选择全乳切除术。全乳切除后可采用不同方式的乳房成形或再造手术。本病很少出现区域淋巴结转移，所以不推荐腋窝淋巴结清扫。

术后化疗是否能提高乳腺血管肉瘤患者的无病生存期及总生存期有争议。有报道认为，化疗对乳腺血管肉瘤低级别患者获益很小，但高级别患者的无病生存期高于未接受化疗者。对于有远处转移者，以蒽环类和吉西他滨为基础的化疗反应率为48%，紫杉类药物也有一定疗效。

7. 预防　乳腺血管肉瘤的预后很差，肿块大小与生存时间显著相关。因此，对育龄期妇女应定期进行乳腺检查，以期早期发现、早期诊断、早期治疗，提高生存期。

值得注意的是，合并妊娠的病例可因妊娠期乳房增大漏诊或误诊，且此类病人预后更差，因此，当妊娠期单侧乳房增大过快者，应及时到医院检查。

（马祥君）

乳腺淋巴管肉瘤

1. 概述与病因　乳腺淋巴管肉瘤多发生于乳腺切除术后和乳腺放射治疗后，因长时间淋巴水肿，淋巴管扩张，内皮细胞恶性增生而导致淋巴管肉瘤形成。发生于乳腺切除术后和乳腺放射治疗后的慢性严重上肢水肿者，称为 Stewart-Treves 综合征。

其发病机制尚不清楚。有人认为，淋巴管阻塞可引起生长因子和细胞因子的高表达，引起血管和淋巴管的过度增生。同时，在慢性水肿的组织中可以看到淋巴管的增生。原有高血压和心血管疾病的患者，放射治疗可能更容易引发淋巴管肉瘤。

2. 临床表现　本病发病率占乳腺切除术后的 0.045%~0.09%，自乳腺切除到淋巴肉瘤发病的时间长短不一，短者 16 个月，最长可在乳腺切除术后 24 年发病，平均 9~10.5 年。发病年龄为 44~83 岁。

乳腺淋巴管肉瘤表现为乳腺水肿，局部皮肤先出现淡红色斑疹，逐渐相互融合，色泽变深，质地变硬。然后形成隆起的紫色小结节，并形成溃疡。

发生于上肢的淋巴管肉瘤，多位于水肿的皮肤及皮下组织内，首先出现淋巴水肿加剧，局部触痛，同样出现斑丘疹，继而发展成为紫红色小结节，多个散在结节融合形成较大的肿块，易形成溃疡并出血。

3. 辅助检查　乳腺钼靶 X 线检查：乳腺手术区域或放疗部位软组织密度增高，乳腺腺体内可出现致密结节影。病灶区域皮下脂肪水肿，间隙不清。

4. 诊断　根据乳腺癌根治手术史和胸部放疗史，病变区域先出现水肿，然后出现斑丘疹，继而发展成为紫红色小结节并逐渐融合形成溃疡，易出血，结合影像学检查，可作出初步诊断。

5. 鉴别诊断　主要应与乳腺血管肉瘤相鉴别：乳腺血管肉瘤也可发生于乳腺癌放疗后，为乳腺内出现生长迅速的无痛性肿块，多质地软，有时因血液凝固触及较硬，可与皮肤粘连，边界不清。发生淋巴管肉瘤前，先出现淋巴水肿，后出现斑丘疹及紫红色小结节，融合后形成较大的肿块，易形成溃疡并出血。

6. 治疗及预防　淋巴管肉瘤预后很差，综合治疗后 5 年生存率低于 5%。本病的预防主要是开展乳腺癌筛查以达到早诊早治，提高乳腺癌保乳、保腋窝手术的比例；通过三维适形等精确放射治疗，也有可能降低淋巴管肉瘤的发生。

（马祥君）

乳腺骨肉瘤及软骨肉瘤

1. 概述　乳腺骨肉瘤是骨外骨肉瘤，由能产生骨样基质和/或骨组织的梭形细胞组成，部分可伴有软骨组织。乳腺骨软骨肉瘤可能是由乳腺间质内纤维组织，通过化生和异种组织发育演变而成。该病恶性程度较高，侵袭性强，预后差。但也有认为，含有软骨成分的乳腺肉瘤，其预后不一定不佳。转移以血行转移为主，靶器官最常见于肺，其次是肝，极少累及腋窝淋巴结。

2. 病因　同乳腺纤维肉瘤。

3. 临床表现　临床表现为增大质硬的肿块，依据骨分化所占的比例不同，肿瘤的质地也有所不同，可从较硬到石头样坚硬。部分病例可伴有疼痛。

4. 检查　影像学上乳腺钼靶表现边缘清楚的孤立性肿块，有浅分叶，一般无毛刺，肿块内可有典型的象牙质状骨化。由于病变边界清楚，常被误认为是良性病变。

5. 诊断　乳腺骨肉瘤及骨软骨肉瘤发生于中老年女性，患者大多有数年的乳腺肿物，短期内迅速增大的病史。少数病例肿块生长很快，从发现到诊断时间仅有数月时间。肿块通常较大，界限清楚。

6. 治疗　同乳腺纤维肉瘤。

7. 预防　同乳腺纤维肉瘤。

（王　水）

乳腺癌肉瘤

1. 概述　乳腺癌肉瘤是指同侧乳腺内出现了癌与肉瘤共存的肿瘤，多见于老年妇女。原发的乳腺癌肉瘤极为少见。乳腺癌肉瘤患者乳腺可触及肿块，常伴有腋窝淋巴结肿大。因癌肉瘤含有癌与肉瘤两种成分，故即可发生淋巴转移，也可发生血行转移。肉瘤成分生长较为迅速，易于引起患者的注意而就诊，故一般说来其预后相对较好。

2. 病因　乳腺癌肉瘤的病因尚不完全清楚，从组织发生来看，乳腺癌肉瘤可由乳腺癌的间质成分发生肉瘤变，也可由乳腺纤维瘤的上皮及管周围结缔组织各自发生恶变，故为一种混合型的恶性肿瘤。

3. 临床表现　乳腺内可触及孤立性肿块，肿块大小可由几厘米到十几厘米，肿块硬度随其组织成分而不同，有的质硬，有的尚有弹性。肿块初期可活动，进而侵及皮肤和（或）胸肌筋膜，活动差，以致固定。腋窝常伴有肿大淋巴结。

4. 诊断　乳腺发现肿块，若患者就诊前有一段时间，往往自己会感到肿块渐长，常伴有腋窝肿大淋巴结，临床查体及有关的影像学检查很难与乳腺癌相鉴别，明确诊断还应依据病理学检查。组织所见间质来源的肉瘤成分和上皮来源的癌成分混合存在，从组织学特征上应注重与梭形细胞癌、叶状肿瘤、伴骨和（或）软骨化生的癌鉴别。

5. 检查　乳腺癌肉瘤多数患者伴有肿块，临床查体是首诊方法之一，乳腺超声、X线摄影及磁共振（MRI）也是重要的检查方法，经活检进行病理组织学检查是确诊的"金标准"。

6. 治疗　乳腺癌肉瘤同时具有癌和肉瘤两种成分，即可按癌转移规律转移至区域淋巴结，也可按肉瘤转移规律发生血行转移，因此治疗方法同乳腺癌，采取综合治疗，确诊后应尽快行根治性手术，术后辅助放疗、化疗等综合治疗。

7. 预防　乳腺癌肉瘤很少见，病因尚不完全清楚，患者常以发现乳房肿块来医院就诊，故此推荐乳腺自我检查，掌握正确自检方法，养成每月一次的乳腺自查习惯，发现异常及时去看医生。定期去医院体检。积极参加乳腺癌筛查，防患于未然。

（张保宁）

原发性乳腺恶性淋巴瘤

1. 概述　乳腺恶性淋巴瘤临床上可分为原发性和继发性。原发性乳腺恶性淋巴瘤首发于乳腺，也包括乳腺病变进展中远处淋巴结或身体其他系统受侵的病例。原发性乳腺恶性淋巴瘤极少见，但组织类型并不少，各种类型的淋巴瘤几乎都可以发生在乳腺，其中以 B 细胞性淋巴瘤为主。继发性乳腺恶性淋巴瘤是指乳腺仅仅是全身淋巴瘤病的一部分；全身淋巴结增大，肝脾大，伴发热、盗汗、体重减轻等伴随症状。原发性乳腺恶性淋巴瘤好发年龄国外报道为 45~65 岁，国内报道较国外年轻，为 37~45 岁。原发性乳腺恶性淋巴瘤的预后比乳腺癌要差；若发生在妊娠、哺乳期，肿瘤可迅速生长，至双侧乳腺弥漫性增大，称急进型淋巴瘤，预后更差。

2. 病因　原发性乳腺恶性淋巴瘤的病因目前尚不清楚，研究发现其发病可能与多种危险因素有关：①环境因素，如放射线损伤，密切接触某些化学制品等；②与 EB 病毒感染有关；③与免疫功能低下有关，患有原发性免疫缺陷性疾病者患病风险增加；④具有遗传易感性，患者的同胞姐妹患病风险增加。

3. 临床表现　原发性乳腺恶性淋巴瘤多发生于中年女性，单侧居多，双侧发生约占 20%。临床表现多以乳腺无痛性肿块为首发症状，呈圆形或结节状，边界清楚，直径 1~15cm 不等，质软，活动，与周围无粘连。腋窝可触及肿大淋巴结。

4. 诊断　原发性乳腺恶性淋巴瘤的诊断标准为：①以乳腺为首发部位；②既往无其他部位淋巴瘤病史；③肿瘤组织标本病理确诊为恶性淋巴细胞浸润乳腺组织，交界部位既有淋巴瘤细胞浸润又有正常乳腺组织；④与乳腺淋巴瘤同时发生或随后累及区域淋巴结。也包括淋巴瘤首发乳腺，随病变进展远处淋巴结或身体其他系统受侵的病例。

原发性乳腺恶性淋巴瘤依据临床表现、影像学检查很难确诊，需要与良性纤维腺瘤、乳腺癌以及乳腺炎症相鉴别。病理学检查是确诊的重要依据，需要提供足够的肿瘤组织标本。

5. 检查　检查方法包括乳房体检、乳腺影像学检查，乳腺病理学检查。

超声显示乳腺恶性淋巴瘤类似乳腺癌，但内部回声一般较乳腺癌低，近似囊肿图像，后方声影增强，病灶内部血流丰富，多为高阻动脉血流，是与乳腺囊肿相鉴别的图像特征，也是与其他病理类型乳腺癌相鉴别的图像特征。

乳腺 X 线检查显示乳腺恶性淋巴瘤为单侧乳房单发或多发肿块影，也可为双乳多发，多数边缘清楚，边缘不清楚者多是与周围腺体重叠所致。多无毛刺、漏斗征、皮肤凹陷征等乳腺癌的典型征象。

磁共振（MRI）检查乳腺恶性淋巴瘤多表现为乳腺肿块样高信号病灶，动力学曲线多表现为快速增强型，部分伴有乳腺皮肤增厚。

原发性乳腺恶性淋巴瘤病理组织学检查易误诊为癌，尤其是术中冷冻切片快速诊断，最终明确诊断需要石蜡切片及免疫组化检查。

6. 治疗　治疗原发性乳腺恶性淋巴瘤应采用综合治疗，即化疗、放疗、手术及靶向治疗。治疗成败的关键在于及时正确的诊断。对不伴有淋巴结转移的患者采用含放疗在内的综合治疗方案，对已有淋巴结转移的患者采用含化疗在内的综合治疗方案。化疗、放疗是治疗原发性乳腺淋巴瘤的重要手段，外科手术可提供组织学标本，有助于确定病理诊断和进行肿瘤分型。部分患者还可辅助靶向药物治疗。

7. 预防　乳腺恶性淋巴瘤是原发于乳腺的淋巴瘤，病例很少见，主要表现为单侧或双侧乳腺无痛性肿块，临床表现多缺乏特征性，与乳腺其他恶性肿瘤不易鉴别。由于病因尚不清楚，目前尚无确切的预防措施，在此推荐以下三点，望读者结合自身情况采用。①掌握乳腺自我检查方法，养成每月 1 次的乳腺自查习惯，发现异常及时就诊；②定期去医院体检；③积极参加乳腺癌筛查。

（张保宁）

乳房的保健

日常生活中如何注意乳房保健

乳房保健是妇女保健的主要任务之一，1978 年以前，我国妇女癌症以宫颈癌为首，此后发生逆转，乳腺癌成为女性第一杀手，现在发病率每年以 2 个百分点的速度增长，因此，防治乳癌成为广大医务工作者和妇女保健工作者的首要任务。

乳癌的治疗当然是医生的责任，但乳癌的治疗效果很大程度上取决于发现的早晚，早期乳癌 80%~90% 可以健康生存。晚期乳癌，尤其不能手术的乳癌，平均生存期不超过 4 年，可见早期发现是非常关键的。目前，我国 80% 以上的乳癌患者仍是自己发现肿块而主动就诊的，多已经是中晚期，早期或微小癌只是在正规的体检中发现，与发达国家相比，我们相距甚远。因此，呼唤广大妇女注意乳房的保健，只有唤醒民众，防癌才有希望。只有把防病知识武装每一个人，才能达到全民预防的目的，因为知识就是力量，知识就是健康。

乳癌发病是隐袭的，在不知不觉中发病，在不痛不痒中恶化。乳癌的病因至今不明，从根本上预防目前还做不到。某些遗传和家族倾向，也没有办法避免。我们所能做的就是把乳癌危险性降到最低，在日常生活中注意乳房保健，定期自检和体检。有人观察 6 万女性与对照组 18 年，普查能降低乳癌病死率 23%，一般文献中定期参加普查的妇女乳癌死亡率降低 3%~32%，可见定期体检意义重大。乳癌一旦发病做到及早发现，及时就医。千万不可讳疾忌医，因为乳癌是不能自愈的，如果想用生命与乳癌抗争，那失败的一定是自己。

大家知道，乳癌与精神情志因素关系极为密切，中医曰"怒伤肝，思伤脾"，精神压力下，男人肝癌，女人乳癌，是首当其冲的两个癌。所以大度淡定，心情豁达，情绪稳定，家庭美满，无论男女，都是身体健康的首要，有关精神情感抑郁导致乳癌的问题已在另文详述，此不重提。

体育运动有利于乳房的发育和健康，那些不好运动的女孩乳房发育较差，应当去游泳、跳舞、引体向上、哑铃运动、扩胸运动、上肢运动等，应当说所有运动对乳房健康都有好处。有人统计体育锻炼，每周 4 次，每次半小时，乳癌危险性下降 50%。2012 年克拉玛依的一项调查证实体育运动的效应指标 OR 值是 0.572，小于 1 证明有保护作用。

合适的乳罩是保护乳房的第一道防线，应当根据自己的乳房大小，配戴适合自己的乳罩，不要跟风，不能赶时髦，戴乳罩不光是为了美。

有些女孩乳房发育较别人稍早或发育的好一些，由于封建思想作怪，因害羞就想把乳房隐藏起来，用布紧缠胸部，这就是束胸。封建社会还有一句俗语："低头老婆，仰头汉"，意思是女人宜低头含胸，这是封建社会的男尊女卑的余孽。新时代女性，亦应抬头挺胸，无论站、坐都要保持正确姿势，绝对不要含胸驼背，束胸驼背对乳房绝对不利。睡姿自由度较大，但不提倡趴着睡，趴着总会压迫乳房，不利血液循环。记住，乳房永远不能受压迫。

性生活是乳腺疾病的相关因素，容易被很多人忽视。文献资料早已证实，修女、尼姑乳腺癌发病率最高，而妓女乳腺癌发病率最低。临床实践中发现，单身、离婚、长期分居、夫妻不和、性生活不满意的妇女，患乳癌和乳腺增生症的概率增加。因为性生活属于讳莫最深的隐私，病人多回避不谈。性医学专家认为女性性功能障碍比男性更普遍，更复杂，更隐讳。情感因素和心理因素的作用比男性显著得多，若不做认真分析，很难找到问题之所在。有时妇女本人也说不清楚，更令人遗憾的是整个社会，包括女人自己对女性性障碍很少重视，殊不知各种性障碍可能是乳腺癌等疾病的一个重要的病因学因素。

乳腺增生病人中性冷淡，即冷漠型占66%，饥渴型仅占20%。乳腺的质地、饱满程度，肿块的形态和位置能准确地反应性生活状态。一般的乳房胀痛，轻度的乳腺增生症，仅通过性医学指导、心理咨询、调理性生活，就可以使肿块消失，疼痛缓解。例如，一位中学老师，双乳胀如皮球，肿块车轮状分布，因医生反复问婚姻状况，病人误解其意，回家与丈夫分床而卧，药物治疗效果不佳。后来经再三引导，病人始诉真情：因工作繁忙，身体劳累，不敢同床，又以为医生不让同床，故分床数月之久。这正好违背医嘱，所以疗效不佳。于是让调整性生活，讲究质量，不追求次数。性生活以女性自发性要求为主，在丈夫的理解、体贴、配合之下，不服任何药物，增生症治愈多年不复发。大量的临床资料告诉我们，正常的性生活对乳腺是有保护作用的，能调节内分泌，防止乳腺疼痛和增生症，对乳腺癌也有预防作用。

如果说性障碍是人们最讳莫如深的，那么饮食问题则是大家最喜闻乐道的事情。吃什么能防乳癌？乳癌患者应该多吃什么？忌口什么？这在医学界是还没有解决的问题，迄今为止没有一篇论文能拿出有说服力的证据，多是根据食物的成分做出的推测而已，在这里归纳一下，希望对大家有所裨益。

早在1930年就发现低脂膳食能防乳癌，乳癌死亡率与脂肪摄入量呈正相关，与硒、碘摄入量成反比。所以要想预防乳癌或乳癌患者都应当减少脂肪摄入量，因为动物脂肪和动物蛋白，属于高热量食品，富含的类固醇可转化为雌激素，而且能诱发肥胖。像烧烤、油炸、腌制、烟熏食品，糕点、加工红肉、肯德基、麦当劳等所谓的垃圾食品，均属有害食品。不要吸烟，或被动吸烟，不饮酒。提倡均衡的饮食结构，多样搭配，清淡素食为好。补充蛋白质以鱼类最好，但宜清蒸、水煮，不要红烧。有预防乳癌作用的食品是牛奶，每日至少一杯牛奶，提供人体所需的维生素 D、钙和优质蛋白质。每日一杯酸奶，提供高活性乳酸菌和嗜热性链球菌，可促进肝肠循环。豆类及其制品，尤其是新鲜大豆，即黄豆，有人担心含大豆异黄酮而不敢食用，这完全是一种误解。国人乳癌发病率明显低于欧美，大豆功不可没。应当每日 2 杯豆浆，可降低雌激素孕激素水平。乳癌患者宜食蜂蜜，但不是蜂皇浆。蜂蜜是工蜂的食物，营养丰富而不含雌激素。蜂皇浆是蜂王的食品，富含雌激素，男人多食也会乳房增生，所以乳癌禁忌。

主食最好选择全麦面，有人观察到每天食麦麸（糠）30g，2 个月后雌激素下降 17%。为了抗乳癌可用全麦饼干代替高糖高脂的糕点。有人证明维生素 A 不足，乳癌危险性增加 20%，所以要食用富含维生素 A 的饮食：胡萝卜、土豆、南瓜、西红柿、芹菜、菠菜、植物油、苦瓜、大白菜、葱头、西兰花。其中十字花科的大白菜是北方人冬季的主菜，含吲哚-3-甲醇酶化合物，在体内转化为甲醇酶，能分解雌激素。植物油是指葵花籽油、橄榄油、亚麻籽油等，富含不饱和脂肪酸，属于抗氧化食品。大枣（干枣）改变雌激素代谢，可预防乳癌。有人证明，养殖水产品与乳癌发病呈正相关，产品中雌激素残留明显超标，而且稳定性较高，不易降解，所以，应尽量不食用人工饲养的海鲜。有饮茶习惯的人最好选用绿茶，因系未经发酵，富含茶多酚，抗氧化作用强。少量红酒、咖啡均可饮用，葡萄含白藜芦醇，咖啡含植物雌激素，均可降低乳癌风险。

女人离不开化妆品，所以才会出现化妆品就能支撑法国国民经济的现象。乳癌患者在日常生活和社交中也需要化妆品，饮食都有选择，那用化妆品有无禁忌？这是人们必然关切的问题。大家知道，化妆品成分极为复杂，品种繁多，个人喜好不同，很难具体指明用什么，或不用什么，只能提出一些原则，那就是绝对不能含雌激素及其类似成分。

（杜玉堂）

乳罩的佩戴与选购

乳罩的诞生已经超过 100 岁了。1912 年美国人玛丽发明乳罩并第一个申请专利，始于舞会服饰的需求，灵机一动用两块手帕固定托起乳房，女士们纷纷效仿，轰动一时。有人说早在 1893 年法国人就发明了乳罩，因为英文的 Brassiere，来源于法文，原意是"婴儿的奶嘴"。不管是谁最先申请了专利，在那个欧美资本经济飞速发展的时代，上层社会出于对女性美的追求，乳罩必然会应运而生，并不断改进，1907 年正式纳入服装系列大批生产，女人从此就与乳罩亲密无间，再也不曾离开过乳罩。直到今天，最现代的、最简化的比基尼，乳罩也是基本要素。乳罩最基本的功能应当是保护和托举乳房，但时代赋予了乳罩特定内涵，遮掩与展示，美丽与性感，隐讳与强化的绝妙统一，早已超出一般服饰的概念。

从生理与健康的角度看，健是第一，美是第二。乳罩是保护乳房的第一道防线，可以缓冲外力，所以乳罩的基本功能是保护。合适的乳罩应当具备稳定、举托、防止下垂，避免走路或运动时的过大震颤和摆动，还可以适当的弥补或纠正体形缺陷。有人以为戴乳罩纯粹就是为了美，那是片面的。但是过分的追求夸张的美化和过度的性感，像"满城尽带黄金甲"式的风光，那是艺术表演，而不利于健康。

乳罩既然如此不同凡响，如何选购适合于自己的乳罩，就是一个重要的问题。首先是乳罩尺码，用皮尺测量乳房基底部，即乳房下部皮肤反折线处的胸围尺寸是多少厘米，即下胸围（底胸围），成年妇女一般是 70、75、80、85、90、95cm……，乳罩大小的尺码均为 5 的倍数，测量误差是±2.5cm。再通过站立位，自然呼吸状态下的两个乳头测量上胸围（顶胸围），测量误差为±1.25cm。上胸围－下胸围所得之差，即为罩杯的高低尺寸，用 A、B、C、D、E 表示，分别代表 10、12.5、15、17.5、20cm 。乳罩与罩杯的尺码组合，例如，70A、80B、90C、95D 等即为市场上标记的乳罩尺码。杯型有半杯、全杯、3/4、1/2之分，一般以 3/4 杯最为常用。罩杯的尖端要有乳头的容身之地，不能压迫乳头。

有了尺码之后，还用注意不同厂家品牌、用料、款式的不同。所以还要像买鞋一样，不能托别人代买，一定要亲自试戴，看看是否真正适于自己。要求以舒适为准，不要束缚过紧产生压迫感，吊带宽度合适。至于有无吊带，前扣还是后扣，取决于个人需求。前扣有利于内收乳房，后扣有利于收紧背部赘肉。肩带有利于悬吊，但要松紧可调，宽窄适中，必要时可两侧吊带项后相连，以增加悬吊之力，很适用于产妇，但久用可能引发驼背。新买来的乳罩需要用清水漂洗，通风干燥，去除残余甲醛等化学成分。轻度下垂的妇女可选用土台（乳罩下方的支持部分）稍宽的乳罩，不要用钢托或硬塑料支撑物，以免长期摩擦导致乳房下方疼痛和横向的肿硬。一般来说，应尽量选用染色少，花纹少，天然材质，高档面料的乳罩，低档的面料洗几次就会失去支撑作用。肥胖之人可选用白色系或黑色系的，不宜鲜艳明亮色泽。乳房过小，或明显不对称者，可选用所谓的魔术胸罩，即带有衬垫，可托起乳房。手术后严重的外形缺欠，可以用义乳撑起外形。

乳罩如此多用，是否一天到晚永不离身？任何事物都有两面性，保护衬托的同时，必然束缚压迫乳房，不利于内部血液淋巴循环，尤其长期佩戴过紧过小的乳罩，乳罩就变成了紧箍咒，不仅可能引发头晕、胸闷、颈椎病等不良反应，还有增加乳癌的危险性。有人调查，一天戴乳罩超过 12 小时，乳癌发生的危险性高 20 倍，全天候佩戴，乳癌危险性高120 倍。所以在一天当中，佩戴乳罩时间不宜超过 12 小时，夜里睡眠应当去掉乳罩，在家休闲也可以不戴，给乳房一个自由空间。但是重度下垂和肥大者还是以悬吊为好。有人在妊娠期和哺乳期不戴乳罩，显然不对。妊娠哺乳乳房体积增大，重量激增，极易导致乳房下垂，更应当佩戴乳罩，还要根据乳房大小不断地更换合适的乳罩。哺乳期乳罩可顶部开窗，即便于哺乳，又能举托沉重的乳房，减少积乳和乳腺炎的发生。

最后要说的是女人什么时候开始戴乳罩？这没有严格的年龄限制，主要看乳房发育的大小，从乳房隆起的上缘到下缘超过 15cm，就应当佩戴乳罩了。有人乳房发育不良，扁平胸，不必为了追求外形美而戴乳罩。这样的女性更需要乳房活动自如，从事多种运动，如游泳、舞蹈、体操，这是促进乳房发育的大好时机，而不必担心乳房的摆动。一般来说，青春期乳房发育良好，就应当佩戴乳罩，尤其那些稍显肥大的乳房，为了避免重力下垂，更应当及时佩戴尺码合适的乳罩，但绝对不要束胸。有些老年妇女，只图方便，任其自然，早早放弃了乳罩，这是老年乳房保健的一个误区。乳罩的保健作用，不会随年龄增大而消失。

（杜玉堂）

情志异常诱发乳腺疾病

现代医学的发展正向着"生物-心理-社会-环境"的医学模式转换，精神与情感因素在疾病的发生与转归中的作用越来越受到重视。因为在女性所有器官中受情志影响最为显著的就是乳腺，其次是甲状腺。所以乳腺疾病患者的情志心理问题尤其受到关注，研究成果的报告日渐增多。情志异常可诱发乳腺疾病，高强度、持久的劣性刺激造成的心理应激，可降低免疫力，诱发乳腺癌已是不可争辩的事实。国外调查早期乳癌45%有精神障碍，其中42%为抑郁或焦虑症。中医历来强调情志因素致病，中医认为任何疾病的病因不外内伤七情，外感六淫。七情就是喜、怒、忧、思、悲、恐、惊，其中以思为核心，为根本，为主导。思而高兴为之喜，思而担心为之忧，思而凄惨或无奈为之悲，思而危险为之恐，来不及思索为之惊，可见七情中的思最为关键。《外科正宗》云："忧郁伤肝，思虑伤脾，积虑在心，所愿不得者，至经络痞涩，聚结成核"。可见思虑太深，积愿过多，欲望过高，心想事不成者，最容易患病。孙思邈的《千金要方》云："子嗜欲多于丈夫，感病倍于男子，加以慈恋爱憎，妒忌忧恚，染着坚牢，情不自抑"。明确指出女性更重于情感，不耐情伤，难以解脱，女性情伤甚于男子，这也是男女有别的重要层面。朱丹溪《丹溪心法》云，"唯不得于夫（丈夫），不得于舅姑（公婆），忧怒抑郁，朝夕积累，脾气消阻，肝气横逆，遂成隐核"，明确指出夫妻不和，家庭不睦，长久的抑郁忧伤是乳癌的病因。金代的窦汉卿云："惟乳岩多孀居，情志乖，或室女，或姑"，指出寡居、单身女性容易患癌。清代陈实功的《外科正宗》云："若中年以后，无妇之夫得此，其死尤速"，观察到了乳癌寡居者预后不良。现代社会经济的发达，生活方式、思想观念的改变，婚姻质量急剧下降，离婚率快速攀升。据统计全国女性离婚率北京居首，高达39%，其他城市为35%~38%。可见婚姻家庭正面临严酷的挑战。离婚的伤害，女人的情伤必然普遍化和加剧化，这与乳癌发病率的增加似乎同步。

广东省中医院用反映情感因素的生活事件量表（LES）和特质对应方式量表（TCSQ），对202例乳癌患者与对照组配对研究。调查38项生活事件，分为婚姻家庭问题、工作学习问题、社会生活问题、人际关系问题、自我心身健康五大类，对比研究乳癌组与对照组的频度和强度，发现乳癌发病5年前遭遇负性生活事件的频度和强度均高于对照组，其中尤以家庭生活问题，诸如夫妻不和、感情破裂、失恋、离婚、丧偶等居多，明显多于对照组，并有统计学意义（$P < 0.05$）。认为抑郁、思虑、难以解脱的悲伤，强烈而持久的不良情绪是"促癌剂"。不良事件作为一种"应激源"，长久作用于人体，导致神经-内分泌-免疫功

能紊乱，免疫监控能力下降，癌细胞趁虚而发。在家庭生活的问题中，我们发现被动离婚，例如，男人变心等男方原因，女方情伤痛苦不能自拔，属于伤害最大的负面家庭因素，对乳癌发病影响最大。总之一句话，乳癌是气出来的。

乳癌发病与否也与本人的应对方式有关，采用消极的应对方式（不成熟防御方式），是不良因素作用持久的条件。如果能及时化解，可能就影响不大。面对不良刺激，要积极寻找解脱、升华的办法，缓解消极情绪，积极工作，多参加文体活动，交友旅游等，使负面影响尽快消失。山西中医学院用雌性未生育 SD 大鼠乳癌的研究，证实短期的心理应激对非典型增生和乳癌发病率无明显影响。南京中医药大学研究证实，抑郁是发病因素，也是预后因素。而正性事件，即可以统称为高兴的事件，对乳癌发病无影响。以上这些研究均采用了现代的科学方法，证实情志因素在乳癌发病中可能是重要诱因，也诠释了古人的宝贵经验。

（杜玉堂）

提倡母乳喂养，母子双受益

母乳是婴儿的生命源泉，是最好的天然食品，它既经济方便，又无菌抗菌，既营养全面，又易被婴儿吸收。也许不少人认为喂牛奶孩子也能长大，何必自己劳神？要知道，动物为了繁衍，必然产出最适合自己幼崽的奶水，而不会考虑人类的营养需求，喂牛奶纯属无奈之举，母乳是不可取代的。世界卫生组织（WHO）与联合国基金会在大量科学研究的基础上，在第 55 界世界卫生大会向全球倡议母婴同室、按需哺乳，推荐出生后 4~6 个月纯母乳喂养，并维持母乳喂养同时适当添加辅食至 24 个月。母乳在提高婴儿智商、促进婴儿发育、增加抵抗力、防止营养不良等许多方面是任何代乳品所不及的。哺乳还可促进子宫收缩复原，减少产后恶露，有利于产妇形体的恢复，减少乳腺癌和宫颈癌的发生。所以，母乳喂养，母子双赢。

1. 目前我国母乳喂养的现状堪忧　世界卫生组织一直倡导母乳喂养，倡导全世界创建爱婴医院，并于 20 世纪 90 年代初期规定母乳喂养的十条标准。我国现有 7300 多家爱婴医院，约占全世界爱婴医院总数的 1/3。但是由于现代社会母婴喂养传统的缺失，女性职业的压力，对母乳喂养的偏见和误解，再加上奶粉厂商的商业宣传，医院管理的放松，目前我国的母乳喂养率还是处于一个很低的水平。2011 年母乳喂养率仅 27.6%，其中城市 15.8%，农村 31%，远远低于世界卫生组织要求的 50%。据调查，家庭收入越高，文化程度越高，社会地位越高，与母乳喂养率成反比。产妇年龄小于 25 岁比大于 25 岁的喂养率低 3 倍。剖宫产比自然分娩母乳喂养率要低，目前产妇剖宫产率已经占 70%，剖宫产率的不当提升导致母乳喂养率下降。乳母的自我效能，母乳喂养知识，喂养技能与母乳喂养率成正比。尽管原因众多，归根结底还是对母乳喂养认识不够，相关知识太少所致。

2. 母乳喂养的重要性　母乳喂养是改善儿童生活环境的四大措施之一，是降低初生儿死亡率的重要手段，尤其早产儿。大家都知道初乳对婴儿的重要性，初乳含大量生长因子，大分子抗体，免疫物质，抗炎物质，乳铁蛋白，抗氧化成分，保护消化道黏膜，SLgA，可溶性 CD14，未分化的干细胞，能影响孩子的远期健康。如果你希望你的宝宝健康成长，就从出生后 30 分钟内的第一口奶开始。要知道，产后第一小时喂奶，每年可拯救 100 万新生儿生命。

早产儿，俗话说"不足月"，出生后体重过低，生存能力极差，即超低生体质量早产儿，一般都收治在新生儿重症监护病房（NICU）。与母亲暂时分离，一般人以为就不需要母乳了，其实不然。早产儿更不能放弃母乳，早产儿的初乳含有适合于早产儿特殊需求的成分，即使在气管插管情况下，只要口咽滴乳 0.2ml 母乳，即可保护婴儿生命，减低早产儿相关疾病，诸如坏死性小肠炎、肺炎、脑炎、败血症等，大大降低早产儿的死亡率。也许人类应该向袋鼠学习，袋鼠的婴儿都是早产儿，却征服了贫瘠的澳洲大陆，提倡袋鼠式护理，保障早产儿顺利成活。作为母亲，如果你能帮助早产儿成功闯关，唯一能做的就是尽早奉献你的乳汁。

母乳能提供 6 个月内婴儿的完全营养保障，母乳喂养持续时间最短不能少于 6 个月。6 个月以上逐渐加辅食。母乳的免疫物质、生长激素，促进健康生长发育，抵抗疾病能力，如果延长哺乳期，可明显提高婴儿智力发育。如果你有望子成龙的梦想，就从坚持母乳喂养做起。母乳含有动物乳汁没有的长链不饱和脂肪酸，可消化蛋白质，多种寡糖，减少牛奶过敏性婴儿湿疹的发生率。

3. 母乳喂养母子双赢　现代职业妇女，竞争压力很大，唯美时尚，追求苗条身材，担心哺乳会影响体形美，乳房会松弛下垂，容易衰老，而不愿意哺乳，这是导致母乳喂养率不能提高的主要社会心理原因。母乳喂养不是母亲单方面的付出，而是母子双受益，并且是长远。哺乳对母亲本人也有莫大的好处。首先，婴儿吸吮，刺激缩宫素的分泌，促进子宫复原，缩短恶露时间。母乳喂养减少 4 成乳癌，减少乳腺增生症，如果你想远离乳癌和增生，就坚持母乳喂养 1 年以上。母乳喂养，母子情深；光生不养，母儿不亲，所以说不自己哺乳的母爱是不完美的。在哺乳婴儿的过程中母亲会体验一种人生的幸福和憧憬，会充分展示慈爱与母性，在性格和心理上将会终身受益，这种情感如果没有亲身体验是不会产生的。有人说产后需要休息，小儿啼哭会影响睡眠。应当知道婴儿呱呱坠地，那声音是宣言，宣告自己来到人间，那是嗓音和肺活量的锻炼，那不是悲伤，所以没有眼泪。啼哭也是需求的信号，只当饥饿和感到不适时才会啼哭，吃饱喝足后自然安睡，并在睡眠中成长。

当前很多人不愿自己哺乳的原因是怕影响自己体形。要知道，产后体形的改变不是因为哺乳本身，而是产后过度饮食，营养过剩，身体肥胖所致。产后进补是中国人的习惯，所谓"坐月子"，即产后静养，足不出户，既不干活，更不会运动，其结果必然就是肥胖，体形大变，判若两人。如果把产后体形改变算在哺乳的账上，那实在冤枉。中国产妇"坐月子"的习惯是否也要改变，学习一下欧美并与世界接轨？人家产后可以游泳健身，这在我们是何等的不可思议。

4. 排除干扰，促使母乳喂养蔚然成风　目前我国母乳喂养的现状很不乐观，距世界卫生组织的要求相差甚远，所以摆在我们面前的任务就是努力排除干扰，促使母乳喂养蔚然成风。干扰主要来自产妇自身，缺乏母乳喂养的知识，对母乳喂养的重要性认识不足，过分追求魔鬼身材，无端放弃或不愿哺乳。另一方面就是社会负面的宣传误导，商家为自身盈利不择手段，网络电视虚假广告是其帮凶。

首先就要规范化母乳喂养的健康教育，研究表明规范化教育远比零散劝说效果好。母乳喂养率的高低与产妇的自我效能，自信心，母乳喂养知识，喂养技能，家庭、尤其丈夫的支持态度密切相关。产前检查就应当包括母乳喂养的教育，爱婴医院或妇产医院统一安排，系统宣讲母乳喂养知识，进行母乳喂养的技术培训。缺乏母乳喂养知识是被社会风气误导的主要原因，才会盲目听信商家虚假宣传和煽动性广告。从医院管理和商业道德上应严格禁止向产妇推销奶粉、奶瓶、奶嘴及五花八门的代乳品，尽量消除乳品商业活动的负面影响，积极倡导母乳喂养，淡化人工喂养。

剖宫产的母乳喂养率低于自然分娩，开奶时间也晚。产妇因为输液、伤口疼痛、活动不便等原因，在产后30分钟开奶常有困难，但最迟不宜超过24小时，因为一旦人工喂养，因口味习惯，小儿很难再吸母乳。现在的产妇常因害怕分娩的疼痛，紧张过度或找各种理由要求剖宫产，所以医生应该严格掌握剖宫的适应证，劝导产妇争取自然分娩，自然分娩优于剖宫产的道理，要向待产妇讲明。

国家规定产假6个月，这是满足婴儿基本需求的最短哺乳期，不要因为工作压力或其他理由缩短这个期限。联合国卫生组织建议哺乳期最好2年，除非农村妇女，一般职业妇女难做到，但争取混合喂养不少于1年半为宜。

当然对于先天无奶、缺奶，乳头畸形，产后抑郁症或患有母婴传播的疾病，诸如艾滋病、梅毒、乙肝传染期等不可抗拒的原因另当别论。

（杜玉堂）

哺乳期乳房保健

哺乳期是乳房生理功能最旺盛的时期。乳房已得到充分的发育，腺体肥厚，腺泡发达，大量生产乳汁，以供婴儿的需求。产妇也是历经千辛万苦，耗费气力自然分娩，或冒麻醉手术风险剖宫生产，紧张、疼痛、精力消耗、气血耗损也许是妇女一生中最大的一次考验。产后体力已经十分虚弱，却要面临最生疏、最漫长的艰巨任务，那就是哺育婴儿。因此，产后必须提供全方位的保障系统，包括饮食起居，营养供应，哺乳方法的指导，预防乳腺炎等。

1. 居室环境　常温24~26℃，相对湿度55%~60%，空气新鲜而流通，环境清洁而舒适。中国产妇坐月子是门窗紧闭，室温偏高，卧床而不下地，室内空气污浊，这种习惯应当改变。

2. 饮食　产妇食欲大增，可适当加餐。提倡科学营养，合理搭配，食不过量。乳母比一般成人每日多需要 1000 卡热量，每日需蛋白质 100g，钙 20g，铁 15mg，维生素 C 150mg，维生素 A 8000U，维生素 D 400~800U，维生素 B_2 2~3mg，要满足这些要求并不难，并不需要膏粱厚味全国采购。要求饮食质量要高，但量上不宜过多，不要吃过于油腻的东西。以新鲜的蔬菜、水果、鸡汤、排骨汤、鱼汤、牛羊奶、鸡蛋最好。有人计算每天 3 个鸡蛋已足够，每天吃 30 个鸡蛋，不仅浪费而且有害。有人错误的理解加强营养就是猛吃鸡鸭鱼肉，产后体重与日俱增，血脂及胆固醇急剧升高，造成肥胖、乃至失明。加强营养要讲究科学，不是多多益善，更不需要任何补品或补药。

3. 情绪稳定，精神愉快　泌乳是受大脑高级神经中枢调节的，精神舒畅才能保证乳汁的正常分泌。凡忧虑、惊恐、恼怒、悲伤、焦急等都会使乳汁分泌减少，甚至突然停止。这样的事例很多，盛怒之下乳汁枯竭，惊吓之后乳汁减少。所以产妇应当切忌生气、着急，要保持家庭关系和谐，生活安宁，环境清静。这些精神或情绪因素要比大鱼大肉丰盛的物质重要，乳母身心健康，是保障正常哺乳的首要条件。

4. 睡眠充足，活动适度　产后体质虚弱应当卧床休息，避免风寒和坐立过久。过早接触凉水，关节疼痛；缺乏睡眠，乳汁不足；紧张劳累，乳汁减少，这是保健常识。所以，乳母应当充分休息，保证充足的睡眠，但轻微的、适度的上肢活动可增加乳汁分泌。产后 2 个月以后，可以适当的活动，参加一定的劳动（家务或轻体力劳动），但要量力而行，不可过分劳累及紧张，不要上夜班。为保证乳母健康及充分的哺乳，产后休息 6 个月的产假是需要的。

5. 避开毒品，慎用药物　凡接触苯、汞、铅、有机磷等有毒物质及放射线工作的，在妊娠及哺乳期应当调离。这些有害的物质可使乳汁分泌量减少，增加新生儿患病率及死亡率。有许多药物在乳汁内浓度较高，易使婴儿发生毒性反应。例如，四环素可使婴儿牙齿发黄，产生鹅口疮，影响骨骼的发育，产生真菌性肠炎，引起顽固性腹泻；有的乳母使用青霉素，婴儿发生过敏反应；链霉素及庆大霉素能引起婴儿耳聋；氯霉素不仅能使母亲骨髓抑制，而且抑制婴儿的造血功能；母亲服用硫酸镁、大黄、番泻叶等泻药，也能引起婴儿腹泻；阿托品、避孕药均可抑制乳汁分泌。所以哺乳期不宜服用避孕药及其他激素类药物。哺乳期妇女禁忌饮酒、吸烟，室内烟雾腾腾对婴儿极为有害。

6. 30 分钟内开奶　产后身心疲惫，剖宫产后伤口疼痛，输液静卧，经常会推迟首次的哺乳，这对哺乳不利。应当尽早开始第一次哺乳，即开奶时间应在产后 30 分钟之内。30 分钟内婴儿吸吮乳头，刺激下丘脑释放缩宫素、催乳素。出生后 20~30 分钟，婴儿处于兴奋期，吸吮力量大。剖宫产后最迟不超过 24 小时开奶，而且要母婴同室。

7. 哺乳的正确姿势　哺乳是一种本能，但本能不等于正确。如果仔细观察初产妇的第一次哺乳，你会发现至少 40% 的人哺乳姿势和方法不正确或不完全正确，多是那些产前缺乏规范化教育的人。有的产妇不知所措，急得满头大汗，可称狼狈不堪。正确的哺乳姿势是坐位，怀抱婴儿要求母婴胸贴胸，腹贴腹，婴儿的头身基本处于一条直线，头不歪颈不扭。有的产妇把孩子几乎抱成球状，孩子肚皮还朝天就想塞入乳头。婴儿本能的会寻找乳头，头往往偏向母亲一侧，这都是不正确的姿势。乳头全部和大部分乳晕应吸在婴儿口内，吸吮动作造成乳晕下反复出现的负压才能吸出乳汁，并不完全是靠婴儿口腔内的负压，就像水井上压水机的工作原理一样。乳头过大的产妇难以做到这一点，吸吮力量常显不足。

8. 哺乳的正确方法　以前总是强调定时喂奶，2~3 小时 1 次，婴儿饿的哇哇哭，乳母看时间不到，就不喂奶，这种刻板的方式带来不少弊端。现在要按需哺乳，强调早吸、勤吸，不计时次。因为婴儿个体差异，需求和消化能力差别很大，不必强求间隔和喂奶时间的长短。注意双乳轮流，机会均等，不要因为自己的习惯而偏喂。喂的多的那侧容易松弛下垂，喂的少一侧容易患病。喂饱之后，婴儿心满意足，略带疲倦，自然很快入睡，注意不要让婴儿含着乳头睡觉，也不要强行拉出奶头，可以轻按其下颌，缓慢松开乳头。

9. 及时排空，防止积奶　排乳不畅，乳汁淤积，是诱发乳腺炎的物质基础。预防哺乳期急性化脓性乳腺炎，是产妇的，尤其是初产妇的保健第一要务。所以一定要注意乳汁的排空，双乳交替哺乳也为了保证双乳排空。吃不完的乳汁可以挤出，不要吝惜。不要婴儿含乳而睡，防止咬破乳头，防止皲裂、湿疹。喂完奶之后用温水清洗乳头，或用 40~50℃干净的热毛巾热敷乳房，保持局部的清洁与干燥，就能预防乳腺炎或乳头乳晕炎。

10. 哺乳期持续多长时间为合适　哺乳期短于 6 个月为哺乳不充分，既不利于小儿发育，也不利于母亲的乳房保健。由于没有充分哺乳，乳腺的生理功能没有发挥到极致，就不能对乳腺自身产生保护作用，腺体持续性增生而退化不良，容易发生胀痛或增生症等多种疾病。肉芽肿性小叶性乳腺炎发病就与哺乳不充分有密切关系。6 个月以上的婴儿已经添加辅食，10 个月以上婴儿若单靠母乳已经不能满足营养需求。超过 1 年，乳汁分泌量会逐渐减少，乳汁的质量下降。1~1.5 年以后可逐渐断奶。联合国卫生组织建议哺乳 2 年，但一般职业妇女很难做到。我国农村习惯哺乳 3~7 年，甚至上小学了还要吃奶，这只是一种心理依赖。容易造成小孩营养不良，独立生活能力差，也会导致母亲的衰老和乳房下垂。尤其 35 岁以上的高龄产妇，不宜哺乳时间过长。因为哺乳期过长，乳母抵抗力下降，会加速衰老。由于长期缺钙，会造成手足麻木、腰腿疼痛、弯腰驼背，还会引起卵巢、子宫的萎缩，乳房萎缩而松弛下垂，容易发生导管扩张或溢乳-闭经综合征。长期哺乳乳癌发病率也有所增加，农村多胎的、长期哺乳的老年妇女，乳癌也相当常见。所以，过于长期的哺乳对母亲、小儿的健康都是有害无益的。

（杜玉堂）

产后乳汁不足

1. 概述　产妇乳汁日产量没有固定标准，通常一侧乳房的乳汁即可满足或基本满足婴儿的需求。如果两个乳房一次哺乳仍不能吃饱，即为乳汁不足，俗称奶少。有人产后没一滴奶水或极少，两乳空空，谓之无奶。产后乳少在产后2~3天后至半月内发生率较高，尤其高龄初产妇和剖宫产后容易发生。现代生活方式催生乳少或无奶，所以职业妇女奶少的发生率高于农村妇女。这对想用母乳喂养的母亲来说，无异于无米下锅之焦虑。在非母乳喂养的群体中，大概1/3的母亲是由于缺乳而停止了母乳喂养。但应当注意的是，不要把乳汁不足或无奶与乳络不通、排乳不畅相混淆，但二者可能同时并存。前者是奶源匮乏，后者仅是通路阻塞。如果乳汁产量不足，无论怎么通乳也无济于事。

2. 病因　乳汁的分泌与乳母的体质状态、精神情绪、营养状况等密切相关。任何精神上的刺激，如忧虑、惊恐、烦恼、悲伤，都会减少乳汁分泌，甚至使泌乳骤停。中医认为，乳汁乃精血所化，若生化无源，奶从何来？素来脾胃虚弱，产后更加气血不足，或肝失条达，气机郁滞，或痰湿内阻，乳络不畅，或肺失宣降，肾气亏虚，或多汗伤津，胃热熏蒸等多种原因，均可导致乳汁不足。

职场女性，乳汁多不足。特别是那些高强度的脑力劳动者，更容易导致无奶。她们本来就体质较差，睡眠不足，劳累过度，却还要奋力打拼，争强好胜，致使心力交瘁，容易发生产后抑郁症。或错失生育良机，生育过晚，肾气已衰，生化无力，乳汁必然不足。

一般所谓的"无奶"，并非真性乳腺发育不良，而是乳汁过少不能维持哺乳而已。先天无奶，即在妊娠和哺乳期乳房也不发育，不仅形态不佳，而且无奶可喂。有的外形尚且饱满，但无泌乳功能，属真性无奶，多与遗传因素有关，带有家族倾向。还有隆胸术后、盲目减肥、偏食厌食等均可导致乳汁不足或完全无奶。

3. 临床表现　乳汁不足的妇女，乳房大小和形态可能无异常。在妊娠期和哺乳期乳房不饱满，哺乳前乳房不充盈或充盈度差，挤不出乳汁或很少，婴儿吃不饱。如果先天无奶，就是滴乳全无，可能伴有乳房发育不良，乳房体积过小。

4. 治疗

（1）中医辨证施治：中医治疗乳汁不足方法较多，效果较好。但不能一见奶少就拼命吃下奶的食品和药物，一定要辨证施治，才能取得理想的效果。奶少属于气虚者偏多，脾胃虚弱，气血不足，两乳胀满不够，则以补脾健胃，大补气血为主，常用八珍汤等，人参、黄芪、当归、白术等为常用之品。若属肾气亏虚，生化无力，则补肾益精更好，常用六味地黄汤加减。若属肝郁气滞型，痰湿中阻者，疏肝解郁，理气化痰为主，常用逍遥散或加味逍遥散等。若是产后血瘀缺乳，则用王清任的血府逐瘀汤或《傅青主女科》的通乳丹。心神不宁，失眠多梦或津液不足者用宁心安神，生津通乳。乳腺肿块，乳汁不通者用《外科正宗》的透脓散，黄芪、当归、桔梗、皂刺、川芎等。因为一般奶少，多伴有乳络不通或以乳管不通为主，通常在中医辨证的基础上，多配合一些开窍通络的药物，如漏芦、通草、路路通、赤小豆等药。俗话说，"穿山甲，王不留产妇吃了乳长流"，显然是下奶的常用中药。中药不仅可以口服，还可以外洗或湿热敷。另外，可以用针刺下奶，针刺乳根、檀中、少泽、肩井等穴位，或按摩增乳。

（2）饮食疗法：自古就有猪蹄汤、鲫鱼汤下奶的饮食疗法。像猪蹄、鲜鲫鱼、鲤鱼、鲢鱼、羊肉、獐肉、红小豆、淡菜（一种小型蚌类）、鸡汤、排骨汤均为下奶佳肴。多喝牛奶、豆浆，即可补充钙、铁等元素，又能下奶，应为产妇最佳食品。

5. 预防　乳汁不足影响母乳喂养，只要不是先天发育不良所致，均应注意预防。

（1）产妇心情舒畅，情绪乐观，生活规律，睡眠充足，是保证乳汁分泌的首要条件。

（2）体质素虚、气血不足者，在服用补气下奶药的同时，应加强营养，调理膳食，多吃下奶食品，多喝汤。

（3）坚持哺乳：人们对乳汁不足往往只知道用饮食下奶或盲目服用下奶药，而不注意乳母的调养及辨证用药，常使一些妇女误认为自己就是"天生无奶"，从而轻易地放弃了哺乳的机会。所以奶汁不足者一定要坚持哺乳，不要轻言放弃。婴儿的吸吮会刺激垂体分泌催乳素，能使乳汁分泌逐渐增多，即所谓乳汁越吃越有，越吃越多。所以，哪怕没有多少奶水，也要让婴儿勤吸吮。

产后漏乳

非哺乳期乳头流出乳汁，称溢乳。原因复杂，详见乳头溢液章节或溢乳-闭经综合征。哺乳期在不喂奶时，乳汁自流，称为漏奶，中医曰乳泣，意思是像哭泣一样流泪不止。乳头下局部终日奶水汪汪，衣衫湿透，很是烦人。容易诱发皮肤的湿疹、糜烂。哺乳期乳腺脓肿切开引流后或自行破溃后，流脓流奶不止，甚至以流奶为主，也称为乳漏，这是较大乳管破裂所致。

中医认为，产后气血亏损，摄纳无权，乳管失控，导致乳汁自流。表现为乳房不胀满，奶水清稀，气短乏力，舌淡苔白。治以补气养血，和胃敛乳。急用八珍汤、归脾汤、十全大补汤等，加芡实、煅龙牡、海螵蛸收敛之药。若见乳胀灼热，苔黄而干，大便干燥，此为胃热熏蒸，治以养阴清热，用丹皮、芦根、荷叶等。若见口苦咽干，脉弦而数，心情郁闷，此为肝郁化火，迫乳自出，治以丹栀逍遥散。

乳腺炎切开以后的漏奶，主要是以治疗感染为主，炎症消退，漏奶才能停止。用瓜蒌、公英等清热解毒剂，加生麦芽等回奶。或用芒硝外敷，以减少乳汁分泌。若是因虚而瘀，可用补阳还五汤加味，漏奶严重者可用溴隐亭帮助回奶。

（杜玉堂）

乳腺自我检查方法

乳腺自我检查无须任何设备、仪器，是一项简单易行、安全无创的检查方法。美国自20世纪50年代起，就推荐妇女定期进行乳腺自查，以期在无症状妇女中早期发现乳腺癌。美国国立癌症研究所、美国癌症学会都将乳腺自查作为常规筛查乳腺癌的方法之一。

乳腺自我检查方法是：

● 观察：站立或坐在镜子前，面对镜子仔细观察自己两侧乳房的大小、形态、轮廓、皮肤及颜色有无改变，乳头有无抬高、回缩、溢液。

● 触摸：手指伸开、并拢，用手指指腹侧触摸乳腺，左手查右乳腺，右手查左乳腺，可按顺时针方向或逆时针方向触摸，检查有无乳腺肿块，不要遗漏乳头、乳晕及腋窝部位。

乳腺自查应每月 1 次，最佳时间应选择在月经过后 2 次月经中间，此时乳腺比较松软，无胀痛，容易发现异常，对已停经的妇女可选择每月固定的时间进行自查。每次乳腺自查应与以往自查的情况进行比较，如发现异常应及时到医院检查，从而达到早期发现、早期诊断的目的，乳腺自查绝不能替代去医院就诊。

（张保宁）

喝豆浆会导致乳腺癌的说法没有科学根据

豆浆中含有植物雌激素。雌激素水平高的妇女易患乳腺癌。将上述两句话联系在一起便得出了这样一种假想："豆浆含雌激素，长期服用会导致乳腺癌"，一时在网上广为流传，造成很多女性朋友不敢喝豆浆，乳腺癌患者更是不敢接触豆制品。这种说法对吗？女性喝豆浆会导致乳腺癌吗？回答是否定的，"喝豆浆会导致乳腺癌"的说法是没有科学根据的。

豆浆中植物雌激素的主要成分是大豆异黄酮。大豆异黄酮的结构和女性体内雌激素很相似，是一种类似人体内雌激素生物活性的植物成分，也可以和体内的雌激素受体结合，但与受体的亲和力相对较弱。人体内的雌激素是乳腺癌发病的重要刺激因素。雌激素受体是一种能和雌激素特异性结合的蛋白。当人体内的雌激素与受体结合形成激素-受体复合物，才会对乳腺等靶器官产生生物学效应。食用豆浆后大豆异黄酮在体内雌激素水平相对较低时，具有补充雌激素的作用；在体内雌激素水平较高时，会和体内雌激素竞争性地与受体结合阻碍了体内雌激素与受体的正常结合，减弱了雌激素对靶器官的作用，起到抗雌激素的作用。故此大豆异黄酮又被称为女性雌激素水平的调节器。

乳腺癌发病率西方国家是东南亚国家的 5 倍，但就大豆异黄酮摄入量的统计数据来看，东南亚国家人每日平均摄入量为 20~50 毫克，而西方国家人每日摄入量却不到 1 毫克。

来自中国、日本、美国的多项对照研究结果显示：适量服用大豆异黄酮不但不会增加乳腺癌的风险，反而会降低乳腺癌的患病率，这一趋势在绝经后妇女中更为明显。研究还发现，乳腺癌患者每日摄入大豆异黄酮 10 毫克以上，复发风险明显降低（风险比 0.75），死亡风险也呈现下降趋势（风险比 0.83）。《国际乳房健康和癌症指南》一文列举了世界各国有关预防乳腺癌的方法，其中预防乳腺癌的饮食方法之一就是适量食用大豆制品。

豆浆是人体的健康饮料，但豆浆中的蛋白质会阻碍人体对铁的吸收，故饮用时要注意适度适量。每天可饮豆浆 1~2 次，成人每次饮 250~350 毫升，儿童每次饮 200~230 毫升。贫血患者在食用补铁食品或铁补充剂时不要同时喝豆浆，以免降低铁的吸收率。健康的饮食习惯需要食品的多样化，均衡膳食。

乳房疾病就诊须知

乳腺疾病首次就诊应该去什么医院，看什么科？

若条件许可最好到正规医院乳腺专科就诊，正规医院检测设备先进、检测技术齐全，可以缩短看病时间，尽快做出诊断。若看同样的病医院最好相对固定，不要勤换医院。若在同一所医院就诊，你以前的病历资料和各项检查报告均保存在医生的电脑里或病例中，医生可以全面了解病情，掌握病情的变化及转归。若改换另一所医院就应将原就诊医院病历中的检查资料带全，便于了解既往病史。有些医院尚未设立乳腺专科，可先到普外科就诊。

哪些人应该去医院就诊？

具有乳腺癌高危因素的妇女应定期体检。乳腺自查时或偶然发现乳腺异常，包括乳腺肿块、乳头溢液等，均应去医院就诊。

什么时间去医院就诊最好？

女性受内分泌激素的影响，乳腺会发生生理性的增生与复旧的变化。月经前可以出现乳房胀痛，月经来潮二、三天后胀痛会逐渐减轻、消失，有的人胀痛持续时间较长。月经前体内雌激素水平增高，引起乳房腺上皮增生，导管扩张，周围组织水肿。绝经前妇女去医院就诊最好避开月经期，最佳时间应选择在月经过后或2次月经中间，此时雌激素对乳腺的影响小，乳腺处于相对静止状态，比较松软，无胀痛，病变或异常容易被发现。绝经后妇女不受月经周期影响，可随意选择就诊时间。

乳头溢液的患者应及时到医院检查。有些患者乳头溢液量少，提醒注意的是，就诊前最好不要勤洗或反复挤压乳头乳晕，造成医生检查乳房时未能引出溢液，无法进行溢液细胞学涂片和预约乳管镜检查，延误诊断。

乳腺癌手术治疗后复查时间，应遵照医生的建议。一般手术后前2年每4~6个月复查，后3年每半年复查，五年以后每年复查。复查如不在原手术医院，应携带病理检查报告复印件及术后治疗用药记录，有利于医生了解病情并做出判断和处理。乳腺癌的治疗是遵循个体化原则，医生要结合患者病期、身体状况、对药物的耐受性以及病人体表面积给出相应的治疗方案。乳腺癌患者定期复查一定要本人亲自就诊，绝不能图方便由家属或朋友代劳。

乳腺疾病就诊注意事项

乳腺就诊时可以穿容易显露上身的衣服，便于医生触诊乳房。进行乳腺彩超、乳腺X线摄影（钼靶照相）、或乳腺病灶穿刺活检，均无需空腹。需要空腹的检查有腹部超声及血液生化检查。盆腔超声还需要憋尿，以便膀胱充盈，有助于显示子宫、卵巢图像。

乳腺X线摄影是一种有效的乳腺癌早诊方法，但年轻女性乳腺组织对放射线敏感性较高，容易受到伤害，且年轻女性乳房腺体致密，乳腺X线显影效果不佳。因此，35岁以下女性若无明确的乳腺癌高危因素或阳性体征，不建议首选乳腺 X 线摄影，可以进行对身体没有伤害的超声检查。

推荐广大妇女积极参加乳腺癌筛查，若筛查中发现异常，筛查机构将安排具体时间到指定医院进一步检查。

（张保宁）